KNAUR
MENSSANA

Dr. Johanna Budwig
– Stiftung –
Mitarbeit Kornelia Paßiel

# DIE ORIGINAL-ÖL-EIWEISS-KOST

Das Grundlagenbuch

KNAUR
MENSSANA

**Besuchen Sie uns im Internet:**
**www.mens-sana.de**

FSC
www.fsc.org
MIX
Papier aus verantwortungsvollen Quellen
FSC® C083411

Originalausgabe 2017

Ein Imprint der Verlagsgruppe
Droemer Knaur GmbH & Co. KG, München

Redaktion: Ulrike Strerath-Bolz
Covergestaltung: ZERO Werbeagentur, München
Coverabbildung: FinePic®, München / shutterstock
Innenteilabbildungen:
Dr. Johanna Budwig Stiftung: S. 10, 64, 78, 110, 112, 113, 229
Fotolia: S. 14 fotolia / Blickfang , S. 35 fotolia / K.C. , S. 48 fotolia / Syda Productions, S.72 fotolia / Sebastian Kaulitzki, S. 87 fotolia / Printemps
Satz: Daniela Schulz, Puchheim
Druck und Bindung: CPI books GmbH, Leck
ISBN 978-3-426-65809-3

4 5 3

# Inhalt

# Vorwort

Als ich vor fast neun Jahren im Rahmen einer Stellenausschreibung auf die Naturwissenschaftlerin Dr. Johanna Budwig aufmerksam wurde, ahnte ich noch nicht, wie sehr mich die wissenschaftliche Arbeit dieser beeindruckenden Frau fesseln würde. Ich liebe es, in ihren Originalveröffentlichungen zu lesen. Das Gelesene erschließt sich dem Leser keinesfalls sofort, aber im Laufe der Jahre habe ich über die Faszination auch ein Verständnis für das Wissen hinter der Öl-Eiweiß-Kost entwickelt. Die Umsetzung dieser Ernährungsweise ist aus meiner Sicht recht einfach, erfordert allerdings eine eindeutige Entscheidung. Hat man diese getroffen und lebt die Prinzipien, ist die Wirkung immer wieder erstaunlich. Mittlerweile sind die Omega-3-Fettsäuren in aller Munde, aber die schädigende Wirkung von chemisch und physikalisch veränderten Fetten ist bei vielen Verbrauchern noch nicht angekommen.

Dr. Budwig hat die Erkenntnisse aus ihrer Forschungsarbeit über die gesundheitsfördernde Wirkung der lebenswichtigen Öle und Fette und der schädigenden Transfette schon zu Beginn der fünfziger Jahre veröffentlicht. Das erste Kochbuch *Öl-Eiweiß-Kost* erschien bereits im März 1953. Es war mir ein persönliches Anliegen, in der Arbeit an dem vorliegenden Buch die Gedankenexperimente, Forschungsergebnisse und Erfahrungen Dr. Budwigs in unsere Zeit zu übersetzen und mit modernen wissenschaftlichen Erkenntnissen zu verknüpfen. Das ursprüngliche Praxis-Buch ist daher um einen großen theoretischen Teil erweitert worden. Ich wünsche mir, dass Johanna Budwig mit dem Buch in dieser Form einverstanden

wäre, denn ich fühlte mich im Entstehungsprozess sehr mit ihr verbunden.
Und Ihnen wünsche ich viel Freude mit den Erkenntnissen der Forscherin und Erfinderin und den Rezepten zu der von ihr entwickelten Öl-Eiweiß-Kost. Mögen die Anregungen aus diesem Buch zu den Veränderungen führen, die Sie sich für Ihr Leben wünschen.

*Kornelia Paßiel*

# 1

# Dr. Johanna Budwig – Stationen ihrer wissenschaftlichen Arbeit

*Körper, die schwerer sind als Luft, können nicht fliegen. Auch bei der Hilfe für Krebskranke geht es darum, der Schwerkraft der Erde – relativ betrachtet – im Sinne der Einstein'schen These entgegenzuwirken. Elektronen, aus Photonen der Sonne gebildet, in Samenölen als Elektronen gespeichert, wirken der Schwerkraft der Erde entgegen. Sie unterstützen die Lebensfunktion.*

Dr. Johanna Budwig: *Der Tod des Tumors Bd. II,* S. 121

# Die Biografie

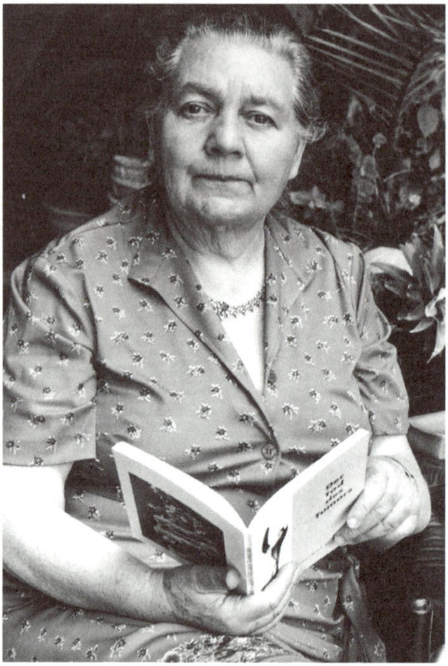

Auf der ganzen Welt verbindet sich der Name Dr. Johanna Budwig mit Leinöl und Quark und der von ihr entwickelten Öl-Eiweiß-Kost. Dr. Budwigs Öl-Eiweiß-Kost ist eine aufbauende, kraftspendende Ernährungsform. Und Johanna Budwig selbst war ein Fels in der Brandung. Sie war unumstößlich in ihren Ansichten, leidenschaftlich und vehement in der Diskussion, wenn es um die Frage nach den richtigen, die Gesundheit erhaltenden Ölen und Fetten ging. Kraftvoll und unnachgiebig zeigte sie sich auch in der Auseinandersetzung um die Frage, welche Auswirkungen chemisch veränderte Fette, sogenannte Transfette, auf den menschlichen Organismus haben.

## Vom Wünschen und Werden einer jungen, wissenschaftlich orientierten Frau

Johanna Budwig wurde am 30. September 1908 in Essen an der Ruhr geboren, in einem Jahr, in dem eine wichtige politische Entscheidung getroffen wurde. Als letzter deutscher Bundesstaat gab Preußen seinen Widerstand gegen das Frauenstudium auf. Mit Beginn des Wintersemesters 1908/09 waren Frauen auch in Preußen und damit erstmals im gesamten Deutschen Reich zum regulären Studium zugelassen. Der Grundstein zum späteren naturwissenschaftlichen Studium von Johanna Budwig war damit gelegt.

Johanna war erst zwölf Jahre alt, als ihre Mutter starb und ihr Vater sie in die Obhut des Waisenhauses der Diakonissenanstalt Kaiserswerth gab. 1924, mit sechzehn Jahren, beschloss Johanna, dem Orden in Kaiserswerth als Diakonissenschülerin beizutreten. Sie hatte ihr Ziel schon klar vor Augen. Sie wollte Naturwissenschaften studieren, um Forscherin und Erfinderin zu werden. Dazu benötigte sie eine erstklassige Ausbildung. Sie erkannte ihre Chance darin, über die Diakonissenanstalt diesen Weg gehen zu können. 1932, nach einem herausragenden Abitur auf dem Oberlyzeum und inzwischen als Diakonisse eingesegnet, begann Johanna eine pharmazeutische Grundausbildung in Berlin. Sie selbst sagte später: »Auf Anfrage des Mutterhauses entschloss ich mich – mit großer Freude – zum Apothekerberuf, da naturwissenschaftliche Fächer, besonders Chemie, mich schon immer sehr interessierten.«

1934 begann Johanna ihr Studium in Königsberg und wechselte ein Jahr später nach Münster. Das war ein schicksalsträchtiger und bedeutungsvoller Schritt. Denn im Rahmen ihres Pharmaziestudiums traf sie auf ihren späteren Mentor, Prof. Dr. Hans Paul Kaufmann. Prof.

Kaufmann war damals schon international anerkannt auf dem Gebiet der Fettforschung. Seit 1931 war er ordentlicher Professor für pharmazeutische Chemie und Direktor des Pharmazeutischen Instituts der Universität Münster. 1936 wurde Prof. Kaufmann Herausgeber der Fachzeitschrift *Fettchemische Rundschau,* die er in *Fette und Seifen* umbenannte und die heute als *European Journal of Lipid Science and Technology* bekannt ist. In dieser Zeitschrift wurden in den Jahren 1950–52 zahlreiche Forschungsarbeiten von Dr. Budwig veröffentlicht.
Doch dazu später mehr. Am 30. September 1936 bestand Johanna Budwig erst einmal ihre pharmazeutische Prüfung an der Universität Münster mit der Note »Sehr gut«. In den folgenden Jahren verfolgte Johanna Budwig zwei Wege der Qualifikation. Sie strebte die Approbation als Apothekerin an und versuchte, sich in der Forschung zu etablieren. Wie nicht anders zu erwarten, gelang ihr das mit Leichtigkeit. Von 1936 bis zum Mai 1938 arbeitete Johanna Budwig als wissenschaftliche Mitarbeiterin am Institut für Pharmazie und chemische Technologie an der Universität Münster bei Prof. Kaufmann, wo sie auch ihre Dissertation vorbereitete. Am 3. Juli 1939 promovierte sie und erhielt von der Universität Münster den Titel eines Dr. phil. nat., eines Doktors der Naturwissenschaften, verliehen.
In den nun folgenden Kriegsjahren führte der Weg Johanna Budwigs nochmals zurück in das Diakonissenmutterhaus nach Kaiserswerth. Auf Drängen des Mutterhauses übernahm sie die Leitung der Anstaltsapotheke, die sie bis ins Jahr 1948 innehatte. Wiederkehrende schwere Differenzen mit der neuen Anstaltsleitung führten dazu, dass Dr. Budwig die Apothekenleitung aufgab und im Folgejahr ihre Diakonissenschaft aufkündigte.

## Erfolgreiche Jahre im Dienste der Fettforschung

Mit dem Austritt aus der Diakonissengemeinschaft 1949 vollzog Johanna Budwig einen klaren Schnitt. Sie kehrte mit großer Freude zu Prof. Kaufmann ins Chemische Landesuntersuchungsamt NRW und zu ihrer geliebten wissenschaftlichen Arbeit zurück. Ihre Forschungsstätte befand sich auch im Privathaus von Prof. Kaufmann, zu dessen umfangreicher Bibliothek Johanna Budwig schon während ihres Studiums uneingeschränkt Zutritt gehabt hatte. Schon damals genoss sie es, Zugriff auf all dieses Wissen zu haben. Namhafte Wissenschaftler aus Physik, Chemie, Medizin beeindruckten sie sehr. Darunter waren z.B. Hermann von Helmholtz, Professor für Physik und Medizin und Kenner biologischer Oxidationsvorgänge. Aus den Arbeiten von Prof. von Helmholtz leitete Dr. Budwig die These ab, dass eine Sauerstofftherapie immer mit einer Ernährungstherapie gekoppelt sein muss. Fehlen die essenziellen mehrfach ungesättigten Fettsäuren, ist der Körper nicht in der Lage, das hohe Sauerstoffangebot zu verwerten.

Es bereitete Dr. Budwig große Freude, in alten wissenschaftlichen Arbeiten Tierstudien zu überprüfen. In den Veröffentlichungen von O.W. Meyerhoff, einem Mitarbeiter von Prof. Dr. Otto Warburg, fand sie umfangreiches Material über die Versuche zur oxidativen Erholungsphase im Froschschenkel. Otto Warburg war Nobelpreisträger für Physiologie und Medizin und hat sich intensiv mit der Energiegewinnung im Rahmen der Zellatmung und dem Stoffwechsel von Tumoren auseinandergesetzt. O.W. Meyerhoff beschrieb nach Dr. Budwigs Aussage in seinen Stoffwechselstudien, dass er die Ausschöpfung des Sauerstoffangebotes im Froschmuskel unter Anwendung der Leinölfettsäuren Linolsäure und Alpha-Linolensäure um ein Vielfaches steigern konnte. Die energetische Erholung des Muskels wurde durch die Aufnahme der essenziellen Fettsäuren enorm gefördert. Faszinierend war auch die 1911 veröffentlichte Arbeit des Biochemikers und Physiologen Torsten Thunberg über die Bedeutung der Schwefel-Wasserstoff-Gruppe, der Sulfhydrylgruppe, bei der Zellatmung.

Dr. Budwig verehrte zudem Leonardo da Vinci, seine Vielseitigkeit und sein Werk. Gerne zitierte sie den Universalgelehrten. Auf Grundlage seiner Auffassung von Naturforschung überprüfte sie ihre eigene wissenschaftliche Arbeit. »Das Experiment ist die Befragung der Natur im Hinblick auf eine im Voraus entworfene Theorie, um zu prüfen, ob diese durch das Experiment bestätigt oder widerlegt wird.«

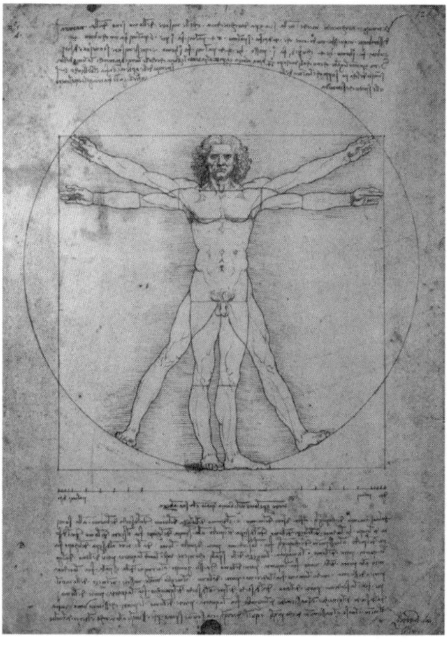

Oder Louis de Broglie, Physiker ersten Ranges, der für seine Erkenntnis zur Strahlungsfähigkeit der Materie den Nobelpreis erhielt. Johanna Budwig schreibt später in ihrem Buch *Der Tod des Tumors Bd. II:* »Ich gestehe offen, ich liebe die Ausführungen von L. de Broglie, wie er in *Licht und Materie* das wunderbare Wechselspiel im Dualismus des Photons beschreibt: Immer bereit, sich in die reinste Form der Energie zu verwandeln, als schnellster Bote von Stern zu Stern, immer bereit, als Korpuskel in Erscheinung zu treten.« Oder in ihrem Buch: *Mensch sein – Atmung, Immunantwort im Würgegriff:* »Meine neu gewonnene Erkenntnis über die hochungesättigten Fettsäuren mit ihren so wichtigen Pi-Elektronen wurde gestützt durch die herrlichen Arbeiten von Louis de Broglie über Licht und Materie, die Quantenmechanik begründend.«
Ein weiterer inspirierender Wissenschaftler war der Physiker Erwin Schrödinger mit seinen Gedanken zur Entropie, die das Bestreben eines Systems zu Unordnung hin beschreibt, und der Idee, dass bestimmte Lebensmittel ordnend in unseren Organismus eingreifen. Von 1951 an wird Dr. Budwig mit fester Gewissheit den Gedanken verfolgen, dass die mehrfach ungesättigten Fettsäuren den gesuchten Anti-Entropie-Faktor im Lebensprozess darstellen. Ein Anti-Entropie-Faktor wirkt dem Bestreben der Natur zu Unordnung und Chaos entgegen. Für Johanna Budwig jedenfalls war Leinöl ein Ordnungsstifter ersten Grades im menschlichen Körper. Ihre Forschung war immer in der Physik verankert. Albert Einstein, Max Planck, Niels Bohr – Physiker, die dafür sorgten, dass die Relativitätstheorie zum Allgemeingut wurde, lieferten das benötigte Wissen. In ihren einleitenden Worten zu ihrem Buch *Der Tod des Tumors Bd. II* schreibt Johanna Budwig später: »Gemäß dieser Relativitätstheorie sind wir immer Zuschauer und Mitspieler zugleich. Das Interesse für diese

Zusammenhänge kann bei »Vielen« noch nicht erwartet werden. So sage ich es mit Goethe und mit Heisenberg: Sagt es niemand, nur den Weisen, weil die Menge gleich verhöhnet.«
Die theoretischen Überlegungen und Versuche dieser und weiterer großartiger Wissenschaftler lieferten die solide Grundlage für Dr. Budwigs beeindruckende (Gedanken-) Experimente.

## Die Entdeckung der Papier-Chromatographie

Im Jahr 1949 erschienen wissenschaftliche Arbeiten aus England und Amerika, in denen die Forscher versucht hatten, die Papier-Chromatographie auf dem Fettgebiet anzuwenden. Bisher war sie zur Charakterisierung von Proteinen eingesetzt worden. Die Papier-Chromatographie ist ein Verfahren zur Auftrennung von Molekülen. Proteine können in Aminosäuren aufgespalten werden, Fette in die Fettsäuren. Beide Forscherteams kamen allerdings zu dem Schluss, dass das Verfahren zur Trennung von Fettsäuren ungeeignet sei. Dr. Budwig schreibt später in ihrem Buch *Das Fettsyndrom:* »Diese Feststellungen reizten mich zu versuchen, ob es nicht gelingt, direkte Nachweismethoden zur Charakterisierung der einzelnen Fette und Fettsäuren zu entwickeln.«
Nach ersten Versuchen, die aus ihrer Sicht aber viel zu große Substanzmengen enthielten, um eine Analyse auf Papier durchführen zu können, kam ihr die zündende Idee. Ihre Suche nach einer reaktionsfähigen Substanz führte sie zu dem, wie sie es nannte, »flüssigen Chamäleon«, einer exakt eingestellten Kaliumpermanganat-Lösung. Vierzehn Tage verbrachte sie mit Experimenten rund um die Auftrennung und Sichtbarmachung von unter-

schiedlichen Fettsäuren auf Papier, bis ihr die Lösung im doppelten Sinne zur Verfügung stand. Das gesuchte Reagens einer Kaliumpermanganat-Lösung mit ausgewogenem pH-Wert und einem guten Reduktionsvermögen war gefunden. Mit dieser Lösung ließen sich die Fette gut sichtbar auftrennen.
Für Dr. Budwig war damit ein großer Schritt getan. In Diskussionen mit Kollegen brachte sie überzeugend hervor: »Diese Methode gibt es auf der ganzen Welt nicht.« Bisher waren fettchemische Untersuchungen am Menschen nicht möglich gewesen, obwohl man gerade mit ihnen Einblick in den Fettstoffwechsel erhalten hätte. Durch die Papier-Chromatographie war diese neue Möglichkeit zur Bestimmung unterschiedlicher Fettsäuren in kleinsten Mengen geschaffen. Johanna Budwig war glücklich mit den großartigen Möglichkeiten zur Erforschung der essenziellen, lebenswichtigen Fettsäuren. In den Instituten fand sie alles vor, um diese neuen Analysemethoden zu entwickeln und zu vertiefen. Das Bundesinstitut für Fettforschung stellte ihr reine Modellsubstanzen zur Verfügung.
Nachdem Johanna Budwig mit großem Engagement Prof. Kaufmann von den neuen Möglichkeiten überzeugt hatte, arbeiteten die beiden fieberhaft weiter, um die gewonnenen Erkenntnisse zu bestätigen und zu verbessern. In alten Schriften fand sie den Hinweis, dass Kupfer bei der Untersuchung physikalischer Vorgänge in nicht dissoziierten Lösungen in Gegenwart von unterschiedlichen Fettsäuren seine Farbe ändert. Das inspirierte sie zu weiteren Versuchen mit einer Kupferacetat-Lösung – mit Erfolg. Weitere erfolgreiche Experimente mit anderen, auch radioaktiven Metallen folgten. »Schön und erfolgreich war die Arbeit«, schreibt sie dazu. Auf dem internationalen Fettkongress in München 1950 stellte Prof. Kaufmann die Arbeiten unter dem Titel »Neue Wege in der Fettanalyse« vor. Die Welt

hatte nun ein Verfahren zur Verfügung, mit dem Fette in ihre Bestandteile aufgespalten und deren Fettsäuren bestimmt werden konnten. Außerdem war die Medizin nun in der Lage, selbst kleinste Mengen Blut, von 0,1 bis 0,001 mg, auf ihre fettchemischen Bestandteile zu untersuchen.

Dr. Budwig fand sich jedoch bald in einem Zwiespalt bezüglich der Anwendung und Weiterentwicklung ihrer papierchromatographischen Analysemethoden. Obwohl die rein fettchemischen Untersuchungen noch viele ungeklärte Fragen offenließen und noch weiter vertieft werden mussten, folgte sie ihrem Drang nach Erkenntnis über die Fettsäuren des Blutes. Sie begann mit der Analyse kleinster Mengen menschlichen Blutes. Es musste doch möglich sein, pathologische Zusammenhänge im Fettstoffwechsel zu erkennen! Das klinische Untersuchungsmaterial stellten ihr das St.-Franziskus-Hospital und die Universitäts- und Städtischen Kliniken in Münster zur Verfügung. Dr. Budwig sah schon vor ihrem geistigen Auge die Möglichkeiten zur präventiven und therapeutischen Hilfe. Immer wieder bezog sie sich auf Ivar Bang, den großen Physiologen, der schon 1911 geschrieben hatte: »Fette sind die alle Lebenserscheinungen beherrschenden Substanzen.« Ivar Bang hatte sich schon damals intensiv mit der Bedeutung der Fette für die Sauerstoffverwertung der Zellen auseinandergesetzt. Er war nicht der Einzige, der der festen Überzeugung war, dass Fettsäuren und schwefelhaltige Aminosäuren eine Rolle spielen mussten. In der Zeit um die Jahrhundertwende, 1900 bis 1910, wurde die Bedeutung der schwefelhaltigen Aminosäuren von namhaften Wissenschaftlern der Zeit erforscht und erkannt. Allerdings konnte man der Bedeutung der Fette nicht auf die Spur kommen, solange die Bestimmungsverfahren fehlten, um Fettsäuren zu analysieren. So kam es auch, dass 1923 der Medizin-Nobelpreisträger Otto Warburg mit den falschen Fetten seine Experimente zum Stoffwechselproblem der Krebszelle machte und seine These zur Krebsentstehung nicht beweisen konnte.

Johanna Budwig war nun in der Lage, auf den Spuren Otto Warburgs weiterzuarbeiten. Sie war der festen Überzeugung, dass der Sauerstofftransport der Zelle über die Verbindung der mehrfach ungesättigten Fettsäuren mit den schwefelhaltigen Aminosäuren lief. In dem Buch *Das Fettsyndrom* schreibt sie: »Ich unternahm ein kleines Experiment auf Papier, ob diese beiden Stoffe auch als Modellsubstanzen ohne Anwesenheit anderer Substanzen miteinander reagieren. Ich trug die so wichtigen hochungesättigten Fettsäuren in starker Verdünnung (0,1 mg) auf chemisch reines Papier auf und ließ die Eiweißsubstanz mit der schwefelhaltigen Gruppe, Cystein, in diesem Papier aufsteigen. Es ergab sich, dass beide Stoffe miteinander reagierten. Das war zunächst nicht vorauszusehen, da es sich um zwei Säuren handelte, eine Aminosäure und eine Fettsäure. Aber diese beiden Substanzen ergaben ein Reaktionsprodukt, das war unverkennbar und eindeutig feststehend [...].« Ein Lipoprotein, eine Verbindung aus Fett (Lipos) und Eiweiß (Protos), war entstanden.

Johanna Budwigs erfolgreiche Arbeit führte dazu, dass sie 1951 zur Obergutachterin für Arzneimittel und Fette ernannt wurde. Fortan war sie im Auftrag des Bundesinstituts für Fettforschung tätig.

## Die Bedeutung der Verbindung von Fett und Eiweiß für eine intakte Zellatmung

Fett-Eiweiß-Verbindungen und deren biologische Wirkungen waren ein wenig erforschtes Gebiet. Man schrieb ihnen eine zentrale Rolle bei der Zellteilung und beim Wachstum zu, aber man wusste nichts über ihre Beschaffenheit, ihre Bindungsfähigkeit, das Zustandekommen und die Art der Bindung dieser zwei bedeutenden Moleküle sowie ihren Einfluss auf den Zellstoffwechsel. Man vermutete Zusammenhänge bei der Energiegewinnung der Zelle, bei der Zellatmung. Schon Otto Warburg hatte erkannt, dass dort, wo viel Wachstum ist, auch viel Atmung stattfindet und viel Sauerstoff verbraucht wird. Er beobachtete, dass mit dem Zustandekommen der Befruchtung die Zellatmung um ein Vielfaches gesteigert wird. Dr. Budwigs Studien bestätigten die Vermutungen und Erkenntnisse zur Bedeutung der Fett-Eiweiß-Verbindungen bei allen Wachstumsprozessen. Erste Versuche mittels Papier-Chromatographie an jungen wachsenden Baumtrieben zeigten ihr den hohen Anteil an ungesättigten Fettsäuren und schwefelhaltigen Aminosäuren im Verbund als Lipoprotein in den knospenden Trieben. Im Tierversuch überprüfte sie ihre Einschätzung, dass diese Verbindungen für ein gesundes Zellwachstum unerlässlich sind, und übertrug ihre Erkenntnisse zuerst nur gedanklich auf die Prozesse in menschlichen Zellen: Fehlen diese essenziellen Stoffe im menschlichen Körper, so wirkt sich dies wachstumshemmend und schädigend aus. Das betrifft aus Sicht der Fettforscherin das Wachstum des kindlichen Organismus, die Zellerneuerung, aber auch die Reparatur- und Regenerationsprozesse im menschlichen Körper. Weitere Untersuchungen führten Dr. Budwig zur Betrachtung der Sekretionsvorgänge im Körper, abhängig von funktionsfähigen

Drüsen, den Produktionsstätten zahlreicher steuernder Hormone. Aus ihrer Sicht erlahmt die gesamte Drüsenfunktion beim Fehlen dieser hochaktiven Stoffe, oder wenn der Körper anstelle der stoffwechselaktiven Fette die von der Lebensmittelindustrie durch Fetthärtung oder Hocherhitzung veränderten Fette zu sich nimmt. Diese »falschen« Fette können, einmal in die Zellmembran eingebaut, nicht ihre natürliche Funktion erfüllen und wirken als Hemmstoffe vielfältiger Stoffwechselfunktionen. Gestörte Wachstumsprozesse, eine verminderte Zellatmung und eine blockierte Hormondrüsenfunktion sind die Folge.

## Schwierige Jahre – eine Wissenschaft, die der Wahrheit verpflichtet ist, fordert ihren Preis

Johanna Budwig beschäftigte sich tiefgreifend mit den schädigenden Wirkungen dieser sogenannten Transfette auf den Organismus. Und sie begann, sehr zum Leidwesen Prof. Kaufmanns, sich mit einem großen, einflussreichen Margarinehersteller anzulegen. Dieser war ihrer Einschätzung nach eindeutig ein Produzent transfetthaltiger, zellschädigender Margarine. Also wandte sie sich schriftlich an die Regierung und forderte diese auf, sich für die Volksgesundheit einzusetzen und Transfette aus der Nahrung zu verbannen. Verfahren, die gesundheitsschädigende Transfette erzeugen, dürften nicht zur Lebensmittelherstellung zugelassen sein. Mittlerweile hatte Dr. Budwig eigene Verfahren entwickelt, mit denen eine natürliche und gesunde Alternative zur Margarine erzeugt werden konnte. Allerdings legte sie großen Wert darauf, dass man die von ihr entwickelten wasserfreien Streichfette nicht als Margarineersatz betrachtete. Mit dem Kunstprodukt Margarine wollte sie nicht in Verbindung gebracht werden.

Dr. Budwig wurde nicht müde und war absolut nicht gewillt, ihr Wissen unter Verschluss zu halten. Sie fühlte sich der Wahrheit verpflichtet. Die Menschen sollten von dem wirklichen »Wert« der Margarine erfahren – nutzlos und gefährlich. Auf Vorträgen im In- und Ausland informierte sie meinungsstark und überzeugend über gute und über schlechte Fette.
Was macht man mit einer so unbequemen Mitarbeiterin? Prof. Kaufmann schätzte Dr. Budwig sehr. Deshalb versuchte er, sie aus der Schusslinie zu nehmen. Er hatte seinem Sohn eine Apotheke in Dissen gekauft. Als dieser das Geschenk wider Erwarten ablehnte, dachte Prof. Kaufmann an Johanna Budwig und ihre außergewöhnlichen Leistungen für das Institut und die Forschung. Eine eigene Apotheke würde ihr gut zu Gesicht stehen. Sie hatte es sich verdient. Für ihr Auskommen nach dem Ausscheiden aus dem Institut sollte gesorgt sein. Er wollte ihr die Apotheke zum Geschenk machen und sie zudem auch finanziell unterstützen, wenn sie sich ganz aus der Forschung zurückziehe. Die Bedingung: keine Veröffentlichungen mehr über Fett und Krebs.
Nach acht Tagen Bedenkzeit ließ sie sich darauf ein, ihre wissenschaftliche Arbeit und ihre Erkenntnisse zu überprüfen. Hatte sie einen Fehler gemacht? Stimmte ihre Beweisführung? Unterstützung holte sie sich bei ihrem Doktoranden Schmidt, der mit ihr zusammen ihre Beweisführung erneut überprüfte. Bis um Mitternacht saßen sie häufig in der Bibliothek und prüften nochmals die verarbeitete Literatur und ihre Experimente. Aber die Ergebnisse waren richtig, erkannt, bewiesen. Die Margarine enthielt Transfette. Transfette blockieren die Zellatmung, blockieren Zellfunktionen, wirken wachstumshemmend, machen krank.
»Echte wissenschaftliche Forschung fragt nur nach der

Wahrheit, nicht nach wirtschaftlichen Erwägungen und ist nur möglich mit Opferbereitschaft [...]«, schrieb sie später in ihrem Buch *Der Tod des Tumors Bd. II.* Nach reiflicher Überlegung lehnte sie das Angebot Prof. Kaufmanns ab. Dr. Budwig verließ das Bundesinstitut für Fettforschung und ging fortan unabhängig ihren Weg.

## Die Papier-Chromatographie als Krebsnachweis

Johanna Budwig hielt Vorträge, verfasste und veröffentlichte ihr Wissen in Buchform und war auf Kongressen zu ihrem Fachgebiet ein mal gern, mal auch nicht so gern gesehener Gast. Mittlerweile waren Öle und Fette in aller Munde, die guten und die schlechten. In diesem Jahr, 1952, sandte der achtzigjährige Torsten Thunberg seine mit persönlicher Widmung versehene Arbeit über die biologische Bedeutung der Sulfhydrylgruppe an Dr. Budwig und beglückwünschte sie zu ihrer Veröffentlichung *Die Papier-Chromatographie der Blutlipoide, Geschwulstproblem und Fettforschung.* Der Biochemiker hatte in seiner Arbeit verdeutlicht, dass eines der größten Probleme der Medizin darin besteht, den Partner der schwefelhaltigen Eiweiße im System der Zellatmung zu identifizieren. Er ging davon aus, dass dieser Partner eine ungesättigte Fettsäure sein könnte. Johanna Budwig hatte nun diesen Partner gefunden und bewiesen, dass es sich um die hochungesättigten elektronenreichen Fettsäuren Linolsäure und Linolensäure handelt. Sie sah die Störung der Zellatmung begründet in einem Defekt des Cytochrom-C-Systems, einem Enzymkomplex in der inneren Mitochondrienmembran. Mitochondrien sind die kleinen Organe in unseren Zellen, in denen die Energiegewinnung im Rahmen der Zellatmung erfolgt. Bestimmte Teile dieses Systems können nur in einer reibungslosen Zusammenarbeit eine effektive Energiegewinnung in den Zellen sicherstellen. Eine Störung in diesem System wird mit unterschiedlichen Erkrankungen in Beziehung gebracht. Ein in der Medizin noch nicht allgemein anerkannter Zweig, die Mitochondrien-Medizin, befasst sich heutzutage mit diesen und weiteren Störungen im Mitochondrienstoffwechsel und den Möglichkeiten, über Mikronährstoffe, gesunde Öle und bestimmte Aminosäuren diesen Stoffwechsel in seine gesunde Funktion zurückzuführen. Gelingt dies, hat das Einfluss auf die Ausprägung und den Verlauf von Erkrankungen. Dr. Budwig hatte ihrer Meinung nach mit ihrer 1952 in der Zeitschrift *Fette und Seifen* veröffentlichten Arbeit bewiesen, dass die essenziellen Fettsäuren maßgeblich an der Elektronenübertragung und der Funktion des Cytochrom-C-Systems beteiligt sind. Eine Unterfunktion der Cytochrom-C-Oxidase konnte durch Zugabe von Linolsäure und Alpha-Linolensäure behoben werden.

Dr. Budwig nutzte die Papier-Chromatographie, um die von ihr vermuteten Zusammenhänge, auch in Bezug auf die Krebserkrankung, aufzuzeigen. Sie konnte anhand eines Tropfen Blutes, den sie auf Papier tropfte, die Störung in der Zellatmung sichtbar machen. Bei einer gestörten Zellatmung wanderte der Blutstropfen unter Entwicklung eines gelbgrünen Schweifes in der Indikatorlösung auf dem Papier nach oben. Erfolgte die Ausbildung des gelbgrünen Schweifes nicht, so vollzog sich ein Farbumschlag nach bläulich rot. Dieser war nach Erfahrung der Wissenschaftlerin ein Zeichen für eine gesunde Zellatmung. Mit diesem »Cauda-Test nach Budwig« konnten krebsgeschwürspezifische, aus der Krebszelle austretende und im Blut befindliche Lipide nachgewiesen werden. Diese Lipide wanderten infolge ihres hohen Molekulargewichts langsamer nach oben als die Lipide eines gesunden

Menschen. Uneindeutige Ergebnisse ergab der Test bei Menschen mit Hepatitis, Leberzirrhose, Diabetes mellitus und bei Frauen während der Menstruation.
Für Dr. Budwig war die Beweisführung auf Papier eindeutig. Aus ihrer Sicht konnte man mittels Papier-Chromatographie eindeutige Hinweise auf das Vorliegen einer Krebserkrankung gewinnen. Sie beurteilte den von ihr entwickelten Test als einen Krebsnachweis, der zuverlässiger sei als alle bisher zu Verfügung stehenden Nachweise. Das brachte ihr neben Neid und Missachtung ihrer Erkenntnisse durchaus auch viel Anerkennung von Seiten der Wissenschaft ein. In Karl Windstossers *Die Summationsdiagnostik auf Karzinom und Präkanzerose* von 1982 wird der Cauda-Test folgendermaßen bewertet: »Seiner Einfachheit und Aussagefähigkeit wegen ist der Budwig-Test in der Verlaufskontrolle und als Screening brauchbar. Seine Ergebnisse decken sich häufig mit den Werten der Blutfette, übertreffen diese jedoch an Tumorspezifität.«

## Krebs – ein Fettproblem. Ernährungs- und Medizinkongresse weltweit

Einige Jahre später, 1956, fand in Brüssel das 3. Internationale Kolloquium über Öle und Fette statt. Biochemiker und Mediziner aus siebzehn Nationen nahmen teil. Der englische Forscher Hugh Macdonald Sinclair bestätigte Johanna Budwigs Forschungsergebnisse. Er vertrat die Auffassung, dass ein Mangel an hochungesättigten Fettsäuren und die falschen Fette, gehärtete und hocherhitzte Fette eine entscheidende Rolle bei der Krebsentstehung spielen. Auch der dänische Forscher Johan E. Nyrop überzeugte die Fettwissenschaft mit seiner Arbeit über gehärtete Fette und Lungenkrebs. Es zeigte sich eine völlige Übereinstimmung beider wissenschaftlicher Arbeiten mit den Erkenntnissen von Dr. Budwig, für die sie bereits seit Jahren eintrat. Auf dem Kongress wurde deutlich, dass der physiologischen und pathologischen Bedeutung der Fette in Zukunft viel Aufmerksamkeit geschenkt werden sollte.

Parallel konnte Dr. Budwig ihre Erkenntnisse weiter vertiefen. Sie hatte im Jahr zuvor in Göttingen ein Medizinstudium aufgenommen. So hatte sie die Möglichkeit, weiterhin an Zellkulturen zu forschen und die von ihr entwickelte Öl-Eiweiß-Kost erfolgreich bei krebserkrankten Menschen anzuwenden.

Besondere Umstände zwangen Dr. Budwig nur einige Semester später, ihr Medizinstudium abzubrechen. Ihr wurde vorgeworfen, die ärztliche Heilkunst ausgeübt zu haben, ohne die dafür nötige Approbation als Ärztin zu besitzen. Die ehrgeizige Wissenschaftlerin wurde in einen Prozess verwickelt. Johanna Budwig wollte keinesfalls als Medizinstudentin vor dem Richter stehen, sondern als erfolgreiche Naturwissenschaftlerin mit Doktortitel. Es war nicht der erste Prozess, in den sie verstrickt wurde. Durch die eindeutige Darlegung ihrer wissenschaftlichen Arbeit und eine akribische Buch- und Beweisführung war es ihr aber immer wieder gelungen, die Richter zu überzeugen, so dass jegliche gegen sie erhobene Klage abgewiesen wurde.

Diesmal war das Opfer im Dienste der Wissenschaft allerdings groß. Sie konnte und wollte angesichts der Anfeindungen von Seiten der Ärzteschaft ihr Studium nicht zu Ende bringen. Sie rechnete auch weiterhin mit Ausgrenzungen und Anklagen, gerade weil sie mit ihrer Therapie erfolgreich war. Zu stark waren die Verbindungen der Ärzteschaft mit der etablierten üblichen Krebstherapie, der Chemo- und Strahlentherapie.

Dr. Budwig hat die in der Therapie eingesetzten Chemotherapeutika stets als Medikamente beschrieben, die die Zellatmung blockieren, und die eingesetzte kurzwellige Strahlung als lebensfeindlich betrachtet, da diese das Wachstum und die Regeneration von Zellen hemmt. Krebs war aus ihrer Sicht nicht Wucherung, nicht zu viel Wachstum, sondern Wachstumshemmung. Viel Masse war ihrer Meinung nach nicht gleichbedeutend mit viel Wachstum. Die in Teilung befindlichen Zellen konnten die vollständige Teilung nicht vollziehen. Es fehlten die lebenswichtigen mehrfach ungesättigten Fettsäuren mit ihrem Elektronenreichtum. Alle Wachstumsprozesse sind aus Sicht der Fettforscherin abhängig vom elektrischen Potenzial in den Zellmembranen. Ein Mangel an lebenswichtigen Fettsäuren und ein hoher Anteil an gesättigten und gehärteten Fetten hemmen Wachstum und Regeneration, da ihnen die Fähigkeit zum Elektronentransport fehlt.
Mit ihrer Öl-Eiweiß-Kost konnte Dr. Budwig durch Anregung der Zellatmung Wachstum und Regeneration der Körperzellen fördern und die Krebszelle zur vollständigen ausgereiften Teilung bringen. Das konnte ihrer Aussage nach den Effekt haben, dass ein Tumor in den darauffolgenden zwei Wochen etwas an Größe zunahm, bevor er vom Körper abgebaut und vollständig ausgeschieden wurde.

Zurück zum Kongressgeschehen. Wir befinden uns im Jahr 1957. In Oxford fand der nächste Kongress zum Thema »Krebs, ein Fettproblem« statt. Auf diesem Kongress waren nur geladene Gäste vertreten, die unter Ausschluss der Presse ihre Erkenntnisse diskutierten. Dort sprachen Wissenschaftler aus aller Welt über ihre Forschungsergebnisse in Bezug auf den Einfluss der essenziellen Fettsäuren auf therapieresistente Hauterkrankungen, auf Blut,

Plasma, Zellatmung, Gefäßerkrankungen, den Cholesterinspiegel, auf Krebs, Rheuma, Diabetes etc. Dr. Budwig sprach über die Normalisierung von Wachstum und Regeneration der Epithelzellen z.B. bei Karzinomen.
Die Konferenz in Oxford unterschied sich von vielen anderen Konferenzen dadurch, dass die angemeldeten Teilnehmer vollzählig bei allen Veranstaltungen zugegen waren. Die neu gewonnenen Erkenntnisse wurden ernsthaft diskutiert und von praktizierenden Ärzten aus Spanien, USA, Belgien und England bestätigt: »Die Umstellungen des Organismus und Besserungen der Symptome sind bei einer Änderung der Nahrungsfette so evident, so schnell wirksam, wie wir es sonst selbst bei Medikamenten nicht gewohnt sind. Es muss durch den Mangel eine Blockierung im Organismus vorliegen, die in dem Moment verschwindet, in dem die ungesättigten Fette gegeben werden«, beschreibt Dr. Budwig in *Der Tod des Tumors Bd. II* die Aussagen der Ärzte.
Kurze Zeit später trafen die »Essenz« aus Oxford und weitere neunhundert Teilnehmer in Paris zum 4. Internationalen Ernährungskongress zusammen. Das in Oxford begonnene wissenschaftliche Gespräch wurde fortgeführt. Am nächsten Tag informierte die Pariser Tagespresse tiefgreifend über die Themen des Kongresses. Schockierende Pressemitteilungen aus Paris oder London wie »La margarine sur la sellette« (Die Margarine auf der Anklagebank) und »The fat in your chip pan can kill« (Das Fett in der Pfanne kann tödlich sein) zeigten, dass die Diskussion um die Bedeutung der Fette für Gesundheit und Krankheit, insbesondere Krebs, in den Medien begonnen hatte. Johanna Budwig schreibt später in dem Buch *Das Fettsyndrom:*
»In Oxford war ich glücklich, zu sehen, wie viele Fettforscher und Mediziner bereits die Perspektive vertraten, die ich seit 7 Jahren als die entscheidende gekennzeichnet habe,

die Einbeziehung des Fettsyndroms mit der differenzierten Betrachtung der ungesättigten und der gehärteten Fette.«
Während 1956 auf dem Internationalen Kongress in Brüssel noch der »Clearing-Faktor« des Blutes bei erhöhten Blutfettwerten gesucht wurde, konnte ein Jahr später in Oxford schon über erste internationale Erfolge einer Behandlung mit Leinöl berichtet werden. Heute würde man sagen, dass Leinöl den Cholesterinspiegel in eine natürliche Balance bringen kann. Damals war Leinöl der »Clearing-Faktor« bei erhöhten Blutfettspiegeln.
Seit 2011 ist in der EU eine gesundheitsbezogene Aussage zu den diesbezüglichen Wirkungen der Alpha-Linolensäure, der Hauptfettsäure im Leinöl, erlaubt. Vierundfünfzig Jahre zuvor, in dem ereignisreichen Jahr 1957, veröffentlichte ein Mitarbeiter der statistischen Abteilung des Krebsforschungs-Instituts Nordrhein-Westfalen seine von den Vereinten Nationen in Auftrag gegebene Statistik zu den Korrelationen zwischen Krebssterblichkeit und Nahrungsfett. Grundlage der statistischen Berechnung lieferte das Datenmaterial aus neunundzwanzig Ländern. Nachdem die Ergebnisse dieser umfangreichen Arbeit sich mit den Ergebnissen anderer Forscher, darunter auch Budwig, deckte, sah sich dieser Mitarbeiter veranlasst, dies auch mitzuteilen. Er veröffentlichte seine Arbeiten, wandte sich mit einer ausführlichen Stellungnahme zu den Ergebnissen seiner Statistik und den Ergebnissen der Fettforschung sowohl ans Bundesministerium als auch an Dr. Budwig. In dieser sah er eine Verbündete und Mitstreiterin. Zwischen den beiden entstand ein reger Austausch.
Im Ergebnis seiner statistischen Arbeit zeigte sich ein deutlicher Zusammenhang zwischen der Krebshäufigkeit und dem Verzehr von tierischen Fetten einerseits und der krebshemmenden Wirkung insbesondere der Alpha-Linolensäure aus dem Leinöl andererseits.

Seine Versuche, die engagierte Forscherin in der Krebsforschung unterzubringen, scheiterten und führten letztendlich auch zum Abbruch des Kontakts. Aus dem Briefwechsel der beiden geht hervor, dass besagtem Mitarbeiter das Schweigen zu der Thematik und ein Abbruch des Kontakts zu Dr. Budwig nahegelegt wurden. Es gab fortan keine weiteren Veröffentlichungen des Statistikers. In Dr. Budwigs Augen wurde die Krebsforschung ein weiteres Mal von Industrie und Politik unterdrückt.
Der nächste Ernährungskongress wurde für 1960 in Washington geplant. Bis dahin war noch viel Zeit, die natürlich auch dazu genutzt wurde, die neuen Erkenntnisse weiter abzuschwächen und zu verwischen.
In den folgenden Jahren konzentrierte sich Dr. Budwig auf ihre Arbeit und war in regem Austausch auf internationaler Ebene auf Kongressen in Tokio (1960), Moskau (1962), Chicago (1964), Stockholm, Venedig, Rom, in Frankreich, in Österreich und in der Schweiz.

## Heilpraktikerin und Erfinderin

In der Zwischenzeit hatte sich Johanna Budwig noch stärker mit den quantenphysikalischen Zusammenhängen von gestörter Zellatmung, Krebsentstehung und therapeutischen Möglichkeiten auseinandergesetzt und war wieder intensiver als Erfinderin tätig geworden. Sie entwickelte Öle auf Leinölbasis zur äußeren Anwendung auf der Haut zum Zwecke der gezielten Elektronenaufnahme. Diese Elektronen-Differenzierungs-Öle, kurz: Eldi-Öle, setzte sie in Verbindung mit einer Ernährungsumstellung im Sinne der Öl-Eiweiß-Kost therapeutisch ein.
Da sie Patienten, die sich an sie wandten, nicht im rechtsfreien Raum behandeln wollte, legte sie 1966 ihre Amts-

ärztliche Überprüfung ab und wurde Heilpraktikerin. Von 1968 an setzte sie in der Behandlung von Krebspatienten erfolgreich den Rubin-Impuls-Laser ein, ein Geschenk von Herrn Siemens persönlich. Während amerikanische Dermatologen mit dieser Art der Behandlung scheiterten, war Dr. Budwig äußerst erfolgreich mit dem Einsatz ihres Lasers in der Therapie.

In der Entwicklung der Lasertherapie hatte sich Dr. Budwig ganz von den Befunden Otto Warburgs leiten lassen. Nach seiner Aussage wird rotes Licht, werden also die roten Frequenzen, von den Körperzellen energetisch besser ausgenutzt als andere Lichtfrequenzen. Rotes Licht scheint regenerierend auf den gestörten Zellstoffwechsel zu wirken. Die Pi-Elektronen in den Doppelbindungen der Fettsäuren sind in der Lage, Photonen aufzunehmen. Dadurch können sie auf ein höheres Energieniveau gehoben werden und so den Energietransport im Körper positiv beeinflussen. Im Ergebnis konnten die Patienten dieses höhere Energieniveau in ihren Zellen auch körperlich durch mehr Kraft und Wohlgefühl spüren. Johanna Budwig stellte die Eldi-Öle mit ihren Absorptionsbereichen auf den Frequenzbereich des Rubinlasers und auf das Spektrum der Sonne ein. In ihrem 1986 erschienenen Buch *Mensch sein – Atmung, Immunantwort im Würgegriff* schreibt sie: »Diese Öle nannte ich Eldi-Öle, Elektronen-Differenzierungs-Öle, hervorragend bewährt auch zum Auftanken von Sonnenenergie. Es ist erstaunlich, wie schnell der Verbraucher bei Reisen in den Süden merkt, wie herrlich wohltuend die Sonnenstrahlen wirken, wenn deren biologische Aufnahme und Weiterleitung im lebenden Substrat sichergestellt ist. Wie stark die Absorption des Lichtes abhängig ist von der Anzahl und Lagerung der Doppelbindungen, das war uns im Bundesinstitut für Fettforschung längst bekannt.«

1979 wurde Dr. Budwig für den Medizin-Nobelpreis nominiert, doch die verdiente Ehrung wurde ihr leider nicht zuteil. Der Nobelpreis ging in dem Jahr an Allan McLeod Cormack und Godfrey Hounsfield für die Entwicklung der Computertomographie.

Dr. Budwig blieb sich selbst und ihrer wissenschaftlichen Arbeit treu, behandelte erfolgreich Patienten mit ihrer Öl-Eiweiß-Kost und hielt Vorträge bis ins hohe Alter. Am 19. Mai 2003 starb sie im Alter von vierundneunzig Jahren an den Folgen eines Oberschenkelhalsbruchs, von dessen Komplikationen sie sich nicht mehr erholte. Ein mit Forschung und praktischer Anwendung erfülltes Leben war zu Ende gegangen.
Johanna Budwig hinterließ ein umfangreiches geistiges Erbe in Form von vielen Büchern, Vorträgen, Schriften und Briefen zahlreicher dankbarer Patienten, denen sie mit ihren Erkenntnissen zur Bedeutung der lebenswichtigen, mehrfach ungesättigten Fettsäuren das Leben retten konnte.

»Warum man beim Studium des Fettsyndroms in der Wissenschaft so viele Künste suchte und sich weiter von dem Ziel entfernte, mag mancherlei Ursachen haben, so auch diese, dass das Einfache bei vielen ›Wissenschaftlern‹ nicht so hoch geschätzt wird wie das Komplizierte. Aber ist nicht gerade das so elementar Einfache das Wahre?«

*Dr. Johanna Budwig*

# 2

# Was ist Leben, oder: Wie Krankheit entsteht

*Es ist kein Zufall, dass die Menschen in unserer Zeit so überreizt sind, so leicht heiß laufen, wenn das Öl, der zentral wirksame Vitalstoff für die gesamte Gehirn- und Nervenfunktion fehlt. Schädliche Fettnahrung kann in diesen Fällen zu Irregularitäten und zu Blockierungen führen.*

Dr. Johanna Budwig: *Das Fettsyndrom*

# Welche Relevanz haben Ernährung und Lebensweise für Gesundheit und Krankheit?

Welche Bedeutung bekommen Gedanken, Gefühle, Bewegung und Sport oder Umweltfaktoren in dem komplexen Geschehen, das über Krankheit oder Gesundheit entscheidet? Oder noch einfacher: »Was ist Leben?«

Diese Frage haben wir uns alle schon einmal gestellt. Der Physiker Erwin Schrödinger hat dieser Frage ein ganzes Buch gewidmet. In der 1944 veröffentlichten Publikation ist ein wesentlicher Grundgedanke die Beschäftigung mit der Thermodynamik, die wesentlich dazu beitrug, die Frage »Was ist Leben?« auf besondere Art und Weise zu beantworten. Der Zweite Hauptsatz der Thermodynamik besagt, dass Wärme stets von wärmeren zu kälteren Körpern strömt, so dass sich Erstere stetig bis zum Ausgleich abkühlen. Entropie beschreibt diese Entwicklung von der Ordnung hin zu Unordnung, Chaos und Tod. Das Streben nach Unordnung nimmt im Universum beständig zu. Das findet im Kleinen, im menschlichen Körper und in der Zelle, aber auch im Großen, im Kosmos, statt. Der Hang zur Unordnung ist ein selbst ablaufender Prozess.

Nun fällt es aber auf, dass alles, was lebt – Pflanzen, Tiere, Menschen –, diesem Zweiten Hauptsatz der Thermodynamik widerspricht. Lebewesen schaffen fortlaufend Ordnung in ihrem System. Und sie sind Meister darin, in Form ihrer genetischen Information dieses Ordnungsbestreben an ihre Nachkommen weiterzugeben. Wir leben inmitten einer Welt, in der alles zum Chaos hinstrebt, und halten natürlicherweise dagegen.

Die Ordnungsstifter in unserem Organismus nehmen wir

aus der Umwelt auf, z. B. aus der Nahrung, um dem Chaos in uns zu begegnen. Wir müssen atmen und wir müssen essen, um der Entropie, dem Streben zur Unordnung, entgegenzuwirken. Wenn unsere Nahrung ordnend in unseren Organismus eingreift, dann ist der Wert des Lebensmittels, seine Qualität, als sehr hoch anzusehen.
Für Dr. Budwig hatte Leinöl stets einen besonderen Stellenwert in der Ernährung des Menschen. Leinöl hat sie als ordnendes Prinzip, als Anti-Entropie-Faktor, im lebenden System Mensch gesehen und daher gerade bei Menschen mit schweren Erkrankungen wie Krebs regelrecht verordnet.

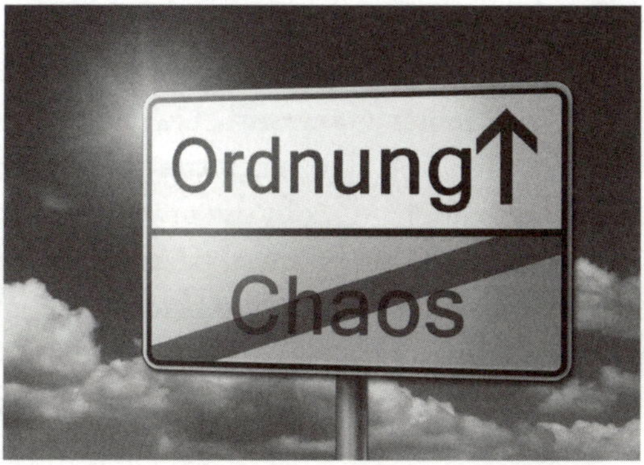


## Wie Krankheit entsteht

Schon Arthur Schopenhauer sagte: »Gesundheit ist zwar nicht alles – aber ohne Gesundheit ist alles nichts.« Ob Vergangenheit, Gegenwart oder Zukunft – zu jeder Zeit ist die Gesellschaft darauf angewiesen, dass es streitbare wissenschaftliche Köpfe gibt, die sich für die Erhaltung und den Schutz dieses hohen Gutes einsetzen. Johanna Budwig gehörte zu diesen streitbaren Wissenschaftlern; sie hat

sich zeit ihres Lebens für die Erhaltung der Gesundheit engagiert.
Die Weltgesundheitsorganisation definiert Gesundheit als »einen Zustand des vollständigen körperlichen, geistigen und sozialen Wohlergehens und nicht nur das Fehlen von Krankheit oder Gebrechen«. Eine besonders schöne Beschreibung stammt von dem französischen Chirurgen René Leriche (1879–1955): »Gesundheit ist das Schweigen der Organe.« Wenn unsere Organe schweigen und nicht nach Aufmerksamkeit schreien, kann unsere Seele sich frei und losgelöst ihrer Erfüllung widmen. Dafür können wir dankbar sein und uns mit dieser Dankbarkeit auch ruhig an unser Inneres wenden. Wenn es Ihnen gutgeht, genießen Sie dieses Gefühl: Dankbarkeit.
In der Naturheilkunde betrachten Arzt und Heilpraktiker den Menschen in seiner Ganzheitlichkeit. Dazu gehören die Befindlichkeiten von Körper, Geist und Seele. Schon Platon soll gesagt haben: »Das ist der größte Fehler bei der Behandlung von Krankheiten, dass es Ärzte für den Körper und Ärzte für die Seele gibt, wo beides doch nicht getrennt werden kann.« Und Platon lebte um 400 v. Chr. …
Körper und Geist beeinflussen mit ihren Zuständen und Befindlichkeiten, was wir fühlen. Gedanken und Gefühle können in unserem Körper körperliche Zustände erschaffen, ausgelöst durch Gefühle wie Angst, Trauer, Ärger oder Wut. Wenn diese negativen Gefühle von uns nicht bewusst angenommen werden können, um unbelastet weiterzufließen, dann können sie sich auch einen Platz in unserem Körper suchen und dort vor Anker gehen. Das kann sich z. B. als körperliche Empfindung wie Schwere, Druck, Enge, Spannung oder Kälte ausdrücken. Ignorieren wir diese unangenehmen Empfindungen, können sich daraus schmerzhafte Zustände bis hin zu Krankheiten entwickeln.

Auch positive Gefühle drücken sich in körperlichen Empfindungen aus. Denken Sie an die Schmetterlinge im Bauch, wenn Sie verliebt sind, oder an die Leichtigkeit und das Vergessen von Schmerz, wenn Sie sich ganz einer schönen Situation hingeben, mit einem geliebten Menschen, in der Verbundenheit mit der Natur, wenn Sie ganz in einer Beschäftigung aufgehen, wenn Sie glücklich sind. Jeder Gedanke hat Auswirkungen auf unseren Körper. Hormone werden ausgeschüttet, das Herz-Kreislauf-System aktiviert oder auch beruhigt, unsere Motorik angeregt oder gebremst.

Körper und Seele beeinflussen sich gegenseitig. Wenn man sich niedergeschlagen oder gar depressiv fühlt, schlägt sich diese Gefühlslage deutlich im körperlichen Ausdruck nieder. Die Körperhaltung ist gebeugt und nicht aufrecht, man spricht leise und langsam, ist nicht im Blickkontakt, sondern häufig abwesend. Man fühlt sich energielos, antriebsarm, müde und kraftlos. Ganz im Gegensatz dazu strahlt unser Körper im emotionalen Hochgefühl, wenn wir energiegeladen und selbstbewusst die ganze Welt umarmen könnten.

Aber nicht nur die Seele kann die Gesundheit unseres Körpers beeinflussen, auch der Körper beeinflusst unser Gefühlsleben. Ein Beispiel dafür: Setzen Sie sich auf einen Stuhl, senken Sie Kopf und Kinn Richtung Brust, lassen Sie den Brustkorb einsinken, die Schultern sacken, die Mundwinkel nach unten hängen, als hätten Sie eine traurige Nachricht bekommen. Wahrscheinlich fühlen Sie sich in dieser Haltung nun auch ähnlich – etwas traurig oder bedrückt. Nun aber schnell zum positiven Gegenbeispiel: Richten Sie sich auf, heben Sie Ihren Kopf, den Blick erhaben geradeaus, die Schultern gerade, die Wirbelsäule aufgerichtet, atmen Sie langsam und tief in Brust- und Bauchraum ein und aus. Und nun zaubern Sie ein Lächeln auf

Ihre Lippen. Lächeln Sie! Ich vermute, Sie fühlen sich nun stärker und optimistischer.
Selbst Ihre Mimik beeinflusst Ihre Gefühlslage. Das können Sie positiv nutzen. Wenn Ihre Gefühlslage niedergeschlagen, ängstlich oder betrübt ist – lächeln Sie! Natürlich lassen sich nicht alle Probleme einfach weglächeln, aber es scheint eine direkte Verbindung zwischen der Mimik und der Gehirnaktivität zu geben. Lächeln fördert die Durchblutung des Gehirns und kann Stresssymptome lindern.

Man geht davon aus, dass selbst unbewusste Bewegungen oder Körperhaltungen Einfluss auf unser Denken und Fühlen haben. Eine Forschungsrichtung der Neurowissenschaften mit Namen *Embodiment* (Verkörperung) beschäftigt sich mit den Auswirkungen von Mimik, Gestik und körperlicher Haltung auf die Gedanken- und Gefühlswelt. Die Wissenschaftler vermuten, dass z.B. emotionale Wärme im Gehirn mit körperlichen Erfahrungen und Empfindungen verbunden wird. Das scheint notwendig zu sein für das Verständnis dieses Gefühls und seine Einordnungsbereitschaft in körperliche und emotionale Zustände. So kann z.B. beim Trinken einer Tasse Kaffee oder Tee die Wärme, die man mit den Händen fühlt, im Gehirn ein Gefühl von emotionaler Wärme und Wohlgefühl auslösen. In Versuchen schätzten Personen andere Menschen als freundlicher, vertrauenswürdiger und hilfsbereiter ein, wenn die Hände der Versuchspersonen in die wohlige Wärme der Tasse Tee oder Kaffee gehüllt waren.

In der experimentellen Psychologie sieht man einen Schlüssel zur Heilung in körperbezogenen Psychotherapien. Das Angebot ist vielfältig: körperbezogene heilsame Bewegungs- oder Tanztherapie, Massagen, Biodynamik.

Welche Möglichkeiten bekommen wir für die Seele, wenn bewusst Körperhaltungen, Körperübungen oder spezielle Massagen eingesetzt werden können? Wir können über den Körper auch die Seele heilen. Biochemische Vorgänge in Zellen und Organen können das emotionale Gleichgewicht zusätzlich beeinflussen.

Manchmal fühlen Menschen sich seelisch angeschlagen und würden die Ursache keinesfalls in ihrem Darm vermuten. Tatsächlich befindet sich zwischen den Muskeln unseres Verdauungssystems ein eigenständig arbeitendes Nervensystem, sozusagen unser »Bauchhirn«. Zwischen Bauch und Großhirn existiert ein reger Informationsaustausch über Nervenbotenstoffe. Unser Bauch ist maßgeblich an der Entstehung von Stimmungen und Gefühlen beteiligt.

Es gibt eine Vielzahl von Einflussfaktoren, die sich auf die Gesundheit eines Menschen auswirken. Will man die Gesundheit oder Krankheit eines Menschen näher betrachten, sollte man sich mit diesen Einflussfaktoren auseinandersetzen. Faktoren wie beispielsweise fehlende menschliche Anerkennung, unharmonische Beziehungen und eine schlechte Atmosphäre in Familie und Beruf können die eigene Lebensqualität auf Dauer spürbar beeinträchtigen und im schlimmsten Fall krank machen. Darauf wies Johanna Budwig in ihren Gesprächen mit Patienten in aller Deutlichkeit hin.

»Es ist sehr wichtig, dass der Mensch als Einheit von Körper, Seele und Geist gesehen wird. Welcher Faktor im Augenblick vorrangig wirksam ist, kann sehr unterschiedlich sein. Ich bin heute noch überzeugt, wenn eine Frau ein sehr schlechtes Eheverhältnis hat, Tag für Tag Unterdrückung und Sticheleien von ihrem Mann ertragen muss, dann kann ich ihr auch nicht mit Quark-Leinöl helfen. Alle 3 Faktoren gehören beim Menschsein zusammen.«

(Dr. Johanna Budwig: *Krebs – Das Problem und die Lösung,* S. 23)

Als Physikerin hatte Dr. Budwig stets auch das elektromagnetische Umfeld des Menschen im Blick. Synthetische Kleidung und Schaumstoffmatratzen z. B. bezeichnete sie als Energieräuber und lehnte sie strikt ab. Empfehlenswerte Matratzen sollten aus Naturmaterialien wie Kokosfaser, Rosshaar, Schafwolle und Baumwolle bestehen. Neben den Materialien, die einen gesunden erholsamen Schlaf fördern, legte Frau Dr. Budwig ebenfalls großen Wert auf das zeitige Zubettgehen und eine entsprechend lange Schlafdauer zur Förderung von Entspannung und Regeneration. Auf die energiespendende Kraft der Sonne und die wohltuende Wirkung von Bewegung und Entspannung wies sie ebenfalls hin.

Mit ihren Empfehlungen, ob Yoga, Tai Chi oder progressive Muskelentspannung, behielt sie allerdings stets den einzelnen Menschen im Blick. Ein sehr unruhiger Geist braucht die körperliche Bewegung als Kanal, um überschüssige Energien abzugeben. Autogenes Training würde einen solchen Patienten unter Umständen überfordern und zusätzliche Stressreaktionen auslösen. Hier wären Yoga, Tai Chi oder Qi Gong die geeigneteren Entspannungsmethoden.

## Gesundheit – Krankheit: ein dynamisches Gleichgewicht

Im Gegensatz zu der weitverbreiteten Vorstellung, dass Krankheit und Gesundheit gegensätzliche Zustände beschreiben, betrachtet die Naturheilkunde das Verhältnis von Krankheit und Gesundheit als ein dynamisches Gleichgewicht. In der Traditionellen Chinesischen Medizin

(TCM) z. B. wird Gesundheit als ein freies Fließen von Lebensenergie verstanden, bei dem alle körperlichen, seelischen und geistigen Abläufe in Verbindung, im Austausch und in einem ausgewogenen Verhältnis zueinander stehen. Um dieses Gleichgewicht zu erhalten oder wiederherzustellen, muss das Körper-Geist-Seele-System sich fortwährend an die sich verändernden äußeren und inneren Bedingungen anpassen.

Das gelingt uns aber nicht immer. Es geht um die Balance. Die innere Balance ist kein starres, unumstößliches Fundament. Vielmehr ist sie ein Zustand, um den wir kreisen, der immer wieder neu ausgerichtet werden will, der unsere Aufmerksamkeit erfordert und uns beweglich hält. Und Bewegung zeichnet uns als lebendige Wesen aus. Alles in uns (Atmung, Stoffwechsel), alles auf uns (Mikroorganismen), alles um uns herum ist in Bewegung. Bewegung ist ein Kennzeichen des Lebens.

Ob wir gesund sind oder eine Krankheit durchleben, wird von sehr vielen Faktoren beeinflusst. Und selbst wenn wir nach den Ursachen forschen, kann es sein, dass wir diese nicht finden. Gerade bei chronischen Erkrankungen gibt es nicht den einen isolierten Auslöser. Viele Faktoren spielen eine Rolle, und erschwerend kommt hinzu, dass jeder Mensch ein Individuum ist.

Krankheiten werden von jedem Menschen individuell ausgebildet und erlebt. Faktoren, die die Gesundheit positiv oder negativ beeinflussen, wirken sich also auch auf das Krankheitserleben und den Umgang mit der Erkrankung aus: Bauchschmerzen nach einer bestandenen Prüfung werden sicherlich weniger belastend empfunden als vor der Prüfung. Manche Menschen leben mit einer chronischen Erkrankung, als wären sie gesund. Wenn es symptomfreie Zeiten gibt, in denen die Krankheit in den Hintergrund tritt, fühlt sich der Mensch gesund. Zu den individuellen körperlichen Merkmalen des Menschen, seinem Aussehen und seinem Wesen, gesellt sich zusätzlich eine teils genetisch bedingte, teils erworbene biochemische Individualität. Diesen Begriff prägte der Biochemiker Roger Williams in den fünfziger Jahren.

Unsere körpereigene Biochemie bestimmt, wie effektiv unser Stoffwechsel arbeitet. Das gute Funktionieren im Kleinen, auf Zellebene, ist abhängig von den Genen, aber auch von unserem Enzymsystem, von der Funktionsfähigkeit unserer Zellrezeptoren und vielem mehr. Unsere individuelle Biochemie kann somit Auswirkungen auf die Entwicklung von Nahrungsmittelunverträglichkeiten, Allergien und anderen Erkrankungen haben. Sie bestimmt unsere Fähigkeit, angemessen mit Stress umzugehen, oder welche Medikamente in welcher Dosierung in unserem Körper wirksam sind. Wenn wir das wissen, können wir Einfluss nehmen und die Bedingungen ändern und verbessern. Wir sind unserer genetischen Veranlagung keinesfalls hilf- und schutzlos ausgeliefert.

Mit der Überwindung einer gewissen Trägheit im Alltag kämpfen wir alle von Zeit zu Zeit. Aber es nützt nichts. Wenn wir eine Situation verändern wollen, müssen wir aktiv werden. Sie und ich und Ihre Familie, Freunde und Arbeitskollegen, wir alle. Wir haben die Verantwortung für unsere Gesundheit und unser Leben. Manchmal reicht es aus, krankenversichert zu sein und zum Arzt zu gehen, manchmal aber auch nicht. Denn mit Hilfe unseres staatlich anerkannten schulmedizinisch orientierten Gesundheitssystems bekommen wir nur einen bestimmten Ausschnitt an Medikamenten und Behandlungskonzepten vorgestellt, um gesund zu werden. Wenn uns die aber nicht weiterhelfen, was machen wir dann? Es gibt so viel mehr zu sehen, zu schmecken, zu riechen, zu fühlen, zu erfahren, um gesund oder gar nicht erst krank zu werden.

Werden Sie aktiv, schauen Sie sich um, nehmen Sie Ihre Gesundheit behutsam in die eigenen Hände. Haben Sie Vertrauen und lernen Sie, wieder auf Ihre Intuition zu hören. Das innere Wissen, auf das jeder Mensch Zugriff hat, sein Bauchgefühl, der erste Gedanke zu einer Frage, die innere Stimme. Die Fülle an Möglichkeiten kann natürlich auch verunsichern. Was ist das Richtige? Welcher Weg ist der richtige? Ich kann doch nicht alles machen. Das Beruhigende ist: Es gibt nicht nur den einen Weg. Der Mensch ist ein Individuum. Jeder Mensch ist einzigartig. Jeder kann seinen eigenen Weg finden. Finden Sie die richtigen Mittel, die richtige Therapie, die Lebensart, von der Sie sich angezogen fühlen und die Sie glücklich macht. Manchmal ist so ein Weg zur Heilung ein längerer, aber es lohnt sich.

»Herne 3«, eine Ruhrgebietsband aus den Achtzigern, sang damals: »Immer wieder aufstehen und immer wieder sagen: Es geht doch!« Ein wirklich guter Leitsatz.

Das können Sie auch. Obwohl hier schon mehrfach darauf hingewiesen wurde, dass Gesundheit und Glück von vielen Faktoren abhängen, möchte ich Ihnen dennoch einmal gebündelt die zahlreichen Einflüsse vor Augen führen. Sie dürfen gerne ergänzen. Denken Sie daran: Stoffe, Situationen, Gegebenheiten, die Sie negativ beeinflussen, können Sie durch positive Aspekte abfangen, ersetzen und verändern.

Beeinflussende Faktoren sind:

- Ernährung und Lebensweise
- die Gemeinschaft, in der der Mensch lebt, die Umwelt
- Gewohnheiten, Bewegungs-, Entspannungs- und Essverhalten
- die Lebensgeschichte mit den daraus folgenden Erfahrungen, Gedanken und Gefühlen

- soziale Faktoren wie die Beziehungen innerhalb der Familie, zum Partner, zu Freunden und Kollegen
- erfüllende und sinngebende Arbeitsverhältnisse, Hobbys und Tätigkeiten
- Umweltfaktoren wie Luft, Wasser, Wohnverhältnisse, Belastungen durch Lärm, Schmutz, künstliches Licht, Dunkelheit, Schlafmangel, Kleidung, Kosmetikprodukte, Medikamente, Stress …

Und über allem thronen unsere Gene, unsere Erbanlagen. Gene steuern, aber werden auch gesteuert. Ein Großteil unserer 25 000 Gene ist nicht dauerhaft aktiv, sondern zumindest zeitweise abgeschaltet. Ob bestimmte Gene an- oder abgeschaltet werden und damit auch Krankheit und Gesundheit steuern können, ist durch Ernährungs- und Umweltfaktoren beeinflussbar. Ein recht neues Forschungsgebiet der Biologie, die Epigenetik, beschäftigt sich mit den Folgen, die eine Veränderung eines Gens, z. B. durch Anheften oder Abnehmen spezifischer Moleküle, für dessen Aktivität hat.

Die Epigenetik beschäftigt sich mit den Einflussfaktoren auf die Aktivität unserer Gene, ohne die ursprüngliche genetische Information zu verändern. Und hier kommt die Ernährung wieder ins Spiel. Denn es gibt eine ganze Reihe Verbindungen, die Bestandteile bestimmter natürlicher Lebensmittel sind und die als epigenetische Faktoren unsere Gene positiv beeinflussen können. Besonders spannend ist die Annahme, dass Veränderungen der Ernährung und Lebensweise ein geändertes epigenetisches Muster erzeugen können, das dauerhaft wirksam ist und sogar an die nächste Generation vererbt werden kann. Damit widerlegt die Epigenetik den Gedanken, dass Umwelteinflüsse keinen langfristigen Einfluss auf unser Genom ausüben können. Negative Umweltfaktoren wie z. B. der Kontakt mit Benzol, einer krebserregenden Substanz, die wir beim Tanken und mit den Autoabgasen einatmen, oder mit hormonaktiven Substanzen aus den uns umgebenden Kunststoffen wie z. B. Bisphenol A, können epigenetische Muster verändern. Das kann u. a. zur Folge haben, dass sich das Risiko für Krebs oder anderen Erkrankungen erhöht.

Betrachten wir die Vielzahl der möglichen Faktoren, die unsere Gesundheit beeinflussen, so drängt sich der Gedanke auf, dass der Ernährung eine herausragende Bedeutung zukommt. Die Aussage »Du bist, was du isst« ist heute bedeutsamer denn je. Kein anderer Satz bringt die Bedeutung der Ernährung für unser Sein und unsere Identität besser zum Ausdruck. Auch wenn hinter der Aussage ein tiefergehender philosophischer Ansatz steckt, soll er uns zur Verdeutlichung an dieser Stelle dienlich sein.

Essen ist bedeutsam für unsere Existenz. Bevor wir die notwendigen Bausteine für schöne Haut, Haare, Nägel oder für geschmeidige gesunde Blutgefäße in unsere Zellen bringen, müssen wir sie erst einmal in den Bauch bekommen. Die Nahrung liefert die Grundlage. Das, was wir essen, Brot, Milch, Butter, Eier, Käse, Fleisch, soll zu kleinen Bausteinen abgebaut werden, aus denen unser Körper sich immer wieder selbst neu erschafft: die guten Gefühle, die gesunde Haut, die strahlenden Augen, das weiche geschmeidige Haar, die elastischen Gefäße, das gesunde Blut, die starken Muskeln und Knochen, die starken Nerven – das Wunderwerk Mensch! Alles Biochemie und Biophysik, angewiesen auf Bausteine aus der Nahrung, aus lebendiger Nahrung, gehaltvoll nicht nur an Kilokalorien. Entscheidend für die Lebendigkeit und den Wert eines Lebensmittels ist sein Energiereichtum, sein Gehalt an leicht frei werdenden Energieteilchen, an Photonen, an Elektronen. Das sind die Teilchen, die alles in unserem Körper bewegen. Unsere Biochemie ist viel zu langsam. Vieles lässt sich über biochemische Vorgänge allein nicht erklären. Der Stoffwechsel in unseren Zellen ist unvorstellbar schnell. Prof. Fritz Albert Popp, ein deutscher Physiker, hat das Licht in den Zellen, die kleinen steuernden Energieteilchen, die Biophotonen, mit einer Art Restlichtverstärker sichtbar gemacht. Er war nicht der Erste. In den zwanziger Jahren entdeckte der russische Biologe Alexander Gurwitsch bei einer Untersuchungsreihe zur Zellteilung von Zwiebelzellen eine sehr feine Lichtabstrahlung der Pflanzenzellen. Gurwitsch vermutete, dass diese Strahlung für eine Anregung der Zellteilung, der Mitose, verantwortlich sein könnte, und nannte die Strahlung daher mitogenetische Strahlung.

Prof. Popp nutzte in den siebziger Jahren die Ergebnisse des russischen Wissenschaftlers für seine weitere Arbeit und konnte diese schwache Photonenemission lebender Zellen sichtbar machen. Er wies darauf hin, dass in jeder unserer Körperzellen pro Sekunde hunderttausend Reaktionen stattfinden. Das ist die Leistung einer einzigen Zelle, einer von achtzig bis hundert Billionen Körperzellen. Diese Leistungsfähigkeit könnte im Laborexperiment in vergleichbarem Maßstab nie erreicht werden. Die Steuerung dieser Reaktionen wird nach Popp von den Lichtteilchen initiiert, sozusagen mit Lichtgeschwindigkeit.

Auch unsere Lebensmittel enthalten diese gespeicherte Energie in Form von Biophotonen. Lebendige, natürliche Nahrung ist reich an Biophotonen und strahlt diese ab. Je ursprünglicher und natürlicher die Lebensmittel erzeugt

werden, desto intensiver strahlt das Licht in ihnen. Unser Stoffwechsel, die Hormonproduktion, die Energiegewinnung, Wachstum und Regeneration sind angewiesen auf diese kraftvolle Energie, die in hohen Anteilen z. B. in den mehrfach ungesättigten Bindungen der pflanzlichen Öle und in biologisch angebautem Obst und Gemüse zu finden ist. Die Ernährung liefert die Basis für das gute Funktionieren unseres Körpers und für unsere guten Gefühle.
Wir müssen alle essen. Schauen wir stärker auf die Qualität der Lebensmittel, die wir essen, auf den natürlichen Anteil in ihnen. Entscheiden wir uns für Nahrung, die unverarbeitet ist, der wir noch ansehen, was sie ist. Kaufen wir Kartoffeln statt Kartoffelchips, Pommes frites, fertiger Reibekuchen oder Kartoffelklöße. Entscheiden wir uns für frisches Obst und Gemüse anstelle von Fertiggerichten, Eingekochtem in Dosen oder Gläsern. In vielerlei Hinsicht hat die Wahl unserer Nahrung und auch die Entscheidung für eine bestimmte Lebensweise Einfluss auf Gesundheit und Krankheit.
Wir können uns jederzeit und immer wieder neu entscheiden, neu anfangen, einen anderen Weg einschlagen. Es lohnt sich. Leben ist Bewegung, und Bewegung setzt Energie frei und sorgt für gute Gedanken und Gefühle. »Fortschritt gibt es nicht ohne Veränderung. Wer sein Denken nicht ändern kann, kann gar nichts ändern«, hat der irische Dramatiker George Bernard Shaw dazu geschrieben.

# Die beeindruckende gesundheitliche Wirkung von Sport und Bewegung

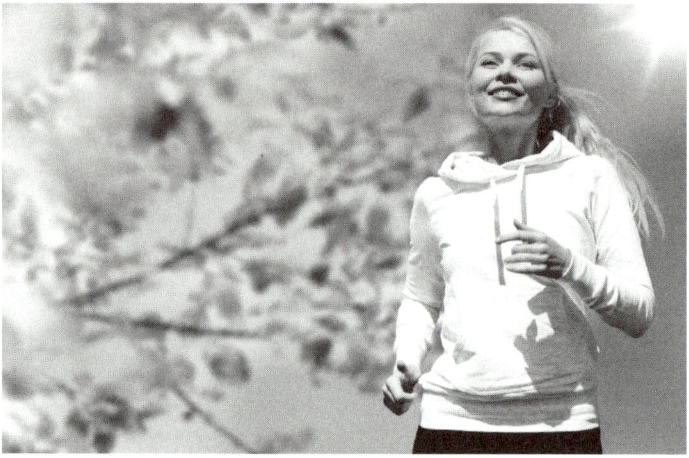

Jede Art von körperlicher Bewegung hat positive Auswirkungen auf die Gesundheit unseres Körpers. Bewegung und Sport aktivieren das Immunsystem, unterstützen Entgiftungsvorgänge und beeinflussen unser Hormonsystem. Auch wenn die Wirkmechanismen noch nicht hinreichend geklärt sind, gibt es immer mehr Hinweise auf den schützenden Effekt von Sport bei unterschiedlichen Erkrankungen. Das Herz-Kreislauf-System wird aktiviert, der Blutdruck reguliert und stabilisiert, das Körpergewicht reduziert. Es werden Knochen gefestigt, Muskeln aufgebaut und der Stoffwechsel angeregt, denn Muskelgewebe ist stoffwechselaktives Gewebe.
Muskelaufbau funktioniert in jedem Alter, kann aber mit dem Älterwerden etwas mehr Zeit erfordern. Der Muskelaufbau erfordert eine angepasste Eiweißzufuhr. Die Muskelproteinsynthese wird durch die in der Nahrung

enthaltenen Eiweiße angeregt. Das funktioniert besonders gut, wenn unsere Muskeln hungrig sind, weil wir sportlich aktiv gewesen sind.
Für den aufbauenden Effekt sind besonders die essenziellen Aminosäuren von Bedeutung. Und unsere Muskeln verstoffwechseln gerne mehrfach ungesättigte Fettsäuren zur Energiegewinnung, z. B. hochwertige pflanzliche Öle. Die Öl-Eiweiß-Kost ist eine perfekte Ernährung für sportlich aktive Menschen. Eine Budwig-Creme, also Quark mit Leinöl, Früchten, Nüssen und Leinsamen, wäre eine wunderbar energie- und kraftbringende, weil muskelaufbauende Maßnahme direkt nach dem Sport. Unter Bewegungsmangel baut der Körper Muskelmasse ab und verliert seine Leistungsfähigkeit. Dieser Prozess vollzieht sich im Laufe des Älterwerdens ganz natürlich. Wir verlieren ab dem fünfzigsten Lebensjahr ca. 1 bis 2 Prozent an Muskelmasse pro Jahr. Unsere Muskelkraft sinkt zunächst um ca. 1,5 Prozent, kann aber nach dem sechzigsten Lebensjahr sogar um 3 Prozent pro Jahr fallen. Da wir alle Individuen sind, altert nicht jeder Mensch gleich. Die Unterschiede von Mensch zu Mensch können erheblich sein. Vor allem die körperliche Aktivität und die Ernährung spielen bei der Stabilisierung von Muskelmasse eine bedeutende Rolle.
Neben all den genannten gesundheitsfördernden Aspekten darf ein wichtiger Punkt nicht fehlen. Sport wirkt wie ein natürlicher Stimmungsaufheller und hat damit ungeahnte therapeutische Möglichkeiten auch im Bereich der psychiatrischen Erkrankungen, z. B. bei Depressionen. Wenn wir uns bewegen, schüttet der Körper Glückshormone aus, die Endorphine. Wer dieses Hochgefühl beim Sport erst einmal erfahren hat, möchte garantiert nicht mehr darauf verzichten. Sport macht glücklich, und es ist nie zu spät, mit sportlicher Betätigung anzufangen.

Ein weiterer positiver Effekt: Bewegung reduziert die Erschöpfungssymptome. Während Krebspatienten früher pauschal empfohlen wurde, sich während einer Krebsbehandlung zu »schonen«, ist diese Empfehlung mittlerweile durch zahlreiche Studien widerlegt. Der Krebsinformationsdienst weist auf Studien hin, die belegen, dass Patienten, die während einer Chemotherapie unter ärztlicher Kontrolle und mit entsprechender Vorsicht trainierten, leistungsfähiger waren und weniger unter Nebenwirkungen wie z.B. Erschöpfung litten als die Patienten, die körperlich inaktiv blieben. Grundsätzlich kann jeder Erkrankte mit sportlicher Aktivität den Verlauf seiner Erkrankung positiv beeinflussen. Robert Newton und Daniel Galvao von der australischen Edith-Cowan-Universität sind sogar der Überzeugung, dass regelmäßige sportliche Betätigung die Überlebensrate nach einer Krebsdiagnose um 50 bis 60 Prozent erhöht. Die größte nachweisliche Wirkung wurde bei Brustkrebs und bei Darmkrebs gefunden.

Auch ein präventiver Effekt von Sport bei Brust- und Darmkrebs ist belegt. Während das Brustkrebsrisiko um 20 bis 40 Prozent sinken kann, wenn Frauen trainieren, ist der vorbeugende Effekt bei Darmkrebs mit 40 bis 50 Prozent noch höher. Dr. Karen Steindorf vom Deutschen Krebsforschungszentrum in Heidelberg sprach 2008 in einem Interview auf dem Krebsforschungskongress in Berlin von einer klaren Dosis-Wirkungs-Beziehung. Veröffentlicht wurde das Interview in der *Pharmazeutischen Zeitung online*, Ausgabe 10/2008.

Die Intensität und die Häufigkeit, mit der jemand Sport betreibt, beeinflusst maßgeblich das Risiko, an einer der beiden häufigsten Krebsarten in Deutschland zu erkranken. Dabei scheint der Unterschied, ob jemand lebenslang aktiv ist oder erst später im Leben mit dem Sport beginnt, nur minimal bedeutsam zu sein: Perfekt wäre es, täglich mindestens dreißig Minuten lang, gerne auch länger, einer sportlichen Betätigung nachzugehen. Doch wer ist schon perfekt.

Wenn Sie jetzt denken: »Das schaffe ich nie!« und dazu neigen, es gar nicht erst zu versuchen, dann machen Sie es sich viel zu leicht. Manchmal muss man kämpfen, und am Ende wird man siegen. Was für ein Gefühl! Zugegeben, zu Beginn fällt es noch schwer, aber Sie werden besser. Mit jeder Trainingseinheit fällt es Ihnen leichter. Und wer will schon wissen, welche Dosis Sport für Sie und Ihren Körper die richtige ist.

Grundsätzlich gilt: Jede Art von Sport und Bewegung ist gut für Ihre Gesundheit. Wenn Sie nicht täglich trainieren, dann eben nur dreimal pro Woche. Und wenn das auch nicht umsetzbar ist, dann stecken Sie sich ein anderes, aber erreichbares Ziel für Ihren Alltag. Jede Art und Häufigkeit der Bewegung hat einen positiven Effekt.

Sport verbessert neben der körperlichen Leistungsfähigkeit auch die emotionale Stabilität. Lebensqualität, Selbstbewusstsein und Allgemeinbefinden werden gesteigert. Durch einen festen Trainingsplan kommt Struktur in den Alltag, die Aktivität macht den Kopf frei, befreit von sorgenvollen Gedanken, wir schalten leichter ab, die Stimmung bessert sich. Natürlich ist die Freude an der Bewegung mit entscheidend. Denn die Psyche beeinflusst das Krankheitsgeschehen und entscheidet daher mit. Es ist also wichtig, sich mit der gewählten Sportart wohlzufühlen.

## Was passiert im Körper bei sportlicher Betätigung?

Durch körperliches Training werden die feinen Blutgefäße unseres Kreislaufsystems, die Kapillaren, ausgebaut. Dieses System bringt die vom Muskel benötigten Nährstoffe direkt zu den Muskelzellen. In den kleinen Kraftwerken unserer Muskelzellen, den Mitochondrien, findet die Energiegewinnung statt. Die aktive Muskelzelle enthält mehrere tausend dieser kleinen Energiefabriken. Je mehr Mitochondrien eine Muskelzelle aufweist, desto mehr Energie kann sie erzeugen. Die Muskeln werden also leistungsfähiger.

## Sport aktiviert die Zellatmung

Sport fördert die Zahl der Mitochondrien und wirkt damit positiv auf unsere innere Atmung: auf die Zellatmung. Bei diesem elementaren Prozess der Energiegewinnung wird im Zellinneren und in den Mitochondrien der Zucker (Glukose) in mehreren Schritten vollständig zu Kohlendioxid und Wasser abgebaut. Die dabei frei werdende Energie wird in dem Molekül ATP (Adenosin-Tri-Phosphat) gespeichert. Dieser Energiegewinn im Rahmen der Zellatmung ist ein lebenswichtiger Prozess. Ohne Nahrung können wir viele Wochen überleben. Ohne Wasser überleben wir nur einige Tage, ohne den elementaren Sauerstoff nur wenige Minuten, aber ohne unsere Energiewährung ATP hängt unser Leben an einem seidenen Faden.
ATP wird für alle energiezehrenden zellinternen Stoffwechselvorgänge benötigt. Es sorgt z.B. dafür, dass der Mineralstoff Natrium, der häufig am Stofftransport in die Zelle beteiligt ist, immer wieder aktiv aus der Zelle hinaus-

befördert wird. Das ist wichtig, da Natrium osmotisch wirksam ist, also Wasser in unsere Zellen zieht. Bei zu hohem Wassereinstrom könnte die Zelle platzen.
Auch die Zellteilung und die Funktion von Muskel- und Nervenzellen benötigen Energie. Eine zu geringe Anzahl an Mitochondrien in den Zellen oder schlecht arbeitende Mitochondrien werden mit unterschiedlichen Erkrankungen in Verbindung gebracht, darunter Diabetes, Fettstoffwechselstörungen, Herz-Kreislauf-Erkrankungen und Krebs.
Diese Sichtweise scheint recht modern, ist aber in der Medizin noch nicht allgemein anerkannt. Mit dem Verlust von Muskelmasse durch Mangel an Bewegung oder im Laufe des Älterwerdens verlieren wir die wertvollen energieproduzierenden Bestandteile unserer Zellen, die Mitochondrien. Der Energiemangel in den Zellen macht sich dann zunehmend in körperlicher Schwäche bemerkbar.

Doch zurück zum Sport und seinen Auswirkungen auf das Innere unseres Körpers. Es gibt ein Organ, das alle unsere Körperfunktionen steuert und mitverantwortlich ist für unser Denken und Fühlen: unser Gehirn. Voraussetzung für die beeindruckenden Leistungen, die unser Gehirn vollbringt, sind Milliarden von Gehirnzellen, die Neuronen. Diese Leistungsfähigkeit ist nur möglich, weil die Neuronen in einem fortlaufenden Austausch und in Verbindung miteinander stehen. Dieser Austausch geschieht mit Hilfe elektrischer Impulse.
Das Gehirn hat großen Nutzen von körperlicher Bewegung. Die Atmung wird vertieft, die Durchblutung wird angeregt, und so gelangt mehr Sauerstoff ins Gehirn. Das macht sich in einer stärkerer Konzentration, besserer Gedächtnisleistung und steigenden Kreativität bemerkbar. Wenn wir unseren Körper bewegen, ist außerdem nach ein paar Wochen der Herzmuskel deutlich besser durchblutet.

Der Ruhepuls und der Puls unter Anstrengung sinken, das Herz wird gestärkt. Der Blutdruck und der Blutzucker regulieren sich, das Immunsystem reagiert mit einer Erhöhung seiner Abwehrzellen. Der Körper ist weniger anfällig für Infekte und kann gelassener mit Stress umgehen. Außerdem profitiert der gesamte Bewegungsapparat mit Muskeln, Knochen, Bändern und Sehnen von der regelmäßigen Bewegung. Der Körper wird belastbarer und geschmeidiger. Körper und Geist atmen auf.

Entwicklungsgeschichtlich sind alle unsere biologischen Systeme auf die Beanspruchung und Belastung durch Bewegung und Sport angewiesen, denn unsere steinzeitlichen Vorfahren mussten große Strecken zu Fuß bewältigen, um ihre Versorgung zu sichern. Aber wir müssen gar nicht so weit zurückschauen. Noch unsere Großeltern und Urgroßeltern waren viel in Bewegung, durch körperliche Arbeit und durch die Fortbewegung hauptsächlich zu Fuß oder mit dem Fahrrad. Unser Körper muss bewegt werden, um gesund, aktiv und leistungsfähig zu bleiben oder es wieder zu werden.

## Sport reduziert Entzündungen

Sport ist eine äußerst wirksame Methode, um entzündliche Erkrankungen wie z. B. rheumatische Erkrankungen, Herz-Kreislauf-Erkrankungen, entzündliche Haut- und Darmerkrankungen positiv zu beeinflussen. Denn Sport reduziert Entzündungen im Körper. Auch die Krebserkrankung profitiert von Entzündungsprozessen im Körper. Krebszellen können sich leichter vermehren, wenn in ihrer Umgebung Entzündungsreaktionen ablaufen. Sie bekommen dann eine gute Versorgung mit Nährstoffen, denn entzündliches Gewebe ist stark durchblutet. Krebszellen produzieren sogar selbst entzündungsfördernde Botenstoffe und geben diese an ihre Umgebung ab, um Entzündungen zu provozieren. Eine Reduzierung von Entzündungsprozessen ist daher eine sinnvolle vorbeugende und therapieunterstützende Maßnahme bei Krebs und anderen entzündlichen Erkrankungen.

Unser Körper erzeugt immer dann eine Entzündung, wenn entweder Krankheitserreger bekämpft oder geschädigte Zellen bzw. verletztes Gewebe entfernt werden müssen, um Heilungsprozesse einzuleiten. Im Blut von bewegungsarmen oder auch alten Menschen ist die Menge an Entzündungsstoffen häufig dauerhaft leicht erhöht. Der Körper befindet sich dann permanent in einer Art Alarmzustand.

Eine der häufigsten Belastungen für Krebspatienten stellt aber die chronische Erschöpfung dar, die einhergeht mit dem Verlust von Muskelmasse und leistungsstarken Mitochondrien. Es ist sicherlich ein multifaktorielles Syndrom, aber die Ausschüttung von entzündungsfördernden Interleukinen der Tumorzellen, wie Tumornekrosefaktoralpha (TNF-α), IL-1β und IL-6 werden mit verantwortlich gemacht. Durch ausreichend körperliche Bewegung kann diesem Verlust an Muskelmasse und Kraft entgegengesteuert werden.

## Sport beeinflusst das Hormonsystem

Geschlechtshormone können das Wachstum von Tumoren anregen. Gerade das körpereigene Östrogen wirkt sowohl bei Brust- als auch bei Prostatakrebs wachstumsfördernd. In der Therapie der Brustkrebserkrankung wird daher mit Medikamenten gearbeitet, die entweder das Enzym Aromatase hemmen (welches die Herstellung von Östrogen im Körper fördert), oder mit Stoffen, die die

Rezeptoren für Östrogen an den Zellen blockieren, damit dieses dort nicht wirksam werden kann. Tamoxifen ist z. B. so ein Medikament, das als sogenanntes Antihormon einen Rezeptor besetzt. Das körpereigene Östrogen wird in den Eierstöcken der Frau, aber auch im Fettgewebe von Mann und Frau gebildet. Übergewichtige Frauen und Männer haben daher höhere Östrogenspiegel als normalgewichtige Menschen. In Bezug auf den Muskelmasseverlust durch den modernen, bewegungsarmen Lebensstil und im Rahmen des Älterwerdens wird an dieser Stelle nochmals deutlich, wie positiv Sport die Entwicklung beeinflussen kann. Sport verändert nämlich die Zusammensetzung der Körpermasse. Durch regelmäßige sportliche Aktivität wird dem Muskelmasseverlust entgegengewirkt, der auch dazu führt, dass mehr Fettmasse im Körper entsteht. Und das hat zusätzlich Auswirkungen auf unseren Hormonhaushalt.

Darüber hinaus beeinflusst Sport den Insulinspiegel im Blut. Insulin ist ein Hormon, das in der Bauchspeicheldrüse gebildet wird und für unseren Energiestoffwechsel enorm wichtig ist. Es fördert z. B. die Aufnahme von Glukose aus dem Blut in die Leber- und Muskelzellen. Dort wird diese dann in Form von Glykogen gespeichert. Insulin wirkt außerdem auf den Fettstoffwechsel. Es schleust Blutfette aus der Nahrung ins Fettgewebe, damit diese dort gespeichert werden können. Andererseits blockiert es den Fettabbau. Aber damit nicht genug: Bei einem hohen Blutzuckerspiegel fördert Insulin die Umwandlung von Zucker in Fett. Diese Stoffwechselsituation macht eine Gewichtsreduktion sehr schwierig. Positiv ist dagegen die Wirkung auf den Eiweißstoffwechsel: Der Abbau von Proteinen wird gehemmt und die Aufnahme von Aminosäuren, den Bausteinen, aus denen unser Körpereiweiß aufgebaut ist, wird gefördert. Aber Insulin hat auch problematische Eigenschaften. Es kann in den Körperzellen Wachstumsreize auslösen und so das Wachstum von Krebszellen anregen. Hohe Insulinspiegel im Blut aktivieren zudem die Produktion von insulinähnlichen Wachstumsfaktoren, sogenannten IGFs, in der Leber. Das IGF-1 scheint eine Rolle bei der Krebsentwicklung und der Bildung von Metastasen zu spielen. Je niedriger die Werte von Insulin und den verwandten Wachstumsfaktoren sind, desto besser für die gesundheitliche Entwicklung. Sport ist ein wirksames Mittel zur Regulation hormonartiger Botenstoffe. Durch diese Regulierung wirkt sich Sport in vielerlei Hinsicht positiv auf unsere Gesundheit aus.

»Wir können tagsüber in ernster Arbeit am Schreibtisch unsere Pflicht erfüllen und abends in geselligem Beisammensein Entspannung finden, und der Körper hat doch die notwendige Bewegung im Freien nicht gehabt. Sauerstoff ist nötig und auch die Bewegung, die alles in Fluss hält und in Bewegung bringt. Dabei sind die rechte Dosierung und der richtige Rhythmus von entscheidender Bedeutung. [...] Lassen wir uns Zeit, obwohl die Hetzjagd unserer Zeit uns manchmal mitnehmen möchte in das atemberaubende Tempo bis zur vollständigen Erschöpfung. Lassen wir uns Zeit, das Fundament unseres hiesigen Daseins, Nahrung, Atmung und Bewegung, schöpfungsgemäß auszurichten. Lassen wir uns auch Zeit, die Verbindung zu den starken Strömen aus der oberen Welt aufzunehmen. Auch von dort empfangen wir wichtige Impulse und Wegweisung für die uns gemäße und gesunde Lebenshaltung.« (Dr. Johanna Budwig: *Das Fettsyndrom*, S. 145–147)

# Chronischer Stress und seine Auswirkungen

Das Leben in der heutigen Zeit ist von Stress geprägt. Laut Weltgesundheitsorganisation (WHO) ist Stress die größte Gesundheitsgefahr des 21. Jahrhunderts. Die Zahl der Arbeitnehmer, die aufgrund von stressbedingter Überforderung erkranken, steigt stetig. Doch was passiert in unserem Organismus, wenn eine Ausnahmereaktion wie die Stressregulation zum Dauerzustand wird? Kurzfristig ist die Stressreaktion des Körpers unbedenklich. Sie ist ein Relikt unserer Vorzeit. Entwicklungsgeschichtlich haben wir diesen Mechanismus zum Überleben dringend gebraucht. Der Körper hat ein Stressreaktionsprogramm entwickelt, das ihn vor Bedrohung schützen soll, indem es Energien bereitstellt, die ihm zu einer Kampf- oder Fluchtreaktion verhelfen. Allerdings wird unser Leben heute nicht mehr durch das Auftauchen eines Säbelzahntigers oder von feindlichen Volksstämmen bedroht. Die Bedrohungen der heutigen Zeit sind anders geartet. Der Stress, den wir erleben, lässt sich häufig nicht durch Kampf oder Flucht auflösen. Unser vor Urzeiten angelegtes Stressbewältigungsprogramm ist nicht mehr »zeitgemäß«. Häufig verbleibt die gesamte Anspannung in unserem Körper. Es gibt kaum einen Lebensbereich, der nicht mit dem Wort »Stress« belastet ist. Wir empfinden Stress in der Schule, im Berufsleben, in der Partnerschaft, in der Familie, im Freizeitleben. Wir kämpfen gegen den lärmenden Nachbarn, den zunehmenden Straßenverkehr, die unerledigten Arbeiten, die nicht aufzuhaltende Zeit. Zeit, die unaufhörlich und viel zu schnell verrinnt – unsere Lebenszeit.

Wie oft wünschen wir uns, einfach mal die Zeit anzuhalten, ganz ruhig zu werden und auch die Welt zum Stillstand zu bringen. Einmal tief durchatmen und lächeln. Wundervoll – Stille in der Außenwelt erzeugt sofort auch Stille in unserem Inneren. Doch die Realität sieht vielfach anders aus. Der moderne Mensch steht tagtäglich unter großem Druck. Und mit der Liste unerledigter Aufgaben im Kopf wird der Stress zum Begleiter in Vergangenheit, Gegenwart und Zukunft. Wie hilfreich wäre es schon, wenn wir im Sinne Leo Tolstois daran dächten, dass es nur eine wichtige Zeit gibt – heute, hier und jetzt!
Meistens wird der Druck durch Anforderungen von außen an den Einzelnen herangetragen. Die Möglichkeiten, auf die Anforderungen des Lebens entsprechend zu reagieren, sind von Mensch zu Mensch verschieden. Sie sind u. a. abhängig vom Geschlecht, der Persönlichkeit und erlernten Denk- und Verhaltensweisen. Die persönlichen Denkmuster des Menschen werden durch seine Erziehung und seine Erfahrungen schon im Kindesalter geprägt. Mit den erlernten Denk- und Verhaltensweisen setzt man sich selbst unter Druck und löst dadurch zusätzliche Stressbelastungen aus. Damit der empfundene Stress unserer Gesundheit nicht schadet, brauchen Körper und Seele nach einer erlebten Stressphase dringend Erholung. Bleibt der Druck über Tage, Wochen und Monate bestehen, können aufgrund der körperlichen Reaktionen und der Überforderung unserer ausgleichenden Systeme Krankheiten entstehen. Es ist der Dauerstress, der dem Körper schadet. Wenn die in Stresssituationen vom Körper bereitgestellten Energiereserven nicht durch Kampf oder Flucht verbraucht werden, müssen sie durch andere Aktivitäten abgebaut werden. Sport und Bewegung z. B. sind wirkungsvolle Stresslöser.

## Dauerstress überfordert Körper und Seele

Die stressgeprägte Stoffwechsellage steigert das Risiko, an Diabetes zu erkranken oder Herz-Kreislauf-Erkrankungen zu entwickeln. Stress erhöht den Blutdruck, unterdrückt das Immunsystem und blockiert die Blutversorgung des Magen-Darm-Traktes. Bei dauerhaftem Stress verliert der Körper die Balance zwischen aufbauenden und abbauenden Stoffwechselwegen. Er kann in eine überwiegend kraftzehrende, sogenannte katabole Stoffwechsellage geraten. Die überschießende Stressreaktion lässt nicht nur Kohlenhydrat- und Fettreserven schmelzen. Im schlechtesten Fall werden Eiweißvorräte zur Energiegewinnung herangezogen, so dass wir Muskelmasse verlieren. Diese katabole Stoffwechsellage ist eine lebenswichtige Funktion, die den Körper in die Lage versetzt, Eiweiß in Kohlenhydrate umzuwandeln. Sie sichert unsere Energiegewinnung. Unter Dauerstress kann der Betroffene jedoch massiv an Kraft verlieren.

Aus der anhaltenden Stressreaktion resultiert nicht nur ein gesteigerter Energiebedarf, sondern auch ein erhöhter Bedarf an Mikronährstoffen. Mikronährstoffe sind die kleinen Helferstoffe unseres Körpers. Darunter fallen die Vitamine, die Mineralstoffe, die Spurenelemente, die unser Körper selbst nicht herstellen kann. Zusätzlich befindet er sich in einem Alarmzustand, der eine Menge dieser lebenswichtigen Stoffe verbraucht. Der erhöhte Bedarf wird häufig aufgrund von Fehl- oder/und Mangelernährung nicht bedient. Gerade in stressgeprägten Zeiten essen wir unregelmäßig und greifen zu Lebensmitteln, die zwar einen schnellen Energieschub versprechen, aber bezüglich der notwendigen Mikronährstoffe eine Sackgasse darstellen. Süßigkeiten, Kuchen, Kekse und Fertigprodukte sind schnell zur Hand und helfen uns kurzfristig aus dem Energietief. Diese stark verarbeiteten Lebensmittel mit hohem Zucker-, Stärke- oder Weißmehlanteil und z.T. chemisch veränderten Fetten enthalten aber kaum Mikronährstoffe. Sie können daher die oben erwähnte katabole Stoffwechsellage langfristig verstärken. Unglücklicherweise entwickeln wir auch noch weitere ungünstige und auszehrende Stressbewältigungsstrategien. Wir trinken Alkohol zur Entspannung, rauchen, sehen fern und bewegen uns mangels Kraft viel zu wenig. Entwickeln sich Nervosität, Gereiztheit, Unausgeglichenheit, Schlafmangel oder Schmerzzustände, wird oft auch noch zu Beruhigungs-, Schlaf- oder Schmerzmitteln gegriffen.

»Manche Begierden sind ein Suchen nach etwas, das man selbst nicht fassen kann.« Diese Aussage brachte Dr. Budwig in Zusammenhang mit den wunderbar harmonisierenden Eigenschaften ihrer Öl-Eiweiß-Kost. Gerade dann, wenn die Erschöpfung zum Dauerzustand wird und die Nerven blank liegen, kann eine Ernährungsumstellung im Sinne der Öl-Eiweiß-Kost auf die richtige »Nervennahrung« wahre Wunder bewirken. Sie wirkt der körperlichen Anspannung und beginnenden Auszehrung entgegen und stabilisiert das empfindliche Nervenkostüm. Die richtige Nahrung harmonisiert den aus der Bahn geworfenen Stoffwechsel. Nahrung, die reich an mehrfach ungesättigten Fettsäuren ist, die Elektronen liefert und die Sauerstoffversorgung sichert, wenn den Zellen, im wahrsten Sinne des Wortes, die Luft ausgeht.

Aber nicht nur Auszehrung kann ein Stressphänomen sein. Auch der gegenteilige Effekt, die Gewichtszunahme, zeigt sich häufig unter Dauerstress. Während einige Menschen bei Stress den Appetit verlieren oder aufgrund von Zeitmangel das Essen vergessen, entwickeln andere einen geradezu unstillbaren Hunger. Das Zusammenspiel von Stresshormonen und Nervenbotenstoffen kann die Lust

auf Essen verstärken. Der Tanz der Hormone fordert den Körper geradezu heraus, neue Energiereserven anzulegen. Die Lust auf süße Kleinigkeiten oder herzhaft Fettiges steigt. Unser Körper arbeitet den fordernden Stresshormonen zu. Das Angebot an Zucker- und Fettmolekülen im Blut steigt ebenfalls an.
Essen hilft bei Stress, doch es darf nicht nur satt machen. Es braucht eine gewisse Dichte an Mikronährstoffen, um unseren Körper gesund, schön und leistungsfähig zu halten.

## Stress – was passiert im Körper?

Der Zoologe Hans Selye prägte den Ausdruck »Stress« schon in den dreißiger Jahren. Er übertrug den Begriff aus der Physik. Dort wird der Begriff »Stress« für einen Zug oder Druck verwendet, der auf ein Material ausgeübt wird. Wird dieser Stress dauerhaft ausgeübt, kommt es zur Materialermüdung, und das Material reißt. Selye beschrieb mit diesem Ausdruck eine unspezifische Reaktion des Körpers auf erhöhte Anforderungen des Lebens.
Dr. Budwig hat sich mit dem Phänomen Stress und den Thesen des Stressforschers Selye auseinandergesetzt. Sie sah die Lösung des Problems der »leer gewordenen Lebensbatterie« aufgrund von Dauerstress in der Zufuhr mehrfach ungesättigter Fettsäuren zur Regulierung des Fettstoffwechsels. In ihrem Buch *Das Fettsyndrom* schreibt sie: »Diese Aktivierungsenergie, die auch Selye in unseren Tagen sucht, wenn er von der ›leer gewordenen Lebensbatterie‹ spricht, die nur neu geladen werden muss, erhält ihre stärksten Impulse, wird immer wieder neu gespeist durch den intakten Fettstoffwechsel, durch die biochemischen Umsetzungen der Fette auf Grund der besonderen Gegebenheiten in der hochungesättigten elektronen-

reichen Fett- bzw. Lipoidverbindung.« Gerade Gehirn und Nervensystem sollten von einer erhöhten Versorgung mit den elektronenreichen mehrfach ungesättigten Fettsäuren profitieren.

Doch wie vollzieht sich eine solche Reiz-Reaktions-Kette, die Körper und Seele in Stress versetzen kann? Nimmt das zentrale Nervensystem, unser oberstes Steuerorgan, einen Reiz als Bedrohung wahr, so gerät der gesamte Organismus innerhalb von Sekundenbruchteilen in Alarmbereitschaft. Diese Alarmbereitschaft aktiviert in erster Linie die Muskulatur, die Atmung und den Kreislauf. Der Reflex Flucht oder Angriff wird gestartet. Das Reaktionsvermögen ist stark erhöht. Die eingetretene Stresssituation löst körperliche Reaktionen aus. Herzfrequenz und Blutdruck steigen, die Atmung beschleunigt sich, die Muskeln spannen sich an, die Pupillen werden weit. Alle Systeme, die der Körper nicht für Kampf- oder Fluchtreaktionen benötigt, werden vernachlässigt. Die Versorgung und Tätigkeit der Verdauungsorgane sowie alle Funktionen, die die Sexualität und Fortpflanzung steuern, werden herabgesetzt. Die einsetzende Notfallreaktion sorgt dafür, dass der Mensch besondere Kräfte mobilisiert, um die Gefahrensituation zu meistern. Die aktuelle Bedrohung hat das Stresshormonsystem aktiviert. Die Regulation des Stress auslösenden Reizes erfolgt in einem komplexen Zusammenspiel von zentralem Nervensystem, vegetativem Nervensystem und Hormonsystem. Zu den Stresshormonen gehören u. a. Adrenalin, Noradrenalin und Cortisol.

Akuter Stress: Neuronale und hormonale Stressvermittlung

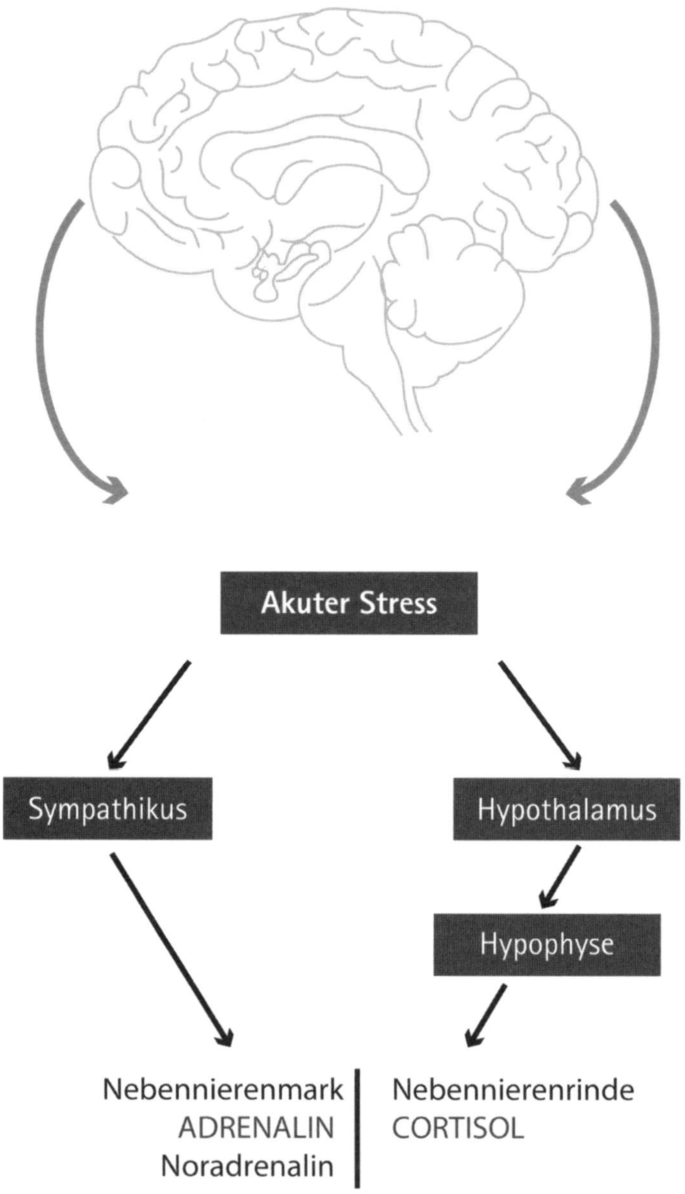

Cortisol ist der Stoff, der den Zucker bereitstellt und so den Blutzuckerspiegel im Körper erhöht. Es fungiert dabei als Gegenspieler des blutzuckerregulierenden Hormons Insulin, welches den von Cortisol mobilisierten Zucker in die Zellen bringt. Auf Dauer belastet die Cortisolwirkung den Körper. Wird das erhöhte Energieangebot nicht durch körperliche Aktion abgebaut, so wird zur Verarbeitung der Insulinspiegel weiter erhöht. Das kann als Dauersituation eine gestörte Blutzuckerregulation und im schlechtesten Fall einen Diabetes auslösen.

Cortisol wirkt blutdrucksteigernd und ist zudem ein stark entzündungshemmender Stoff. Bei einer Verletzung leitet der Körper eine Entzündungsreaktion ein, die begleitet wird von Schwellung, Rötung und Erwärmung aufgrund einer starken Durchblutung des Gewebes. Cortisol hat die Aufgabe, diese Entzündungsreaktion wieder abklingen zu lassen. Es sorgt dafür, dass die Schwellungen, die z.B. bei allergischen Reaktionen ausgelöst werden, wieder zurückgehen. Cortisol hat zudem Einfluss auf die Funktion des Immunsystems. Es unterdrückt die Zellen, die an der Immunreaktion mitwirken, so dass Menschen mit hohen Cortisolspiegeln, ob natürlich oder durch Cortisongabe, über eine schwächere Immunabwehr verfügen. Bei andauerndem Stress wird die Situation für den Darm problematisch, der unter Minderdurchblutung und Funktionseinschränkung leidet.

Durch chronischen Stress können sich außerdem die Nebennieren nach anfangs erhöhter Stresshormonproduktion letztendlich erschöpfen. Die schwächer werdende Cortisolproduktion lässt den Körper nicht mehr entsprechend seinem Anti-Stress-Programm reagieren. Man hat das Gefühl, dem Stress nicht mehr gewachsen zu sein. Der Blutzuckerspiegel kann entgleisen und der Blutdruck sinken, die Atmung wird flacher, die Sauerstoffversorgung

sinkt. Aufmerksamkeit, Wachheit und Gedächtnisleistung nehmen ab. Man fühlt sich dauerhaft müde, kraftlos und erschöpft. Entzündungsreaktionen und Immunschwäche nehmen zu. Dem Körper fehlt das Regulativ, der ausgleichende Stoff, das natürliche Stressregulationshormon.
Diese Nebennierenschwäche ist umkehrbar und erfordert, neben der eindeutigen Diagnose durch einen erfahrenen Therapeuten, Ruhe und Zeit. Der erste Schritt zur Genesung erfolgt natürlicherweise durch Stressreduzierung und Stressmanagement. Frühes Zubettgehen, nicht später als 22 Uhr, fördert einen erholsamen Schlaf und sorgt dafür, dass sich die Nebennieren regenerieren können. Ruhe, Entspannung und Schlaf liefern die besten Voraussetzungen zur Genesung.
Nur in der Ruhe kann der Körper heilen und regenerieren. Kaffee, Tee und andere stark anregende Getränke sind jetzt keine guten Begleiter. In der Dämmerung steigt die Melatoninproduktion des Körpers an. Melatonin ist ein natürlicher Gegenspieler des Cortisols. Es stimuliert das Immunsystem, hat tumorhemmende Eigenschaften und senkt einen erhöhten Blutdruck wieder. Melatonin entsteht in unserem Körper aus der Aminosäure Serotonin, welche wiederum ein wichtiger Nervenbotenstoff ist. Serotonin ist unser Wohlfühlhormon. Es sorgt in Zusammenarbeit mit Melatonin für einen normalen Schlaf-Wach-Rhythmus. Während das Cortisol unsere Systeme aktiviert und wach hält, sorgt Melatonin dafür, dass wir müde werden, damit unser Körper sich im Schlaf regenerieren kann. Zwischen 6 und 8 Uhr morgens geht die Melatoninproduktion zurück, der Cortisolspiegel steigt natürlicherweise stark an und lässt uns erwachen. Jetzt ist die Zeit für ein gesundes, energiereiches Frühstück. Johanna Budwig würde ihre Quark-Leinöl-Creme mit Früchten, Nüssen, Leinsamen und anderen Saaten empfehlen.

Gesunde Ernährung ist eine starke Säule in der Vorsorge und Behandlung von Erschöpfungssymptomen. Die Öl-Eiweiß-Kost ist ideal, weil sie den Körper mit allen lebenswichtigen Nährstoffen versorgt und die Regeneration des Körpers unterstützt. Dadurch können die Symptome des stoffwechselbedingten Energiemangels behoben werden. Darüber hinaus gibt es viele ergänzende Möglichkeiten, Stress abzubauen. Manchmal sind es schon die kleinen Dinge, die uns entspannen lassen. Gewohnheiten, die wir vernachlässigt haben, Rituale aus der Kindheit, die wir vergessen hatten. Für den einen ist es der Grießbrei, den Mama zum Trost immer gekocht hat, für den anderen die Tasse Tee mit dem Großvater, mit dem man über »Gott und die Welt« plaudern konnte. Das bewusste Wahrnehmen der Menschen um uns herum hilft uns zu entspannen. Konzentrieren wir uns auf einen anderen Menschen, lassen wir unsere eigenen Probleme los.
Mit kleinen Kindern kann man ganz wundervoll Zeit im Hier und Jetzt verbringen. Sie erfordern unsere ganze Aufmerksamkeit und lassen uns unsere Sorgen, Ängste und das Getriebensein vergessen. Wenn wir uns ganz auf sie einlassen, entführen sie uns in eine andere Welt.
Ähnlich ist es mit dem Beobachten der Natur. Egal, auf welches Lebewesen Sie sich einlassen, um es zu finden, zu beobachten und sich an dem Gesehenen zu erfreuen, in der entsprechenden Situation werden Sie glücklich sein. Es ist die Verbundenheit mit der Natur, die dieses Gefühl auslöst. Wir sind uns dessen nicht bewusst, doch einig mit uns und verbunden mit der Natur, fühlen wir uns entspannt und sicher.

**Stress in den Zellen**

Ist unser körperliches und seelisches Gleichgewicht erst einmal gestört, setzt sich die Störung auf Zellebene fort. Die zahlreichen biochemischen Vorgänge können nicht mehr reguliert werden. Es kommt zu oxidativem und nitrosativem Stress. Oxidativer Stress beschreibt einen Prozess, in dem es zu einem unkontrolliert hohen Aufkommen sogenannter freier Radikale innerhalb der Zelle kommt. Diese freien Radikale sind sehr reaktionsfreudige Sauerstoffverbindungen (engl. ROS, Reactive Oxygen Species), die ganz natürlich im Rahmen der Energiegewinnung in den Mitochondrien entstehen. Unser Körper verfügt zwar über ein Schutzsystem, das diese reaktiven Moleküle entschärft, aber ein Überhang an diesen aggressiven Substanzen überfordert das Schutzsystem und führt zu Schädigungen an den Zellstrukturen. Die Überforderung der Regulationssysteme, wenn die Sauerstoffradikale nicht mehr neutralisiert werden können, wird als oxidativer Stress bezeichnet. Eine andere Form von oxidativem Stress stellt der nitrosative Stress dar. Bei den verursachenden hochreaktiven Molekülen handelt es sich um aggressive Stickstoff-Sauerstoff-Verbindungen: das langlebige Stickstoffmonoxid (NO) und Peroxynitrit (ONOO). Die Stickstoffradikale reagieren mit Sauerstoffradikalen zu Peroxynitrit und sind noch reaktionsfreudiger als Sauerstoffradikale. Der nitrosative Stress führt zur Schädigung zahlreicher körperlicher Strukturen und wird verantwortlich gemacht für vielfältige Gesundheitsstörungen, chronische und degenerative Erkrankungen.

Freie Radikale entstehen aber nicht nur im Rahmen der Zellatmung in den Mitochondrien. Schadstoffe, Alkohol, Rauchen, Stress, Leistungssport oder Strahlenbelastung lassen diese reaktionsfreudigen Stoffe ebenfalls entstehen. Außerdem sorgen entzündliche Prozesse für eine verstärkte Radikalbildung. In der Zelle können die ROS durch Oxidation von Aminosäuren und Fettsäuren Membranstrukturen angreifen, Enzyme zerstören oder die Erbinformation schädigen. Das führt zu Funktionseinschränkungen, Fehlfunktionen und Absterben von Zellen. Es ist davon auszugehen, dass oxidativer Stress den Alterungsprozess der Zellen beschleunigt und das Auftreten von entzündlichen Erkrankungen und Krebs fördert. Die Moleküle, die das zerstörende Potenzial der ROS entkräften, nennt man Antioxidantien.

Zu den antioxidativ wirkenden Enzymen gehören z. B. Katalase, Superoxid-Dismutase und Glutathion-Peroxidase. Bedeutsam sind außerdem das Protein Glutathion und Coenzym Q 10. Einige dieser Enzyme benötigen Spurenelemente, um funktionsfähig zu sein. Die Glutathionperoxidasen enthalten z. B. Selen als wesentlichen Bestandteil, die Superoxiddismutasen benötigen Zink, Kupfer und Mangan. Wirkungsvolle Antioxidantien aus der Nahrung sind die Vitamine E und C, Carotinoide und die zuvor genannten Spurenelemente Zink, Selen und Mangan. Hinter dem Begriff Vitamin E verbirgt sich keine Einzelsubstanz, sondern eine ganze Stoffgruppe, die Tocopherole und Tocotrienole. Ihre Aufgabe besteht darin, die fettsäurehaltigen Lipide in den Zellmembranen vor Oxidation zu schützen. Das Alpha-Tocopherol reagiert bevorzugt mit den Radikalen, die in den Membranen entstehen. Zurück bleibt ein funktionsuntüchtiges Vitamin-E-Radikal. Durch Reaktion mit Vitamin C aus dem Zellinneren wird es regeneriert. So wird das Vitamin E erneut in die Lage versetzt, seine antioxidative Schutzfunktion zu erfüllen. Diese

Regeneration kann nur so lange uneingeschränkt funktionieren, wie ausreichend Vitamin C zur Verfügung steht. Das oxidierte Vitamin C kann seinerseits durch eine Reaktion mit dem Eiweiß Glutathion regeneriert werden. Dieses wiederum übergibt das Radikal an das Enzym Glutathion-Disulfid-Reduktase und erhält dadurch seine antioxidative Schutzfunktion zurück. Es entsteht eine antioxidativ wirksame Kettenreaktion, in der ein Radikal schrittweise von der betroffenen Zellmembran in das Zellplasma weitergereicht und am Ende durch eine Reaktion mit Wasserstoff entgiftet wird. An dieser Stelle wird erneut deutlich, dass unsere Regelkreise sehr komplex sind, dass viele Teilchen am reibungslosen Ablauf beteiligt sind und dass vor allen Dingen ein Rädchen ins andere greift. So wird auch verständlich, dass eine Optimierung der antioxidativen Schutzmechanismen für die Gesundheit von entscheidender Bedeutung ist. Es kommt hierbei nicht auf einen bestimmten Stoff an, der das System reparieren und erneuern kann. Das Zusammenspiel vieler Faktoren macht Gesundheit aus. Hier wird außerdem deutlich, dass es schwierig ist, antioxidative Schutzstoffe wie Vitamin E oder C isoliert und hochdosiert einzunehmen, um das System zu stärken. Das gesamte System erlahmt unter Umständen trotzdem, wenn an anderer Stelle ein Defizit herrscht. Hier kann nur die Ernährung als Ganzes hilfreich sein, denn sie enthält – bewusst ausgewählt – alle wesentlichen Bestandteile, um unseren Körper zu regenerieren.

# Die Bedeutung der Darmflora für Gesundheit und Wohlbefinden

*Das ständige Bemühen, immer neue »bakterizide Mittel« zu entwickeln, erscheint in der Anwendung auf den Menschen äußerst fragwürdig. In der Tendenz, immer neue Sera herauszubringen, vernachlässigt man die Erforschung, welcher Faktor im Organismus selber unterstützt werden müsste, damit das eigene Serum den Erfordernissen des Lebens mit der Abwehr gerecht werden kann.*

Dr. Johanna Budwig: *Das Fettsyndrom*, S. 46

Mit Begriffen wie Darmflora und Darmmikrobiom wird die mikrobielle Welt in unserem Darmtrakt beschrieben. Dort lebt eine Vielzahl verschiedener Arten von Bakterien, Viren und Pilzen. Die bakterielle Gemeinschaft erstreckt sich über den gesamten Verdauungstrakt. Die höchste Bakteriendichte erreicht der Dickdarm. Dass sie dort leben, ist ganz natürlich und für unsere Gesundheit von enormer Bedeutung. Weltweit erforschen Wissenschaftler diesen Mikrokosmos in uns, um die Zusammenhänge von Darmbakterien und Gesundheit besser verstehen zu können.

Wenn der Begriff Mikrobiom zur Sprache kommt, geht es in der Regel um die Gesamtheit der mikrobiellen Gene. Geprägt wurde der Begriff nicht zuletzt von dem 2008 verstorbenen US-Molekularbiologen Joshua Lederberg. Lederberg war der Auffassung, dass die Mikrobenvielfalt im menschlichen Darm großen Anteil am Stoffwechselgeschehen des Menschen hat. Die starke weltweite

Forschung in diesem Bereich bestätigt diese Annahme bereits. Aus Sicht des Molekularbiologen sollte man bei der genetischen Betrachtung des Menschen auch die genetische Vielfalt des Mikrobioms berücksichtigen. Zum Mikrobiom zählt die Gesamtheit der Bewohner unserer Haut – der äußeren Haut, des Magen-Darm-Traktes, des Urogenitaltraktes, der Lunge, von Mund, Nase und Rachenraum. Wissenschaftler bringen inzwischen Ungleichgewichte und Mängel in der Zusammensetzung der Mikrobenarten mit der Entstehung unterschiedlicher chronischer Erkrankungen in Zusammenhang.
Vergleicht man die Anzahl der menschlichen Körperzellen mit der der sehr viel kleineren Mikroorganismen, so kann man feststellen, dass pro Zelle etwa zehn Mikroorganismen in und auf uns leben.

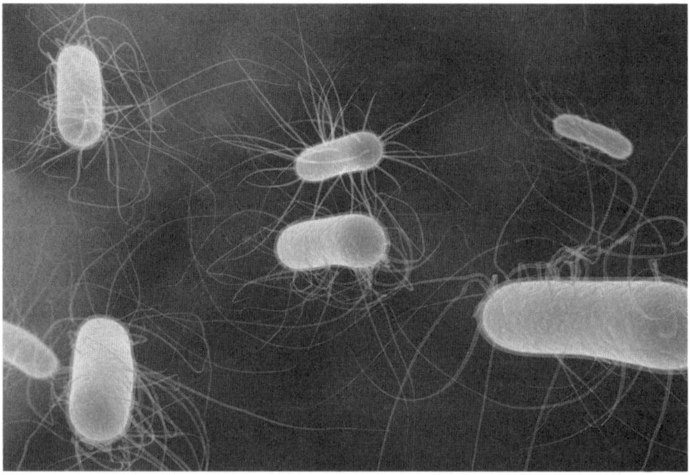

Unsere mikroskopisch kleinen Freunde sind also eindeutig in der Überzahl. Daraus resultiert auch, dass wir von unserem Körpergewicht ein bis zwei Kilo abziehen können. So viel wiegen nämlich die Bakterien in und auf uns.

## Der Mensch, ein Superorganismus?

Das Erbgut unserer Mitbewohner beinhaltet hundertmal mehr genetische Informationen als unser eigenes Erbgut. Das kann schon ein bisschen unheimlich und bedrohlich klingen, wenn man weiß, dass all diese Lebewesen zu uns gehören. Wir sind nicht nur ein Lebewesen, wir sind viele. Man könnte uns mit einem Superorganismus vergleichen. Allein sind wir nicht lebensfähig. Die Gemeinschaft mit den Mikroorganismen hält uns gesund. Geht es den Bakterien gut, geht es auch uns gut. Von Vorteil ist, wenn eine große Vielfalt an Bakterien in unserem Darm lebt. Man geht heute davon aus, dass bis zu tausend verschiedene Arten von Darmbakterien unseren Darm besiedeln. Ist der Darm dicht mit freundlichen Bakterien besetzt, schützt uns diese Besiedelung vor Erregern. Wo kein Platz ist, kann sich auch niemand einnisten. Die Mikroben leben in Symbiose mit uns. Sie profitieren von uns, in dem sie unsere unverdaulichen Nahrungsbestandteile verwerten und dadurch sich selbst und freundliche Mitstreiter versorgen. Wir profitieren von ihrer Anwesenheit, weil sie die Nahrungsbestandteile, die wir nicht verdauen können, für uns verarbeiten und uns die aufgeschlossenen Nährstoffe zur Verfügung stellen. Diese unverdaulichen Nahrungsbestandteile können Ballaststoffe wie z. B. Pektin und Zellulose oder unverdauliche Stärken sein. Da dem menschlichen Körper einige Enzyme zum Aufschließen der gesamten Nahrungsbestandteile fehlen, vollendet die Mikroflora diese unvollständige Verdauungsleistung. Aber manch anderer Stoff, den wir mit der Nahrung aufnehmen, wird auch erst durch die Umwandlung der Darmbakterien in seine gesundheitsfördernde Form überführt. Die Pflanzenhormone, z. B. die Lignane aus der Leinsaat und die Isoflavonoide aus Soja, gehören dazu. So

entstehen u. a. auch Stoffwechselprodukte, die die Darmschleimhaut nähren und gesund erhalten, beispielsweise kurzkettige Fettsäuren. Für die Funktionalität der Darmschleimhaut sind diese essenziell. Kurzkettige Fettsäuren wie z. B. Buttersäure oder deren Salz, das Butyrat, dienen den Schleimhautzellen als Energiequelle, regen die Darmperistaltik an und senken den pH-Wert im Darm. Auf diese Weise entziehen die Abbauprodukte der Mikroben krankheitserregenden Keimen die Lebensgrundlage. Diese mögen nämlich keinen sauren pH-Wert. Zusätzlich reduzieren die Mikroben die Gefahr der Fremdbesiedelung durch die Ausscheidung von antimikrobiellen Substanzen. Darüber hinaus stimulieren sie die Bildung von Abwehrstoffen in den Schleimhautzellen.
Darmbakterien verdauen aber nicht nur ansonsten unverdauliche Nahrungsbestandteile, sie produzieren auch Vitamine für uns. Im Darm werden die Vitamine $B_1$, $B_2$, $B_6$, $B_{12}$ und K synthetisiert, vorausgesetzt, die entsprechenden Bakteriengattungen finden die für ihr Gedeihen notwendigen Bedingungen vor. Die Darmwand besteht aus vielen Schichten von Zellen, die als Schleimhaut oder Mucosa bezeichnet werden. Die äußerste Schicht der Schleimhaut bildet eine Schleimschicht. Durch den Kontakt mit dem Schleim wird der Nahrungsbrei geschmeidig eingedickt und kann sich besser durch unseren Darm bewegen. Der Schleim besteht aus Mehrfachzuckern, sogenannten Polysacchariden, Fetten und Lecithin. Das Lecithin sorgt dafür, dass die Schleimschicht gut auf der darunterliegenden Zellschicht haftet. Von entscheidender Bedeutung für die abdichtende Funktion des Schleims sind daher seine Zusammensetzung und seine Dicke. Eine hohe Ballaststoffzufuhr sichert eine gute Versorgung der Darmschleimhaut mit kurzkettigen Fettsäuren. Diese nutzenbringende Umwandlung der Ballaststoffe wird von den Bakterien voll-

bracht. Die kurzkettigen Fettsäuren dienen den Schleimhautzellen wiederum als Nährstoff zur Energiegewinnung. Ist die Mucosa auch energetisch gut versorgt, kann sie ihre Funktion erfüllen und für eine dichte Darmbarriere sorgen. Diese Barrierefunktion der Darmschleimhaut ist enorm wichtig, denn sie schützt den Körper vor einem Einstrom von pathogenen Keimen und deren Giften, unverdauten Nahrungsbestandteilen, Allergenen oder belastenden Umweltgiften in den Blutkreislauf oder in das Lymphsystem. Beim Durchtritt würde sofort das darmassoziierte Immunsystem aktiviert und im Rahmen seiner Abwehrreaktion zu einer allgemeinen Entzündung der Darmschleimhaut beitragen.

Die guten Darmbakterien auf unserer Schleimhaut kommunizieren mit den Abwehrzellen hinter der Schleimhaut. So kommt es zur Bildung des Immunglobulins A (IgA). IgAs bilden an den Schleimhäuten eine Schutzbarriere gegen Krankheitserreger. Sie binden diese und bringen sie zur Ausscheidung, bevor diese weiter in den Körper eindringen können.

## Die Bedeutung einer intakten Darmbarriere

An der Schnittstelle zwischen innen und außen, im Darm, sind ungefähr 80 Prozent unserer Immunzellen stationiert. Da der Darm täglich über die Nahrung mit körperfremdem Material in Kontakt kommt, braucht es eine Art Schranke zwischen der Außenwelt und dem Körperinneren. Die Darmbarriere entscheidet darüber, welche Stoffe in den Körper gelangen und welche nicht. Die Durchlässigkeit des Magen-Darm-Traktes spielt bei diesem Prozess die entscheidende Rolle. Für den Stofftransport stehen nun zwei Wege zur Verfügung. Die Nährstoffmoleküle bewegen sich

entweder als Bakterium oder Umweltgift durch die Zellen hindurch, oder sie kommen irgendwie an den Zellen vorbei. Für den Weg durch die Zellen wird entweder ein Transportmittel gebraucht, oder das Molekül lässt sich von der Zellmembran umschließen und gelangt durch Endocytose in die Zelle. Den Weg durch die Zelle hindurch nehmen die kleinsten Abbauprodukte aus der Nahrung, die Zucker, die Aminosäuren, die guten Fettsäuren und andere Stoffe.
Der Transport von Nährstoffen durch die Darmwand verbraucht Energie. Das bedeutet, dass die Darmzellen gut funktionierende energieerzeugende Mitochondrien benötigen. An den Zellen vorbei werden z. B. Wasser und darin gelöste Stoffe transportiert. Die Bereiche zwischen zwei Darmepithelzellen werden durch Proteine dicht zusammengeschweißt. Dieser Verschluss wird als »tight junction« (»dichter Verschluss«) bezeichnet. Wenn die Tight Junctions beschädigt werden und nicht mehr zuverlässig für eine starke Darmbarriere sorgen können, spricht man von einem »Leaky Gut«, einem durchlässigen Darm.

Schädigung der Tight Junctions

↓

Substanzen gelangen in den Bereich unterhalb des Epithels

↓

Entzündungsreaktion

↓

Umfangreicher Strukturschaden der Mucosa

↓

Einschleusen von Substanzen ins Blut

↓

Störungen in anderen Organen und Systemen

Ein Leaky Gut bereitet gesundheitliche Probleme, denn durch ihn gelangen unerwünschte Substanzen und Keime in den Körper. Zuerst mögen die daraus resultierenden Beschwerden lediglich den Darm betreffen, doch kann sich die Problematik auch auf andere Organe auswirken. Durch die massive Immunreaktion wird die entzündete Mucosa samt schützender Schleimschicht dauerhaft geschädigt. Das Immunsystem hat mit unverdaulichen Nahrungsbestandteilen zu kämpfen, die an Stellen auftauchen, an denen sie üblicherweise nicht zu finden sind. Es bilden sich Nahrungsmittelunverträglichkeiten und Allergien aus. Mit einem Leaky Gut wird mittlerweile auch das vermehrte Auftreten von Autoimmunerkrankungen wie z. B. Diabetes Typ I, Multiple Sklerose oder rheumatoide Polyarthritis verknüpft. Die überschießende Immunreaktion richtet sich in diesem Fall gegen körpereigene Strukturen.
Ein Leaky Gut lässt offenbar selbst die Blut-Hirn-Schranke durchlässiger werden. Die Substanzen, die über den durchlässigen Darm in den Blutkreislauf gelangt sind und sich im ganzen Körper verteilen, belasten und überfordern auf die Dauer auch diese Schutzbarriere. Das sensible Gehirn und das Nervensystem können durch die daraus resultierenden Immunreaktionen Schaden nehmen. Diese Schäden verursachen vielfältige Symptome. Konzentrations- und Gedächtnisstörungen, psychische Erkrankungen, selbst Alzheimer-Symptome können die Folge sein.
Die harmonisch aufeinander abgestimmten Abläufe in unserem Darm können auf vielfältige Weise aus dem Gleichgewicht gebracht werden. Hohe Belastungen des Darms durch körperlichen, psychischen und oxidativen Stress, pathogene Erreger, Fehlbesiedlungen, Medikamente, Alkohol, Schwermetalle, entzündliche Darmerkrankungen

oder der Mangel an Enzymen sind an der Barrierestörung beteiligt. Gesunde Bakterien schützen den Darm und können regulierend eingreifen.

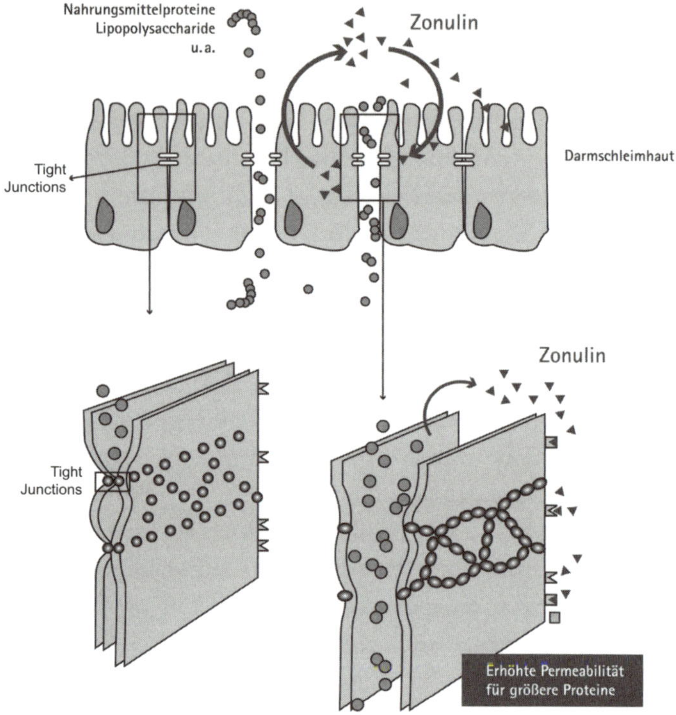


Leaky Gut – durchlässige Darmschleimhaut

## Es kommt nicht auf das einzelne Bakterium an – die gute Zusammenarbeit zählt!

Moderne gentechnische Untersuchungsverfahren konnten Bakterien sichtbar werden lassen, die sehr wichtig für die gesunde Funktion der Schleimhaut sind. Sie tragen Namen, die man sich schwer merken kann, wie *Faecalibacterium prausnitzii* oder *Akkermansia muciniphila. Faecalibacterium prausnitzii* ist einer der wichtigsten Buttersäureproduzenten und macht bei gesunden Menschen zwischen 5 und 15 Prozent der Darmbakterien aus. Die Buttersäure wirkt in der Mucosa entzündungshemmend und stärkt die Tight Junctions. Das Bakterium verstoffwechselt sogenannte resistente Stärken aus der Nahrung. Resistent bedeutet in diesem Zusammenhang, dass die Stärken vom menschlichen Körper nicht aufgespalten werden können. Gerne ernährt es sich auch von den Abbauprodukten von *Akkermansia muciniphila.* Die beiden arbeiten ganz wunderbar zusammen. Als Team haben sie großen Anteil an einer gesunden dicken Schleimhaut. *Akkermansia muciniphila* bewohnt die Schleimschicht. Es ernährt sich von dem Schleim. Dabei nimmt diese wichtige Schutzschicht nicht etwa ab, sondern der Reiz veranlasst die schleimbildenden Zellen, noch mehr Schleim zu bilden, zum Wohle von *Akkermansia muciniphila,* seinen Mitstreitern und uns.

Die entzündungshemmende Wirkung von *Faecalibacterium prausnitzii* kann eine Öffnung der Tight Junctions rückgängig machen. *Akkermansia muciniphila* ist verantwortlich für eine dicke Schleimschicht. Allein diese beiden Bakterien vollbringen also Großartiges. Ihr Vorhandensein in ausreichend hoher Zahl ist mitverantwortlich für eine intakte Darmbarriere. Letztendlich ist es nicht das einzelne Bakterium, das zählt. Die Gemeinschaft macht sie stark und hält uns gesund.

## Störungen der Bakterienbalance

Viele Faktoren können eine Darmflora ins Ungleichgewicht bringen. Dazu gehören Infektionen durch unterschiedliche Erreger. Auch die Ernährung kann dazu beitragen, dass die

Balance gestört ist. Ein hoher Anteil an gesättigten Fetten und an tierischem Eiweiß fördert Fäulnisbakterien und damit Fäulnis im Darm. Dadurch können nützliche Milchsäurebakterien zurückgedrängt werden. Eine unausgewogene Darmflora kann außerdem Gärungsprozesse verstärken. Es entstehen Fuselalkohole, die die Darmwand durchdringen und die Leber belasten. Zuckerreiche Nahrung dient bevorzugt diesen nicht so freundlichen Bakterien als Futterquelle und wird auch von Pilzen geliebt. Ein Grund mehr, zuckerhaltige Nahrung zu meiden. Nicht zu unterschätzen ist dabei der versteckte Zucker, den wir über industriell verarbeitete Nahrungsmittel zu uns nehmen. Der heutige Zuckerverbrauch beträgt pro Person und Jahr mittlerweile durchschnittlich 31 Kilogramm. Das entspricht einer Menge von etwa 22 Teelöffeln pro Tag.
Aber nicht nur der enorme Zuckerkonsum stört das Gleichgewicht unserer Darmflora. Darüber hinaus können Medikamente wie z. B. Cortisonpräparate oder auch die Einnahme der Pille den nützlichen Darmbewohnern zusetzen. An erster Stelle stehen allerdings Antibiotika. Antibiotika sind hocheffektiv darin, Bakterien abzutöten. Das macht sie so wirksam gegen Krankheitserreger. Aber sie unterscheiden nicht. Während einer Antibiotika-Einnahme verschwinden viele freundliche Darmbakterien ebenfalls. Wiederholte Antibiotika-Kuren können die Darmflora nachhaltig schädigen. Ein Forscherteam um Egija Zaura vom Academic Centre for Dentistry in Amsterdam untersuchte sechsundsechzig gesunde Erwachsene in Bezug auf mögliche Folgen einer Antibiotika-Therapie auf die Darmflora. Die Studie zeigte, dass die durch die Antibiotika-Therapie verursachten Schädigungen mehrere Monate anhielten. Besonders betroffen von der Schädigung waren die Buttersäureproduzenten, aber auch das schon erwähnte *Faecalibacterium prausnitzii* mit seiner

stärkenden Wirkung auf die Tight Junctions. Viele Arten regenerieren sich nach dem Ende einer Antibiotika-Einnahme, aber einige verschwinden für immer aus der Gemeinschaft. Das reißt Löcher ins System und schafft Platz für krank machende Erreger wie z. B. den Durchfallerreger *Clostridium difficile* oder Pilze.
Zudem behindern Umweltschadstoffe Wachstum und Vermehrung der Darmbakterien. Ist unser Körper nicht in der Lage, ausreichend Verdauungssäfte zu produzieren, hat das Einfluss auf das Nährstoffangebot der Darmbewohner und damit auf die Zusammensetzung der Gemeinschaft. Über die Nahrung gelangen zusätzlich einige bakterientötende Stoffe in unseren Darm, beispielsweise Konservierungsstoffe. Sie verlängern die Haltbarkeit von Lebensmitteln, indem sie das Wachstum und die Vermehrung von Mikroorganismen unterdrücken. Diese Wirkung haben sie auch auf unsere körpereigenen Bakterien. Alles, was in unserem Körper und unserer nahen Umgebung Mikroorganismen tötet, hat Auswirkungen auf die mikrobielle Vielfalt in und auf uns.

## Das Bauchhirn

In unserem Bauch befindet sich ein Geflecht aus 100 bis 200 Millionen Nervenzellen. Dieses enterische Nervensystem reguliert die Darmbewegung, die Ausschüttung von Verdauungsenzymen, die Nährstoffaufnahme, den Blutfluss und die Barrierefunktion der Darmwand. Es durchzieht die Schichten der Darmzellen und steht in engem Kontakt und regem Austausch mit den Darmbakterien und dem Immunsystem. Alle Systeme kommunizieren miteinander über ein komplexes System von Nervenbotenstoffen, den Neurotransmittern.

Auf molekularer Ebene ist unser Bauchhirn genauso ausgestattet wie das Gehirn. Es arbeitet mit den gleichen Nervenbotenstoffen. Während die Wissenschaft lange Zeit davon ausging, dass die Hauptkommunikationsebene vom Gehirn zum Darm verläuft, weiß man inzwischen, dass das nur zu einem kleinen Teil der Fall ist. Die Informationen fließen zu über 90 Prozent vom Darm in Richtung Hirn. 95 Prozent des körpereigenen Serotonins werden im enterischen Nervensystem synthetisiert, lediglich 5 Prozent entstehen im Gehirn. Der Darm verfügt über eine große Anzahl an Serotoninrezeptoren. Dieser Nervenbotenstoff hat Einfluss auf das Schmerzempfinden, die Gedächtnisleistung, den Schlaf-Wach-Rhythmus, das Ess- und das Sexualverhalten.
Die Neurogastroenterologie beschäftigt sich mit der Erforschung dieser Verbindung zwischen Darm und Gehirn. Die biologische Vielfalt in unserem Darm entscheidet in gewissem Rahmen mit, wie ausgeprägt die Kommunikation durch unterschiedliche Neurotransmitter verläuft.

Die Mikrobengesellschaft im Darm ist wahrscheinlich in der Lage, Tausende verschiedener biologisch aktiver Substanzen herzustellen. Neurotransmitter wie Gamma-Aminobuttersäure (GABA), Dopamin, Serotonin, Noradrenalin und Acetylcholin gehören dazu. Das perfekte Zusammenspiel dieser Botenstoffe kann unser Denken und Fühlen sowie unser Verhalten beeinflussen. Ist die Hauptproduktionsstätte für das Glückshormon Serotonin, der Darm inklusive der darin lebenden Mikroorganismen, geschädigt, kann ein Serotoninmangel entstehen. Serotoninmangel kann innere Unruhe, Depressionen, Angstzustände und aggressives Verhalten fördern. Da Serotonin an der Bildung des

Schlafhormons Melatonin beteiligt ist, können Schlafstörungen die Folge sein. Andere unangenehme Auswirkungen zeigen sich in Form von Heißhunger bis hin zu Essstörungen, verstärktem Schmerzempfinden oder Libidoverlust. Kalifornische Wissenschaftler untersuchten im Rahmen einer zweiteiligen Studie die Rolle von Omega-3-Fettsäuren und Vitamin D auf den Serotoninstoffwechsel.

Demnach kann die Omega-3-Fettsäure Eicosapentaensäure (EPA) die Freisetzung von Serotonin aus den Gehirn- und Nervenzellen fördern. Die Omega-3-Fettsäure Docosahexaensäure (DHA) verbessert den Serotoninstoffwechsel. DHA aktiviert die Serotoninrezeptoren der postsynaptischen Zelle, so dass das Serotonin an der Zielzelle besser wirksam sein kann. Vitamin D scheint die Umwandlung der Aminosäure Tryptophan in Serotonin zu verbessern. Eine entzündete Darmschleimhaut kann im Kampf gegen die Entzündung diese essenzielle Aminosäure verbrauchen und so einen Serotoninmangel erzeugen oder verstärken. Tryptophan ist in höheren Mengen z. B. in Bananen, Kakao und dunkler Schokolade, Nüssen, besonders Cashewkernen, Getreideartigen wie Hirse, Quinoa oder Amaranth, Saaten wie Sonnenblumenkerne oder Sesamsamen und Magerquark enthalten.

## Wie ernähre ich mein Mikrobiom?

Unser Mikrobiom ernährt sich hauptsächlich von Ballaststoffen. Der Begriff Ballaststoffe ist allerdings unglücklich gewählt, könnte man doch meinen, es sei für die Verdauung günstiger, diesen Ballast in der Nahrung einfach einzusparen. Tatsächlich sind diese Stoffe keinesfalls unnütz.

Sie sind für die Funktion unseres Verdauungstraktes und als Futter für unsere nützlichen Darmbakterien lebenswichtig. Unsere Nahrung sollte uns täglich mindestens 30 Gramm Ballaststoffe liefern. Wasserlösliche Ballaststoffe liefern z. B. die Samenschleime aus Leinsamen oder Flohsamen. Die Bakterien lieben besonders die löslichen Ballaststoffe Oligofruktose, Inulin und Pektin, aber sie verstoffwechseln gerne auch resistente Stärken. Die meisten Ballaststoffe sind aus komplexen Kohlenhydrateinheiten aufgebaut. Während der Einfachzucker Glukose nur aus einem Kohlenhydratmolekül besteht, setzt sich ein Mehrfachzucker wie die Oligofruktose aus bis zu zehn Zuckerbausteinen zusammen, in diesem Fall Fruktoseeinheiten. Resistente Stärken und Oligofruktosen sind als Futter für die Mikroflora besonders geeignet, weil sie diejenigen Darmbakterien fördern, die Buttersäure bilden. Resistente Stärken sind in vielen Lebensmitteln enthalten. Sie bilden sich bei der Zubereitung. So enthalten z. B. gekochte, aber bereits abgekühlte Kartoffeln diese unverdauliche Stärke. Die in Lebensmitteln enthaltene Stärke wird beim Abkühlen und später noch einmal beim erneuten Erwärmen in die unverdauliche resistente Form umgewandelt. Das spricht dafür, öfter mal einen Kartoffel-, Nudel- oder Reissalat zu kreieren, und stellt aufgewärmtes Essen in ein ganz anderes Licht. Diese besonders geeignete resistente Stärke bildet sich nach Abkühlung auch in Erbsen, Bohnen, Reis und Brot. Sie ist außerdem in grünen Bananen, Kochbananen, Beerenfrüchten, grünem Blattgemüse und Nüssen enthalten.
Nicht wasserlösliche Ballaststoffe sind z. B. in den unverdaulichen Schalenteilen von Getreiden und Ölsaaten enthalten. Zu diesen zählen Zellulose, Hemizellulose und Lignin. In Obst und Gemüse ist von beiden Ballaststoffarten reichlich vorhanden. Unsere freundlichen Bakterien

genießen inulinreiche Gemüsesorten wie Topinambur, Pastinaken, Chicorée, Artischocken, Schwarzwurzeln, Spargel, Löwenzahn, Zwiebel, Lauch und Knoblauch. Pektinreiche Früchte wie Zitrusfrüchte, Quitten, Beerenfrüchte und Äpfel eignen sich ebenfalls ganz wunderbar als Bakteriennahrung. Die Freunde dunkler Schokolade dürfen sich freuen, denn diese liefert nicht nur den Grundstoff für die schon angesprochene Glückshormonsynthese, sondern zusätzlich eine besondere Form der sekundären Pflanzenstoffe, die Polyphenole. Pflanzen produzieren diese Stoffe in Form von Duft- und Geschmacksstoffen, um z.B. nützliche Insekten anzulocken oder Schädlinge abzuwehren. Polyphenole fördern zusätzlich die Vermehrung und den Artenreichtum unserer Darmbakterien. Natürliche farbenfrohe Früchte wie beispielsweise Aroniabeeren, Heidelbeeren und Johannisbeeren oder Gemüse wie Auberginen, Brokkoli oder Grünkohl enthalten Polyphenole.

# 3
# Merkmale der Öl-Eiweiß-Kost

*Leinöl hat zu allen Zeiten Wunder bewirkt.*

Dr. Johanna Budwig

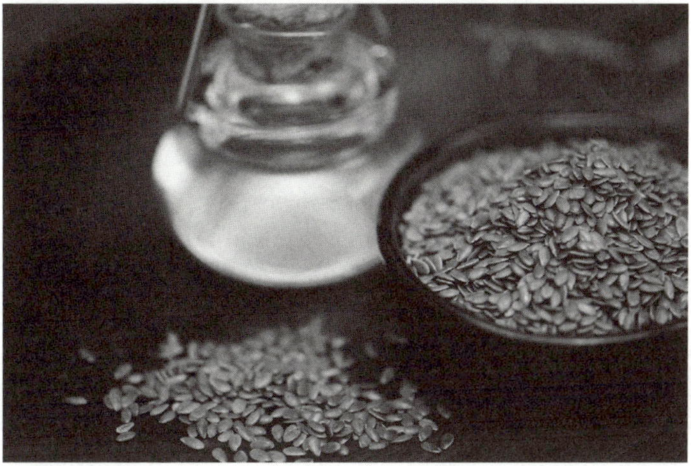

# Leinsamen und Leinöl: Besondere Inhaltsstoffe – außergewöhnliche Wirkungen

Die lateinische Bezeichnung *Linum usitatissimum* bedeutet übersetzt »äußerst nützlicher Lein«. Die Verwendung ist vielseitig. Unsere Vorfahren haben bis ins 18. Jahrhundert hinein alle Pflanzenteile des Leins verarbeitet. Die Pflanzenfasern des Faserleins wurden zur Herstellung von Leinenstoffen von grob bis fein, von der Leinwand bis zur feinen Spitze genutzt. Aus dem Öllein wurde das kostbare Öl gepresst, und der Presskuchen diente dem Vieh als wertvolles Futter. Mit der Einführung der Baumwolle und dem Aufkommen der ersten synthetischen Fasern zur Herstellung von Stoffen und Bekleidung wurde der Lein aus der Textilproduktion verdrängt. Die Flachsfelder verschwanden weitgehend aus unserer Landschaft. Die »Fahrt ins Blaue« führte nicht mehr in die Weite der blauen Blütenmeere, sondern in das Grüne der Felder.
Heute sind die zarten Blütenstände der Leinpflanze wieder häufiger zu sehen, der Lein erlebt eine überraschende Renaissance, und der Bedarf an seinem gesunden Öl steigt weiter an. Und einige Redewendungen aus den alten Zeiten der Flachsverarbeitung haben sich bis heute in unserem Sprachgebrauch gehalten. Neben der »Fahrt ins Blaue« ist »blaumachen« auch ein Ausdruck aus dieser Zeit. Er bezieht sich auf die Pausenzeit, die beim Färben der Leinenstoffe mit Färberwaidsud entstand, wenn der Stoff bis zum Farbumschlag in der Sonne trocknen musste.

## Wertvolle Inhaltsstoffe einer besonderen Saat

»Der Flachs blühte. Er hatte schöne blaue Blumen, so zart wie die Flügel einer Motte und noch viel feiner! Die Sonne beschien den Flachs, die Regenwolken begossen ihn, und das tut ihm ebenso wohl, wie es kleinen Kindern tut, wenn sie gewaschen werden und dann einen Kuss von der Mutter bekommen. Sie werden ja viel schöner davon, und das wurde der Flachs auch«, schreibt Hans Christian Andersen über den Lein in seinem zauberhaften Märchen »Der Flachs«. Ein paar Wochen später hat sich die in Andersens Märchen beschriebene zarte blaue Leinblüte zu einer prall gefüllten kleinen Samenkapsel mit acht bis zehn einzelnen Samenkörnern entwickelt. Der Leinsamen ist erntereif. In seinem Inneren trägt das Samenkorn eine kostbare Fracht. Leinsamen sind bekannt für ihren hohen Gehalt an der Omega-3-Fettsäure Alpha-Linolensäure. Traditionell werden sie allerdings für ihren hohen Ballaststoffgehalt geschätzt. Das macht sie zu einem wertvollen Lebensmittel, das die Darmgesundheit unterstützt. Leinsamen bestehen zu ca. 40 Prozent aus Fett. Dazu kommen 27 bis 35 Prozent Ballaststoffe, wovon 7 bis 10 Prozent den Schleimstoffen zugerechnet werden, 6 bis 9 Prozent Rohfaser, also die unverdaulichen Zellulosen und Hemizellulosen, und ca. 23 Prozent Eiweiß. Die wasserunlöslichen Ballaststoffe aus den Schalenteilen der Leinsaat können sehr viel Wasser binden. Der Speisebrei nimmt an Volumen zu, übt dadurch zusätzlichen Druck auf die Darmwand aus und regt die Darmperistaltik an. Der Speisebrei wird zügig weitertransportiert, so dass eine geregelte Verdauung sichergestellt ist. Darmträgheit und Verstopfung haben bei einer ballaststoffreichen Ernährung keine Chance. Ein Teil der wasserlöslichen Ballaststoffe wird im Dickdarm durch die dort anwesenden Mikroorganismen verarbeitet, wobei unterschiedliche Mengen an teils geruchlosen Gasen wie z. B. Kohlendioxid, Wasserstoff, aber auch Methan und für unsere Darmschleimhaut lebenswichtige kurzkettige Fettsäuren, beispielsweise Buttersäure, entstehen. Diese trägt, wie schon an anderer Stelle beschrieben, zur Ernährung der Schleimhautzellen bei und erzeugt im Darm ein bakterienfreundliches saures Milieu. Zu den wasserlöslichen Ballaststoffen zählen neben Pektinen und Pflanzengummi wie z. B. *Gummi arabicum*, auch die Schleimstoffe. Schleimstoffe sind Moleküle aus unverdaulichen Mehrfachzuckern, die eine hohe Wasserbindungsfähigkeit haben und so mit Wasser Gele bilden. Diese Mehrfachzucker setzen sich im Leinsamen hauptsächlich aus den Zuckerverbindungen Xylose, Arabinose, Galaktose und Galakturonsäure zusammen. Leinsamen können bis zum Dreifachen ihres Volumens an Wasser aufnehmen. Im Magen und Dünndarm legen sich die Leinsamenschleimstoffe schützend auf die Schleimhäute und können dadurch z. B. Reizungen und Entzündungen lindern. Um eine schleimhautschützende und verdauungsfördernde Wirkung des Leinsamens zu fördern, ist es von Vorteil, die Leinsamen nicht fein zu vermahlen, sondern nur aufzubrechen. So bleibt das darin vorhandene wertvolle Öl weitgehend erhalten und kann die Gleitfähigkeit des Speisebreis unterstützen. Ballaststoffe haben außerdem die Fähigkeit, unspezifisch Stoffe an sich zu binden. Das hat Vor- und Nachteile, denn Ballaststoffe binden nicht nur belastende Stoffe und bringen diese zur Ausscheidung. Sie heften sich unter Umständen auch an Mineralien, Spurenelemente oder wirksame Bestandteile von Medikamenten. Es ist daher empfehlenswert, ballaststoffreiche Mahlzeiten mit ein bis zwei Stunden Abstand zur Medikamenteneinnahme zu genießen. Um Mineralstoffdefizite sollte man sich an dieser Stelle nicht sorgen, denn

Ballaststoffe gehören zwingend in unseren Speiseplan und bringen uns bei bewusster und ausgewogener Ernährung nicht in eine Unterversorgung. Ihre naturgegebene Fähigkeit, Stoffe an sich zu binden, macht selbst vor den Gallensäuren nicht halt. Gallensäuren sind wesentliche Bestandteile der Fettverdauung. Durch Ballaststoffe werden sie gebunden und über den Dickdarm zur Ausscheidung gebracht. Das kann Fettstoffwechselstörungen positiv beeinflussen. Der natürliche Verlust führt dazu, dass der Körper stets angeregt wird, neue Gallensäuren zu produzieren. Und er benötigt Cholesterin als Baustein für diese Stoffe. Ein positiver Aspekt: Gesunde Blutfettwerte stellen sich ein. Diabetiker profitieren im Besonderen von einer ballaststoffreichen Ernährung, da die Glukose-Aufnahme ins Blut durch Ballaststoffe verzögert abläuft und der Blutzuckerspiegel stabilisiert wird. Darüber hinaus können Ballaststoffe einen positiven Beitrag zum Schutz vor Krebs darstellen, denn sie binden überschüssiges Östrogen und verhindern so die Wiederaufnahme der Hormone im Darm. Wenn Mädchen mit einem hohen Ballaststoffanteil in der Ernährung aufwachsen, scheint sich das Risiko, im Erwachsenenalter an Brustkrebs zu erkranken, zu reduzieren. Dieses Ergebnis präsentierten die Autoren der im März 2016 in der Fachzeitschrift *Pediatrics* veröffentlichten Studie »Dietary Fiber Intake in Young Adults and Breast Cancer Risk«. Es wurden Daten von 44 000 Frauen ausgewertet, die an der nationalen Kohortenstudie »Nurses' Health Study II« teilnahmen. Bei Frauen, die während ihrer Highschool-Zeit täglich mehr als 28 Gramm Ballaststoffe verzehrten, reduzierte sich das Brustkrebsrisiko um 13 Prozent im Vergleich zu Probandinnen, deren Ballaststoffanteil unter 15 Gramm pro Tag lag.

Ballaststoffe können ihre krebshemmende Wirkung auch im Darm entfalten. Die Ergebnisse der EPIC-Studie

(European Prospective Investigation into Cancer) zeigen, dass durch eine Erhöhung der Ballaststoffe von 15 Gramm pro Tag und Person auf 35 Gramm pro Tag das Dickdarmkrebsrisiko um 40 Prozent gesenkt wurde. Die Quelle und Art der Ballaststoffe spielten dabei keine entscheidende Rolle, gab Dr. Heiner Boeing vom Deutschen Institut für Ernährungsforschung (DIfE) und Leiter der EPIC-Studie in Potsdam-Rehbrücke 2003 in einer Pressemitteilung bekannt.

## Was sind Phytoöstrogene?

Leinsamen enthalten zudem östrogenartige Pflanzenhormone, sogenannte Phytoöstrogene. Phytoöstrogene gehören zu den sekundären Pflanzenstoffen und lassen sich in drei Gruppen einteilen: die Isoflavone, die Lignane und die Coumestane. Diese Substanzen sind ähnlich aufgebaut wie unsere körpereigenen Östrogene und können daher auch in unserem Körper durch das Anheften an die Östrogenrezeptoren in den Körperzellen hormonspezifische Wirkungen auslösen oder blockieren. Die Pflanzenhormone der Leinsaat heißen Lignane. Lignane lassen sich auch in anderen natürlichen Lebensmitteln bestimmen. Sie sind in Ölsaaten, allen Getreidesorten, Nüssen, Obst (Kirschen, Äpfel, Birnen, Pfirsiche, Pflaumen) und Gemüse (Karotten, Brokkoli, Fenchel, Zwiebeln und Knoblauch) enthalten. Hopfen ist reich an Pflanzenhormonen. Das werden leidenschaftliche Biertrinker gerne lesen. Unter den Beerenfrüchten zeichnen sich vor allem Blau-, Stachel- und Schwarze Johannisbeeren durch einen Reichtum an Lignanen aus. Diese Substanzen sind als Bestandteil der pflanzlichen Zellwände ein zuverlässiger Begleiter einer ballaststoffreichen Ernährung.

Den mit Abstand größten Anteil an Lignanen enthält jedoch der Leinsamen. Secoisolariciresinol und Matairesinol sind die unaussprechlichen Hauptvertreter aus der Stoffgruppe der Lignane in der Leinsaat. Eine intakte Darmmikrobiota wandelt diese Vorstufen der eigentlichen Phytohormone in ihre hormonaktiven Vertreter Enterolakton und Enterodiol um. Und hier liegt auch schon der Knackpunkt für die Effektivität der Phytohormone. Nur eine intakte Darmmikrobiota ist in der Lage, ausreichend Lignane in ihre hormonaktiven Vertreter umzuwandeln.

Das Hormon Östrogen hat vielfältige Wirkungen im Körper. Ungleichgewichte oder das Nachlassen der körpereigenen Östrogenproduktion stehen bei Frauen im Zusammenhang mit Störungen im Menstruationszyklus, Wechseljahresbeschwerden, Herz-Kreislauf-Erkrankungen, Osteoporose, Störungen im System der Nervenbotenstoffe und Krebserkrankungen. Aber nicht nur der weibliche Körper ist in vielen Teilen östrogengesteuert, auch der männliche Organismus produziert Östrogen.

Die Pflanzenhormone sind in ihrer Wirkung nicht vergleichbar mit der Wirkkraft der körpereigenen Hormone. Sie wirken wesentlich schwächer. Allerdings sind sie stark darin, bei einem Überhang an Sexualhormonen beim Mann und bei der Frau die entsprechenden Rezeptoren an den Zellmembranen zu besetzen. Auf diese Weise blockieren sie die Stimulation, die von den Körperhormonen ausgelöst wird. Diese Funktion kann bei hormonabhängigen Tumorerkrankungen wie z. B. Brustkrebs oder Prostatakrebs hilfreich sein. Allgemein üben Phytohormone einen harmonisierenden Effekt auf den Hormonhaushalt aus, sowohl bei einem Mangel als auch bei einem Überhang an Hormonen.

## Wechseljahresbeschwerden

Die nachlassende Hormonproduktion in den Wechseljahren scheint Auswirkungen auf die Temperatursteuerung im Gehirn zu haben. Fällt der Östrogenspiegel zu weit ab, ist das System irritiert und stellt die Gefäße, die dicht unter der Haut liegen, weit. Es wird Wärme abgegeben. Der Körper erfährt eine plötzlich auftretende Hitzewallung. Eine Pilotstudie aus dem Jahr 2005 belegt eindrucksvoll die ausgleichende Wirkung von Leinsaat in Bezug auf das Auftreten und die Häufigkeit von Hitzewallungen in den Wechseljahren. Dreißig Frauen nahmen an der kleinen Studie teil und führten Tagebuch über die Häufigkeit und den Verlauf ihrer Hitzewallungen. Sie nahmen über einen Zeitraum von sechs Wochen täglich 40 Gramm geschrotete Leinsamen zu sich. Nach den sechs Wochen zeigte sich eine mehr als 50-prozentige Reduzierung der Hitzewallungen. Damit liegt das Ergebnis deutlich über der Placebowirkung. Das rechtfertigt zumindest einen Blick in diese Richtung.

Ein weiteres Problem, das in den Wechseljahren zu beobachten ist: Das Osteoporoserisiko steigt an. Die natürlicherweise zurückgehende Östrogenproduktion reduziert die Aufnahme von Kalzium in die Knochen. Möglicherweise können die östrogenartigen Pflanzenhormone das fehlende humane Östrogen ersetzen und so den Knochenabbau nach der Menopause verlangsamen. Neben Ernährungsfaktoren spielen in diesem Zusammenhang wieder die Bewegung im Alltag und der Sport eine wesentliche Rolle. Bringen wir unsere Muskeln und Sehnen in Bewegung, dann arbeiten wir immer auch an den Knochen. Muskelarbeit regt den Knochenstoffwechsel an und reduziert Knochenabbauprozesse.

## Prostatagesundheit

Eine Studie der Duke University in Durham aus dem Jahr 2007 zeigt beispielhaft die positiven Auswirkungen von Leinsamen auf die Zellteilungsrate von Prostatakarzinomzellen. An der Studie nahmen 161 Männer über einen Zeitraum von vier Wochen teil. Alle Teilnehmer standen kurz vor einer Operation, die am Ende der Studie durchgeführt wurde. Die Probanden wurden auf vier Gruppen verteilt. Eine Gruppe erhielt 30 Gramm Leinsamen täglich, eine zweite 30 Gramm Leinsamen, eingebettet in eine fettarme Diät, eine Gruppe ernährte sich fettarm, und die letzte Gruppe behielt ihre bisherige Ernährungsweise bei. Nach Abschluss der Studie zeigte sich in den Leinsamengruppen eine Reduzierung der Zellteilungsrate der Krebszellen, während eine fettarme Ernährung allein keinen Effekt erzielte. Das Tumorwachstum war um bis zu 40 Prozent reduziert worden.

Der krebshemmende Effekt scheint auch über die Beeinflussung des Testosteronstoffwechsels zu erfolgen. Auch im männlichen Körper finden im Laufe des Älterwerdens Veränderungen im Hormonhaushalt statt. Es wird weniger Testosteron, aber vermehrt Dihydrotestosteron (DHT) gebildet. Ein hoher DHT-Spiegel kann wachstumsfördernd auf das Gewebe der Prostata wirken. Die Lignane können das DHT blockieren.

## Brustgesundheit

In asiatischen und afrikanischen Ländern erkranken weitaus weniger Frauen an Brustkrebs als in westlichen Ländern. »Bevölkerungen, die aus einer geographischen Region mit niedriger Brustkrebshäufigkeit (China, Japan,

Malaysia, Philippinen, Thailand, Westafrika) in ein Land mit hoher Häufigkeit (USA, Australien) auswandern, nehmen in ein bis zwei Generationen die Erkrankungshäufigkeit ihrer neuen Umgebung an. Dies zeigt, dass genetische Unterschiede die hohen Brustkrebsraten in westlichen Ländern nicht erklären können«, gibt die Internetseite »brustkrebs-info« bekannt. Ein möglicher Grund dafür könnte der hohe Gehalt an Phytohormonen in der traditionellen asiatischen und afrikanischen Küche sein.

Eine Wissenschaftlerin, die sich bereits seit den neunziger Jahren mit dem Thema Leinsamen, Lignane und Brustkrebs beschäftigt, ist Prof. Lilian Thompson von der Universität Toronto. Die Forscherin hat in zahlreichen Tierstudien am Mausmodell die positiven Wirkungen der Leinsamen-Lignane dargestellt. Im Jahr 2005 konnte Prof. Thompson in einer Studie mit Frauen nach den Wechseljahren einen reduzierenden Einfluss auf die Zellteilungsrate der Brusttumore nachweisen, wenn die Frauen Leinsamen aßen. Ihrer Einschätzung nach haben Leinsamen und Leinöl das Potenzial, über unterschiedliche Stoffwechselwege das Tumorwachstum einzudämmen.

Die Wissenschaftler vom Heidelberger Krebsforschungsinstitut prüften ebenfalls den Einfluss von Phytohormonen auf den Verlauf einer Brustkrebserkrankung. Zwischen 2002 und 2005 nahmen die Forscher um Prof. Dr. Jenny Chang-Claude im Rahmen der MARIE-Studie Blutproben von 1140 Frauen, die nach den Wechseljahren an Brustkrebs erkrankt waren. Die Bezeichnung »MARIE« steht hierbei für MAmmakarzinom-RIsikofaktoren-Erhebung. Die Studie sollte mögliche Risikofaktoren für die Entstehung von Brustkrebs nach den Wechseljahren ermitteln. Nach einer mittleren Beobachtungszeit von sechs Jahren setzten die Wissenschaftler den Enterolaktonspiegel in Bezug zum klinischen Verlauf der Erkrankung. Im Ergebnis zeigten sich deutliche Hinweise darauf, dass Lignane nicht nur das Erkrankungsrisiko, sondern auch das Sterblichkeitsrisiko für Brustkrebs nach den Wechseljahren senken. Vergleiche von Teilnehmerinnen, die einen sehr niedrigen Enterolaktonspiegel aufzeigten, mit Frauen, deren Werte deutlich höher lagen, wiesen bei den Frauen mit den höheren Werten auf ein etwa 40 Prozent geringeres Sterblichkeitsrisiko hin. Auch das Auftreten von Zweittumoren und Metastasen war bei den Frauen mit hohen Enterolaktonwerten deutlich geringer.

## Herzgesundheit

Zahlreiche Studien weisen auf den harmonisierenden Effekt von Leinsamen und Leinöl auf die Blutdruck- und Blutfettwerte hin. Laut einer Studie um Prof. Suzanne Hendrich von der Iowa State University in Ames im Jahr 2010 konnte mit 150 Milligramm Lignan täglich, einer Menge von etwa drei Esslöffeln Leinsamen, innerhalb von drei Monaten der Cholesterinspiegel der teilnehmenden Männer um bis zu 10 Prozent gesenkt werden. Vergleichbare Ergebnisse erzielte eine Studie von 2002 des Department of Nutritional Sciences der Oklahoma State University, in der Frauen nach den Wechseljahren täglich 40 Gramm geschrotete Leinsamen aßen. Die Studie erstreckte sich über drei Monate und zeigte ebenfalls erniedrigte Cholesterin- und andere Blutfettwerte. Im Rahmen einer Doppelblindstudie um den Forscher Prof. Delfin Rodriguez vom kubanischen Universitätskrankenhaus Holguin untersuchten Wissenschaftler, ob der tägliche Verzehr von 30 Gramm geschrotetem Leinsamen über einen Zeitraum von sechs Monaten den Blutdruck von Arteriosklerose-Patienten senken kann. Die Studie umfasste hundertzehn Teilnehmer, die täglich entweder Lebensmittel konsumierten, die mit 30 Gramm geschrotetem Leinsamen oder 30 Gramm geschrotetem Weizen angereichert waren. Im Ergebnis ergaben sich nach sechs Monaten in der Leinsamengruppe Blutdruckwerte, die im Mittel signifikant gesunken waren. Die Wissenschaftler vermuten ein synergistisches Zusammenspiel von Alpha-Linolensäure, Lignanen, Ballaststoffen und Eiweißbausteinen. Beeindruckend war die Einschätzung, dass eine mit Leinsamen und Leinöl bereicherte Ernährung die Medikamenteneinnahme reduzieren kann. Nach der Einschätzung von Prof. Rodriguez lassen sich demnach mit »30 g Leinsamen täglich etwa die Hälfte der Schlaganfälle und ein Drittel der Herzinfarkte« vermeiden, wie in dem Artikel »Studie beweist: Leinsamen kann Leben retten« von Sonja Flesch-Reiss auf epochtimes.de vorgestellt wurde.

## Die Einflüsse von Leinsamen und Leinöl auf den Blutzucker und den Blutdruck

In den Studien von Stephen Cunnane und Andre Lemay konnte belegt werden, dass sich der Genuss von Leinsamen und Leinöl positiv auf die Blutzuckerwerte der Typ-2-Diabetiker auswirkte. Die direkt nach den Mahlzeiten auftretenden Blutzuckerspitzen konnten abgeschwächt werden.

»Zuckerkrankheit steht in Verbindung mit dem Fehlen dieser Fettsäuren in der Zellmembran, die für die Zuckerdurchlässigkeit eine erhebliche Rolle spielt« (Dr. Johanna Budwig: *Der Tod des Tumors Bd. II,* S. 185).

Da übersteigerte Stressreaktionen die Entwicklung der koronaren Herzkrankheit fördern, ist es sinnvoll, den Faktor Stress über Stressmanagement und diätetische

Maßnahmen zu reduzieren. Stressreaktionen haben, wie schon beschrieben, Auswirkungen auf verschiedene biochemische Parameter und bewirken Veränderungen im Blutgefäßsystem. Unter Stresseinwirkung werden vermehrt Stresshormone ausgeschüttet, die freien Fettsäuren, entzündungsfördernde Thromboxane, Herzfrequenz und Blutdruck sind erhöht. Die Wirksamkeit der Omega-3-Fettsäuren zur Blutdrucksenkung wurde von Peter Singer und Manfred Wirth erforscht. Sie konnten bei einer Pilotstudie mit vierundvierzig männlichen Probanden aufzeigen, dass die tägliche Gabe von 60 Milliliter Leinöl den Blutdruck spürbar senken kann. Die Auswirkungen auf den Blutdruck der zwei Kontrollgruppen, deren Probanden die gleiche Menge an Oliven- oder Sonnenblumenöl zu sich nahmen, waren weitaus geringer als in der Leinölgruppe. In dieser Gruppe blieb selbst unter Stresseinwirkung der Blutdruck niedriger als in den Vergleichsgruppen.

## Leinöl hat zu allen Zeiten Wunder bewirkt

Für Johanna Budwig war Leinöl einer der kostbarsten Schätze der Natur. Sie hat stets darauf hingewiesen, dass ihr kein Öl bekannt ist, das die gleiche gesundheitsfördernde Wirkung besitzt wie das Leinöl. Beeindruckend ist der hohe Gehalt an mehrfach ungesättigten Fettsäuren. Leinöl besteht zu fast 60 Prozent aus der dreifach ungesättigten Omega-3-Fettsäure Alpha-Linolensäure und zu ca. 18 Prozent aus der Omega-6-Fettsäure Linolsäure. Hinzu kommen kleine Anteile an einfach ungesättigter Ölsäure und gesättigte Fettsäuren. Somit enthält Leinöl über 90 Prozent ungesättigte Fettsäuren. 78 Prozent der enthaltenen ungesättigten Fettsäuren, sowohl Alpha-

Linolensäure als auch Linolsäure, sind für unseren Körper essenziell. Das bedeutet, dass wir zwingend auf ihre Zufuhr über die Nahrung angewiesen sind. Allerdings muss das extrem reaktionsfreudige Leinöl geschützt werden, um seine positiven Eigenschaften zu behalten. Diesen Schutz kann man zum einen durch Kühlung bei Kühlschranktemperaturen erreichen, zum anderen über eine lichtundurchlässige Verpackung.

## Leinöl, ein Geschenk für die Haut

Wenn man über die positiven Wirkungen nachdenkt, die Leinöl in unserem Körper erzeugt, dann darf die Bedeutung für die Haut und die Schleimhäute, unsere äußere sichtbare Hülle und unsere innere Auskleidung, keinesfalls fehlen. Sind am Aufbau der Haut mehrfach ungesättigte Fettsäuren beteiligt, bringen sie Geschmeidigkeit und Flexibilität in unsere Haut. Das hat mit der Gestalt der Fettsäuren zu tun. Während gesättigte Fettsäuren gerade Ketten bilden, verändert jede zusätzliche ungesättigte Bindung die räumliche Struktur der Fettsäurekette. Durch das Einfügen einer Doppelbindung entsteht ein Knick im Molekül. Mehrere Doppelbindungen im Fettsäuremolekül erzeugen recht räumlich erscheinende Strukturen. Diese raumgreifende Struktur macht sich an der Haut bemerkbar: Sie wirkt weicher, elastischer und geschmeidiger. Gesättigte Fettsäuremoleküle wirken dagegen festigend.
Zu der äußeren strukturellen Wirkung gesellt sich eine überaus wirksame entzündungshemmende Wirkung. Eine trockene, rissige, zu Entzündungen neigende Haut profitiert von der Zufuhr von Alpha-Linolensäure. Sie beeinflusst Struktur und Erscheinungsbild der Haut und reduziert das vorhandene Entzündungsgeschehen. Diese

Omega-3-Fettsäure ist der Ausgangsstoff für die körpereigene Synthese von entzündungshemmenden Gewebshormonen, sogenannten Eicosanoiden. Diese Gewebshormone, die in fast jeder Körperzelle gebildet werden können, beeinflussen neben dem Entzündungsgeschehen auch das Schmerzempfinden.

## Die Bedeutung für andere Organe und Organsysteme

Ausgehend von der Haut breitet sich die Wirkung der Alpha-Linolensäure auch in andere Gewebe und Organe, ja, sogar auf ganze Organsysteme aus. Dazu gehört z. B. das Herz-Kreislauf-System. Die gesundheitsfördernden Eigenschaften von Leinöl auf das Herz-Kreislauf-System sind vielfach belegt. Eine kleine Studie, mit der die Ernährungswissenschaftlerin Melanie Köhler den Alpro-Foundation-Award 2013 gewann, zeigte z. B. den positiven Einfluss der essenziellen Omega-3-Fettsäure auf den Blutdruck und relevante Blutfettwerte. Zehn Frauen und neun Männer nahmen über einen Zeitraum von acht Wochen täglich zwei Esslöffel Leinöl zu sich. Die Teilnehmer bekamen zur Auflage, während der Dauer der Studie keinen Fisch zu verzehren. Acht Wochen später wurden die Werte der Probanden mit den Werten vor Studienbeginn verglichen. Im Ergebnis verdoppelten sich die Omega-3-Fettsäuregehalte im Blut der Probanden, Blutdruckwerte sanken und relevante Blutfettwerte hatten sich verbessert.
Auch wenn die Anzahl der Studienteilnehmer zu gering ist, um eine Aussagekraft zu besitzen, so war der Ansatz, der im Hintergrund mitschwang, sehr interessant. Ein Ziel der Studie war es, alternative pflanzliche Omega-3-Quellen zu den allgemein empfohlenen Fischmahlzeiten

und Fischölkapseln aufzuzeigen, denn die Ressource Fisch wird aufgrund der steigenden Weltbevölkerung und der ressourcenvernichtenden Fangmethoden immer knapper. Mittlerweile stehen Produkte zur Verfügung, die die wertvollen höher ungesättigten Fettsäuren EPA und DHA enthalten, aber nicht aus Fischöl, sondern aus Algenöl gewonnen werden. Da die Zucht der Mikroalgen in einem geschlossenen System erfolgt, sind sie frei von jeglicher Umweltbelastung (polychlorierte Biphenyle (PCB), Dioxine, Schwermetalle). Darüber hinaus entlasten sie mit ihren für den Menschen lebenswichtigen langkettigen Fettsäuren die Ressource Fisch.

Ein Problem, das sich der modernen Wissenschaft immer wieder stellt, ist die potenzielle Umwandlungsrate von Alpha-Linolensäure in die höher ungesättigten Omega-3-Fettsäuren EPA und DHA. Die Höhe der Umwandlungsrate ist von unterschiedlichen Faktoren abhängig, z. B. von einer genetischen Komponente, Umwelt- und Ernährungsfaktoren oder Vorerkrankungen. Die Ergebnisse im Hinblick auf mögliche Umwandlungsraten schwanken und sind uneinheitlich. Außerdem wird wiederholt davon ausgegangen, dass die gemessenen Syntheseraten von EPA und DHA viel zu niedrig seien und nicht dem tatsächlichen Bedarf entsprechen. Aus diesem Grund wird dem Verbraucher nahegelegt, die semi-essenziellen Fettsäuren EPA und DHA zu substituieren. Mittlerweile wird in der Wissenschaft ernsthaft diskutiert, den höher ungesättigten Omega-3-Fettsäuren ebenfalls einen essenziellen Stellenwert in der Ernährung zuzuordnen.

Wenn es aus heutiger Sicht so schwierig ist, im Stoffwechsel höher ungesättigte Omega-3-Fettsäuren wie EPA und DHA in ausreichender Menge zu erzeugen, worin liegt dann der Erfolg der Öl-Eiweiß-Kost begründet? Gerade bei schwerer Erkrankung wird auf Fleisch und Fisch verzichtet. Gesättigte Fettsäuren sind reduziert, chemisch veränderte Fette aus der Lebensmittelproduktion werden rigoros verbannt. Leinöl wird hochdosiert in die Ernährung eingebaut. Mikronährstoffe und aktive Enzyme auf natürlicher Basis stehen dem Organismus über Rohkost und Rohsäfte in hohem Maße zur Verfügung. Der Darm wird gereinigt, Leber und Galle aktiviert. Die Mikrobiota des Darms wird gepflegt und gut versorgt. Das System, in das die lebenswichtige Alpha-Linolensäure (ALA) eingebettet ist, sorgt dafür, dass sie ihre physiologische Aufgabe in unserem Organismus erfüllen kann.

Es gibt keine Möglichkeit, diese Fettsäure in unserem Körper zu erzeugen. ALA hat wichtige biologische Funktionen und daher einen hohen Stellenwert. Wir wissen noch viel zu wenig über ihre physiologischen Wirkungen. Diese Fettsäure kann eine wesentliche Säule in der Vorbeugung und Behandlung von Erschöpfungssymptomen als Ausdruck unseres von Stress geprägten Lebenswandels und chronischen Krankheiten wie z.B. Herz-Kreislauf-Erkrankungen, Typ-2-Diabetes, chronisch entzündlichen Erkrankungen und Krebs darstellen. Johanna Budwig erkannte, dass Störungen, die durch einen Mangel an essenziellen Fettsäuren und ein Zuviel an chemisch und physikalisch veränderten Fettsäuren hervorgerufen wurden, die Ursache vieler Stoffwechselstörungen sind. Die Zusammenhänge stellte sie ausführlich in ihrem 1959 erschienenen Buch *Das Fettsyndrom* dar. 1994 erschien das Buch in der 4. Auflage. Es folgen einige Zitate aus dem Buch:

*Die Angst vor Kochsalzschäden wird heute in der Klinik übertrieben. Man sollte mehr Angst haben vor den gehärteten Fetten. In der Praxis hat sich mir selbst bei Nierenkranken mit starken Ödemen bestätigt, wichtiger als der völlige Kochsalzentzug ist die Zufuhr der kapillaraktiven, hochungesättigten Fetten* […]. (S. 42)

*Leber-Galle-Pankreas wehren sich durch heftige Schmerzen, wenn sie mit Fetten belastet werden, die wir vom physiko-chemischen Standpunkte aus als Hemmstoffe des Fettstoffwechsels gekennzeichnet haben. Biologisch aktive, durch Eiweißassoziation und Synthese alle Sekretionen fördernde Fette werden dagegen von der Leber begierig aufgenommen und verarbeitet.* (S. 44)

*Die heute so weit verbreitete Verstopfung ist ein Fettsyndrom, ein Symptom der erlahmten Drüsensekretion durch Fehlen der oberflächenaktiven Lipoide und Schleimstoffe.* (S. 45)

*Die chronischen Kopfschmerzen stehen häufig mit der durch falsche Fettnahrung bedingten Sauerstoffarmut im Gehirn in Zusammenhang. Wie wichtig die Atmung zur Erreichung einer inneren Ruhe des gesamten Menschen ist, hat Felke immer wieder betont.* (S. 50)

*Bei der Anwendung meiner Ernährungstherapie z. B. bei Krebskranken, also bei der sachgemäßen Versorgung dieser Kranken mit biologisch hochwertigen Fetten und Eiweiß-Stoffen, wurde oft in wenigen Tagen der außerordentlich starke günstige Einfluss auf die Psyche, auf die seelische Verfassung dieser Kranken deutlich. Man sprach in der Klinik von meiner starken psychotherapeutischen Fähigkeit. Man wollte die eindrucksvolle, nicht wegzuleugnende Besserung dieser Kranken auf diesen Nenner bringen. Ich glaube nicht so sehr, dass hier der psychotherapeutische Faktor entscheidend war.* (S. 51)

*Es ist vielmehr so, dass die Zufuhr der Fette, deren Nerven und Gehirn so dringend bedurften, dass die Zufuhr dieser Nahrung sich so schnell derart auswirkte, dass die Men-*

*schen im wahrsten Sinne des Wortes innerhalb von wenigen Tagen aufatmeten, sich erleichtert fühlten und eine gewisse Entspannung der Nerven deutlich empfanden. Das ist nicht nur bei Krebskranken der Fall. Es ist vielmehr so, dass die Erkrankung an Krebs den extremen Fall der Erschöpfung darstellt.* (S. 51)

*Man sollte der Frage nachgehen, welcher Faktor im Blute die Viskosität erhöht und welche Substanzen in der Lage sind, dem Blute eine stärkere Kapillaraktivität zu verleihen.* (S. 66)

*Betrachtet man die Lokalisation der Krebsgeschwulste, so erkennt man, dass die bösartige Geschwulstbildung im Grunde immer mit dem Epithel, d. h. mit der äußeren und inneren Hautpartie verbunden ist.* (S. 71)

*Nach meinen Untersuchungen über den Lipoidnachschub in der lebenden menschlichen Haut war es mir aber vollständig klar, dass die gesunde Hautfettung von innen her erfolgen muss.* (S. 71)

*Die Schleimhaut des Darmes, ihre Schleimsekretion ist erschlafft durch Mangel an entsprechendem zum Aufbau der Schleimstoffe erforderlichem Substrat. Sie sollte nicht aufgepeitscht, sondern durch Zufuhr der sekretbildenden Substanzen, etwa aus der Leinsaat, unterstützt werden.* (S. 124)

*Jede ärztliche Behandlungsmethode, die die Krankheit oder die Funktion der entsprechenden Organe angeht, ohne die Bedingungen zur autonomen Selbstregulation des lebenden Organismus zu normalen Lebensfunktionen sicherzustellen, wird erfolglos bleiben, dies umso mehr, als heute durch industrielle Eingriffe an dem Nahrungsfett bei vielen Verbrauchern die »elementaren« Voraussetzungen für die Atmung nicht mehr sichergestellt sind.* (S. 151)

*Ohne Luft und Nahrung können wir nicht leben, ohne diese Fettsäuren auch nicht.*

*Dr. J. Budwig*

# Schwefelhaltige Eiweiße verbinden sich mit mehrfach ungesättigten Fettsäuren – was steckt dahinter?

*Gutes Fett allein ist nicht das Allheilmittel unserer Zeit! Es gehört dazu gutes Eiweiß und eine naturgemäße Ernährung im Ganzen, sowie naturgemäße Lebenshaltung und Gesundheit an Leib, Seele und Geist.*

Dr. Johanna Budwig: *Das Fettsyndrom*, S. 67

»Alle Membranen sind aufgebaut aus Fett und Eiweiß. Die intakte Membran ist ungeheuer wichtig für alle Lebensfunktionen, auch für die Überwindung der Erkrankung an Krebs. Die Schädigung der Membranen ist die Hauptursache für die Tumorbildungen«, so Dr. Budwig 1981 in einem Vortrag in Linz. Hier beschrieb Johanna Budwig sehr anschaulich die Bedeutung der mehrfach ungesättigten Fettsäuren für die intakte Membranfunktion. Die Brücke, die zwischen schwefelhaltigen Aminosäuren und essenziellen Fettsäuren aufgebaut wird, ist entscheidend für den Elektronentransport. Nach Dr. Budwigs Einschätzung ist die Verbindung zwischen Fett und Eiweiß wesentlich für das Wachstum, die Zellatmung, die Funktion der Hormondrüsen und damit für die Sexualität und Fortpflanzung, für eine gesunde Schilddrüse, für eine gesunde Nierenfunktion, für die Haut, die Blutbildung u.v.m. Industrielle Verarbeitungsschritte wie z.B. die Fetthärtung zerstören aus Sicht der Wissenschaftlerin die Fähigkeit der hochungesättigten Fette zur Membranbildung mit Eiweiß. Sie verlieren ihre notwendige Fähigkeit zur Oxidation, zur Reaktion mit Sauerstoff, zur

Elektronenaufnahme und -weiterleitung. Als funktionierender Bestandteil aller Zellmembranen lässt sich der Einfluss dieser Verbindung (Fett und Eiweiß) auf alle Organe und Organsysteme übertragen.
Wissenschaftliche Studien bestätigen in Teilen diese Sichtweise, auch wenn die Studienlage zu den unterschiedlichsten Stoffwechselstörungen und Erkrankungen, in denen ein Bezug zu einem Mangel an Omega-3-Fettsäuren hergestellt werden kann, nicht in allen Bereichen ausreichend ist. Sowohl schwefelhaltige Aminosäuren als auch Omega-3-Fettsäuren unterstützen die Immunfunktion.
Eine lebenswichtige Unterstützung, wenn es um den Erhalt oder die Wiederherstellung der Gesundheit geht. »Diese Brücke zwischen Fett und Eiweiß hat aber noch eine ganz wichtige andere Funktion: die Elektronen, die in den hochungesättigten Fettsäuren angereichert sind und die wichtige Impulse verleihen für alle Lebensfunktion, für alle Nervenleitungen. Ja, sie beherrschen sogar das gesamte elektromagnetische Feld in allen Kreislaufvorgängen, nicht nur in den Arterien, im Blutkreislauf, auch in den Herzkranzarterien. Die gesamten elektrischen Impulse bei der Herzaktion hängen davon ab, dass der Organismus ständig neue elektrische Energie erhält durch die hochungesättigten Fettsäuren und dass diese Elektronen über die Wasserstoffbrücke zwischen Fett und Eiweiß geleitet werden. Auf diese Weise findet das Wechselspiel zwischen magnetischem Feld und elektrischer Leitung ständig im gesamten Organismus statt.« (ebenfalls Linz 1981)
Aus der Technik kennen wir die Zusammenhänge zwischen Magnetismus und elektrischer Stromerzeugung. Es ist uns oftmals nicht bewusst, aber der Mensch ist tatsächlich ein elektromagnetisches Lebewesen. Die Kommunikation, insbesondere von Muskel-, Sinnes- und Nerven-

zellen, läuft über elektrische Signale. In der medizinischen Diagnostik untersucht man mittels EEG (Elektroenzephalographie), EKG (Elektrokardiographie) oder EMG (Elektromyographie) und der entsprechenden Magnetresonanztomographie die elektrische und magnetische Aktivität des Gehirns, des Herzens oder der Muskeln. Auch andere Vorgänge innerhalb der Zellen werden elektrisch bzw. elektromagnetisch gelenkt: Die Weiterleitung von elektrischen Signalen in Nervenzellen wird z.T. durch spannungsregulierte Ionenkanäle gesteuert. Das Öffnen und Schließen des spannungsabhängigen Ionenkanals wird durch eine Spannungsänderung in der Zellmembran ausgelöst. Diese elektrische Spannung bezeichnet man als Membranpotenzial.

Das Membranpotenzial ist eine wichtige Grundlage für biologische Prozesse. Es beschreibt die Spannungsdifferenz zwischen Intra- und Extrazellularraum. Bei Reizeinwirkungen kommt es in den Zellmembranen zu Spannungsänderungen, die ausgehend von einem anfänglichen Ruhepotenzial nach der Erregung mit erhöhtem Membranpotenzial wieder zum Ausgangswert zurückkehren. Die Zellen nutzen diese Form der Erregungsweiterleitung über die Membran für die Informationsübertragung. Sie stellt allerdings nur einen möglichen Kommunikationsweg dar.

»Wesentlich ist für unsere Betrachtung die Tatsache, dass die vorstehend charakterisierten hochungesättigten Fettsäuren sehr reich an diesen Elektronen sind, die leicht bewegt, leicht abgegeben werden können. Ja, diese Bindung kommt geradezu einer sehr hohen elektrischen Ladung gleich und sie ist bei der Aufrechterhaltung eines elektrischen Potentials auch und gerade im lebenden Organismus entscheidend beteiligt.«

Dr. Johanna Budwig, *Das Fettsyndrom,* S. 29

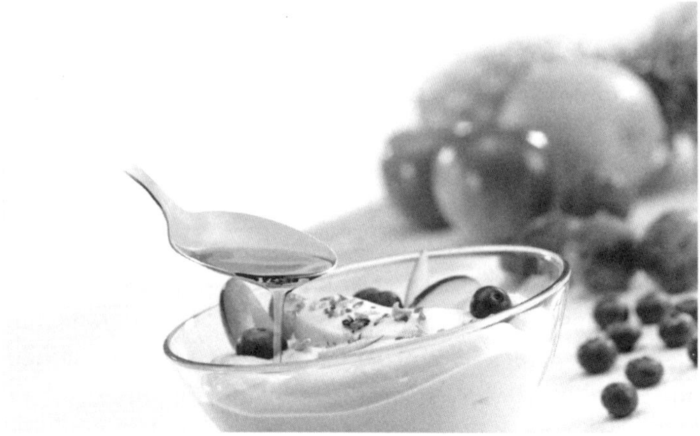

»Der oft gute Erfolg mit den essenziellen Fettsäuren bei den gleichen Indikationen und die Bedeutung des oft diskutierten »lipotropen Effektes« der essenziellen Aminosäuren führten mich zu der Erkenntnis, dass erst im Zusammenwirken der essenziellen Aminosäuren mit den essenziellen Fettsäuen die physiologische Bedeutung dieser Stoffe zur vollen Entfaltung kommen kann.«

Dr. Johanna Budwig: *Der Tod des Tumors Bd. II*, S. 151

Die Verbindung zwischen Fett und Eiweiß erfolgt in der Öl-Eiweiß-Kost bevorzugt durch Leinöl und Quark. In Leinöl, dem Pflanzenöl mit einem fast 60-prozentigen Anteil an Alpha-Linolensäure, und Quark mit einem hohen Anteil an schwefelhaltigen Aminosäuren fand Dr. Budwig die perfekten Partner als Basis ihrer natürlichen Ernährungsweise. Denn: »Der elektronenanziehende Effekt der Sulfhydrylgruppe in bezug auf sämtliche Elektronenpaare der hochungesättigten Bindungen wirkt als stabilisierend auf die hochungesättigten sehr oxidationsempfindlichen Fette.«

Dr. Johanna Budwig: *Der Tod des Tumors Bd. II*, S. 245

Da Dr. Budwig im Rahmen ihrer Erfindertätigkeit die Handelsfähigkeit und damit die Haltbarkeit von Leinöl und geschroteten Leinsamen verbessern wollte, experimentierte sie mit unterschiedlichen Naturstoffen. Dabei entdeckte sie den stabilisierenden Effekt der im Quark enthaltenen schwefelhaltigen Aminosäuren und nutzte diese Art der natürlichen Haltbarmachung für den Transport der wertvollen Fettsäurefracht in den Körper. Die Verbindung mit Eiweiß fördert darüber hinaus die Verträglichkeit und die Verdaulichkeit der Fettsäuren. Die Eiweiße des Quarks wirken wie natürliche Emulgatoren. Durch das gründliche Verquirlen von Öl und Quark wird das Fett in kleinste Fetttröpfchen zerlegt und im Quark gleichsam emulgiert. Die enzymatisch freigelegten Fettsäuren und Aminosäuren werden von den Darmepithelzellen resorbiert und in diesen zu bestimmten Lipoproteinen, den Chylomikronen, zusammengefügt. Damit ist ihre Wasserlöslichkeit gegeben, und sie können über die Lymphe abtransportiert und anschließend dem Blut übergeben werden. In dieser Form sind die essenziellen Fettsäuren in unserem Blut gut zu transportieren: zur Leber, zu den Fett- und Muskelzellen. Auf Zellebene finden essenzielle Fettsäuren und schwefelhaltige Aminosäuren erneut zueinander.

## Die schwefelhaltigen Aminosäuren Methionin und Cystein

Die schwefelhaltigen Aminosäuren Methionin und Cystein sind Bestandteile des Milcheiweißes in Kuh-, Schaf- und Ziegenmilch und den daraus hergestellten Produkten wie z. B. Quark. Sie sind aber auch in vielen anderen Lebensmitteln enthalten, z. B. in Buchweizen, Hirse, Quinoa oder Amaranth oder in schwefelhaltigem Gemüse, Kräutern und Gewürzen wie Zwiebeln, Lauchgewächsen, Paprika etc. Das Prinzip der Verbindung zwischen den schwefelhaltigen Aminosäuren und den essenziellen Fettsäuren, insbesondere der Omega-3-Fettsäure Alpha-Linolensäure, findet sich in allen Rezepten der Öl-Eiweiß-Kost wieder.

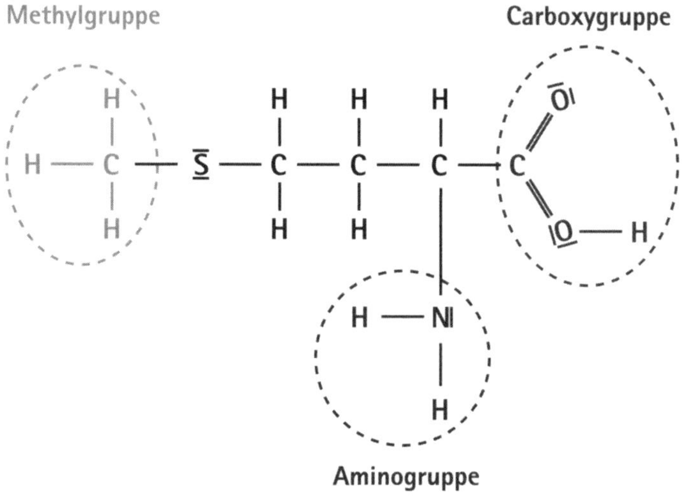


Die schwefelhaltige Aminosäure Methionin

Methionin ist eine essenzielle Aminosäure und muss daher über die Nahrung zugeführt werden. Sie übernimmt in unserem Körper die Rolle des Methylgruppenspenders und ist wichtig für die Genregulation und Zelldifferenzierung. Als Methylgruppenspender erfüllt Methionin eine wichtige Funktion zur Biosynthese von Hormonen, Nervenbotenstoffen, Nukleinsäuren und anderen Aminosäuren. Sie ist außerdem wichtig für eine gesunde Leberfunktion. Methionin ist in der Lage, den Acetaldehydspiegel zu senken, und reduziert dadurch die schädlichen Auswirkungen von Alkohol auf die Leber. In seiner aktiven Form als S-Adenosylmethionin (SAM) kann es die Serotonin- und Dopaminaktivität im Gehirn stimulieren und so psychische Erkrankungen positiv beeinflussen. Bei SAM-Zufuhr zeigen sich antidepressive Effekte, die mit denen einer konventionellen Therapie vergleichbar sind. Als freie Aminosäure besitzt Methionin antioxidative Eigenschaften. In einigen Modellversuchen konnte aufgezeigt werden, dass Methionin die Lipidperoxidation verringern, den Glutathionspeicher wiederherstellen und die Zellen vor Membranschäden schützen kann. Glutathion ist eine zentrale Substanz zum Schutz unserer Zellen. Die Aminosäure Methionin bildet darüber hinaus die Ausgangssubstanz für die Synthese von Cystein.

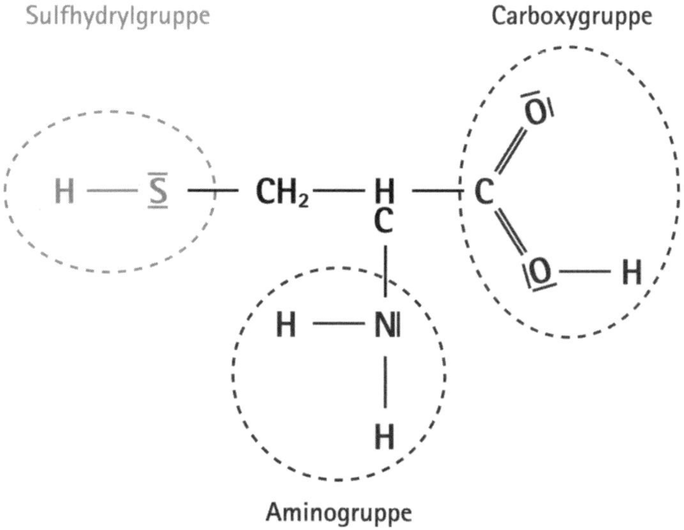


Die schwefelhaltige Aminosäure Cystein

Schwefelhaltige Aminosäuren übernehmen eine Fülle von lebenswichtigen Aufgaben in unserem Körper. Cystein ist die Hauptschwefelquelle unserer Nahrung und wirkt stark auf Photosynthese und Atmung. Die Sulfhydryl-

gruppe des Cysteins ist hochreaktiv. Sie bildet Disulfidgruppen, sogenannte Schwefelbrücken, eine Verbindung zwischen zwei Cysteinmolekülen. Diese Schwefelbrücken sind für den inneren Zusammenhalt der hochkomplexen Proteinmoleküle von entscheidender Bedeutung.
Von dieser Aminosäure leiten sich weitere schwefelhaltige Substanzen ab, so z. B. das Glutathion, das als Bestandteil der Glutathion-Peroxidase zu den wichtigsten antioxidativ wirkenden Stoffen der Zelle gehört.
Cystein ist Bestandteil der Gycerinaldehyd-3-Phosphat-Dehydrogenase (GAPDH), eines wichtigen Enzyms der Glykolyse, des Kohlenhydratabbaus in der Zelle zum Zwecke der Energiegewinnung. Darüber hinaus ist es ein Bestandteil des Coenzyms A, das in den Energiestoffwechsel einfließt und über die SH-Gruppe des Cysteins energiereiche Verbindungen eingeht. Verschiedene Studien belegen, dass Cystein und auch Methionin sowohl frei als auch in gebundener Form antioxidativ wirken. Sie verhalten sich lipotroph, d. h., sie gehen gerne Verbindungen mit Fetten ein. Omega-3-Fettsäuren und die schwefelhaltige Aminosäure sind wichtige Partner in der Steuerung der Sauerstoffaufnahme und -verwertung der Zelle. Sie sind unverzichtbar für Reproduktion und Regeneration. Als Bestandteil einer jeden Zelle stärken sie das Immunsystem, den Stoffwechsel und die geistige Vitalität. Mit einem in Teilen von Deutschland schon seit Generationen bekannten Rezept, Quark mit Leinöl, kann jeder Mensch auf ganz einfache Weise sehr viel zur Gesunderhaltung von Körper, Geist und Seele beitragen. Johanna Budwig schreibt dazu: »Quark-Leinöl stellt heute etwas Ungeheures dar. In dieser einfachen Form erfolgt die Realisierung von wissenschaftlich neuen Erkenntnissen, wie man vielen Gesundheitsschäden, durch falsche Nahrung oder durch andere Vergiftungen hervorgerufen, entgegenwirken kann.«

# 4
# Gute Fette – schlechte Fette

*Das Wohlbefinden von Mensch und Tier ist natürlich von der Nahrung entscheidend abhängig. Die Auswirkung, speziell der Fettnahrung, überträgt sich – wie nachgewiesen wurde – auch auf den Gesundheitszustand der Nachkommen.*

Dr. Johanna Budwig

## Die guten Omega-3-Fettsäuren

In der Mitte des letzten Jahrhunderts war sich die Wissenschaft noch einig: Fett ist ungesund für Herz und Gefäße. Und zwar Fett im Allgemeinen und tierisches Fett im Besonderen. Dieses Dogma hat sich lange gehalten und geistert auch heute noch durch die Köpfe vieler Menschen. Mit dem Wort »Fett« verbindet man meistens nichts Positives, doch Fett, auch das in Verruf geratene Cholesterin, ist lebenswichtig. Und es gibt sie, die äußerst gesunden Fette, in Form der mehrfach ungesättigten Fettsäuren.
Eine Änderung in der negativen Sicht auf Öle und Fette erfolgte im Rahmen einer Grönland-Expedition, die 1970 von den dänischen Forschern Dr. Hans Olaf Bang und Dr. Jørn Dyerberg durchgeführt wurde. Das Forscherteam untersuchte u.a. die Ernährungsgewohnheiten der grönländischen Inuit. Sie vermuteten, dass die großen Mengen an Fetten tierischen Ursprungs, die vor allem in Form von Robbenfleisch und Walfischspeck Bestandteil des Speiseplans der Inuit waren, verantwortlich waren für das geringe Auftreten von Herz Kreislauf-Erkrankungen. Der Grund für die starken Herzen der Eskimos scheint im Fisch selbst zu liegen – und zwar in den in ihm enthaltenen Omega-3-Fettsäuren. Insbesondere Kaltwasser-Meeresfische enthalten diese in besonders hohen Anteilen. Die Fische wiederum bekommen den gesunden Stoff ebenfalls über ihre Ernährung: Ihre Lieblingsspeise, verschiedene Algen- und Planktonarten, hat sich im Laufe der Evolution den kalten Temperaturen im Polarmeer angepasst und die Omega-3-Fettsäuren als eine Art Frostschutzmittel benutzt. Die Kleinstlebewesen bauen extrem viele der langkettigen ungesättigten Fettsäuren in ihre Zellwände

ein, was diese auch bei Minusgraden flexibel und geschmeidig hält.
Und eigentlich ist die Wirkung bei uns Menschen ganz ähnlich: Omega-3-Fettsäuren in unseren Zellmembranen erzeugen geschmeidige und flexible Zellen. Man nennt diese Eigenschaft von Membranen, flüssig, gelig oder zähflüssig zu erscheinen, Fluidität, abgeleitet von lat. fluidus = flüssig. Die Fluidität einer Zellmembran ist abhängig von der Lipidzusammensetzung und der Temperatur. Die Omega-3-Fettsäuren erhöhen nun die Fluidität einer Membran. Ihre Moleküle weisen keine gerade Struktur auf, wie bei den gesättigten und gehärteten Fetten üblich. Die Doppelbindungen erzeugen Knicke im Fettsäuremolekül und verhindern eine dichte Packung und dadurch eine starre, unflexible Struktur. Je höher der Anteil an ungesättigten Fettsäuren, desto weicher und geschmeidiger ist die Membran.
Die Fluidität einer Zellmembran beeinflusst maßgeblich ihre Funktion. Eine Änderung der Fluidität verändert die Aktivität der in die Membran integrierten Proteine und die Durchlässigkeit der Zellmembran. Verfestigt sich eine Membran, z.B. durch den verstärkten Einbau gesättigter Fettsäuren, hat das Auswirkungen auf Transportvorgänge, Rezeptor- und Enzymaktivitäten. Die Fluidität der Erythrozytenmembran beeinflusst z.B. die Viskosität des Blutes – es wird durch einen hohen Anteil an Omega-3-Fettsäuren dünnflüssiger. Besonders für die roten Blutkörperchen ist es überaus wichtig, dass die Membranen elastisch bleiben. Die Geschmeidigkeit der Blutkörperchen trägt dazu bei, dass eine optimale Fließfähigkeit bis in die kleinsten Blutgefäße gesichert ist. Nur so ist eine gute Sauerstoffversorgung der unterschiedlichen Gewebe gesichert. Die gefäßerweiternde Eigenschaft der Omega-3-Fettsäuren sorgt außerdem dafür, dass der Blutdruck

sinkt. Flexible Zellen in den Gefäßwänden geben geschmeidig nach, wenn aufgrund physiologischer Anforderungen der Blutdruck kurzfristig steigt.

Aber nicht nur das Herz-Kreislauf-System profitiert von einem Omega-3-reichen Speiseplan. Eine gute Versorgung spiegelt sich auch in einer gesunden Haut und geschmeidigen Schleimhäuten. Davon profitieren alle inneren Organe, die mit einer Schleimhaut ausgekleidet sind, z. B. der gesamte Verdauungstrakt vom Mund über Speiseröhre und Magen bis hin zum Darm, aber auch unsere Nase, die Lunge, die Harnwege, die Blase und die Geschlechtsorgane.

Die positiven Wirkungen auf Zellmembranen, Organe und Organsysteme sind vielfältig. In unseren 80 bis 100 Billionen Körperzellen laufen jede Sekunde unvorstellbar viele Stoffwechselvorgänge gleichzeitig ab. Stoffe werden ab-, auf- und umgebaut. Die Zellmembranen haben einen maßgeblichen Einfluss auf den reibungslosen Ablauf all dieser Prozesse. Kein Wunder also, wenn sich nachweislich viele Erkrankungen durch die mehrfach ungesättigten Omega-3-Fettsäuren zum Positiven wenden lassen.

Die lebenswichtige Omega-3-Fettsäure des Leinöls, die Alpha-Linolensäure, kann unser Körper nicht selbst aufbauen, daher müssen wir diese essenzielle Fettsäure zwingend mit unserer Nahrung zu uns nehmen. Eine natürliche Quelle für die langkettigen Omega-3-Fettsäuren, Eicosapentaensäure (EPA) und Docosahexaensäure (DHA), sind fettreiche Fische. Doch deren Qualität und die Qualität des Fischfangs allgemein lassen heutzutage sehr zu wünschen übrig. Kann man hinsichtlich dieser Umstände und mit Blick auf Ökologie und Umweltschutz heute reinen Gewissens noch ein- bis zweimal pro Woche fettreichen Seefisch essen? Und wie sieht es im Bereich der Aquakulturen aus? Können Fische aus Aquakultur eine

echte Alternative zu wild gefangenem Seefisch sein? Aquakultur gewinnt zunehmend an Bedeutung im Hinblick auf die Überfischung der Meere. In der Fischtheke überwiegt mittlerweile nicht selten der Anteil an Fischen aus Aquakultur. Doch natürlich gibt es Probleme, wenn Fische in Massen gezüchtet werden. Die meisten Aquakulturen werden an den Küsten errichtet. Fischfutter und Fäkalien belasten die flachen Küstengewässer und können diese in stinkende Kloaken verwandeln. Oftmals werden die Fische auf so engem Raum gehalten, dass Krankheitserreger sich rasend schnell ausbreiten, was einen hohen Antibiotika-Einsatz zur Folge hat. Werden die Fische mit Omega-6-lastigen Fertigfutter-Pellets gefüttert, fehlt ihnen definitiv ihre natürliche Omega-3-Quelle, das Plankton und die Algen, um ein Omega-3-reiches Gewebe aufzubauen.
In der Massentierhaltung, egal ob es sich um Fisch oder Fleisch handelt, entstehen Produkte, die durch Schadstoffe aller Art belastet sind und andererseits nicht mehr die naturgegebenen Inhaltsstoffe bereitstellen. Das Fettsäuremuster im Gewebe von Tieren aus biologischer Tierhaltung und Fütterung ist deutlich besser als das von Tieren aus konventioneller Stallhaltung und Fütterung. Die Milchprodukte aus ökologischer Landwirtschaft enthalten aufgrund des artgerechten Umgangs und der wertgebenden Fütterung noch wertvolle Omega-3-Fettsäuren, in Produkten aus konventioneller Landwirtschaft fehlen diese häufig.

# Die problematische Seite der Omega-6-Fettsäuren und ihre Bedeutung für das Entzündungsgeschehen

Der größte Störfaktor in der Synthese der hochungesättigten Omega-3-Fettsäuren scheint ein Überangebot an Omega-6-Fettsäuren in unserer Ernährung zu sein. Pflanzliche Öle wie Distelöl, Maiskeimöl oder Sonnenblumenöl enthalten die höchsten Anteile der Omega-6-Linolsäure (LA). Distelöl besteht zu über 75 Prozent aus Linolsäure. Diese Fettsäure findet sich in Nüssen, Getreide, Mais und Ölsaaten und in allen pflanzlichen Ölen in unterschiedlicher Gewichtung. Öle mit geringen Anteilen an LA sind Leinöl, Olivenöl und Rapsöl.
Linolsäure ist genauso lebenswichtig wie die Alpha-Linolensäure. Auch diese Fettsäure ist für den Menschen essenziell, da unser Organismus sie nicht selbst herstellen kann. Allerdings ist die Linolsäure in vielen Lebensmitteln enthalten, und in der Summe bekommen wir eher zu viel als zu wenig davon. Hinzu kommt der hohe Anteil an tierischer Nahrung, die teils enorme Mengen der in diesem Zusammenhang negativ zu bewertenden Omega-6-Arachidonsäure enthält. Dieses Zuviel führt zu einer Blockade der Omega-3-Synthese mit zum Teil verheerenden Folgen. Die Steuerung von Entzündungs- und Immunreaktionen gerät aus dem Gleichgewicht.
Linolsäure und Derivate der Linolsäure wie Arachidonsäure (AA) sind Ausgangsstoffe für entzündungsfördernde Botenstoffe. Sie sind in den Zellmembranen fest verankert. Entwickelt sich irgendwo ein Entzündungsgeschehen, wird die Arachidonsäure aus der Zellmembran freigesetzt und in entzündungsfördernde Botenstoffe wie

Prostaglandine, Thromboxane und Leukotriene umgewandelt. In der Folge zeigen sich die entzündungstypischen Symptome wie Wärme, Rötung, Schwellung, Schmerz und letztendlich eine gestörte Funktion des Gewebes. Diese Veränderungen zeigen die Arbeit bereits agierender Abwehrzellen an und erleichtern weiteren Immunzellen das Einströmen in die entsprechenden Gebiete. Sie sind schnell vor Ort und können aktiv werden. Grundsätzlich ist diese Reaktion physiologisch richtig und absolut notwendig. Ohne die Freisetzung von Entzündungsmediatoren könnten Gewebeschäden durch Verletzung nicht repariert und Infektionen nicht bekämpft werden. Erst die Überreaktion, die durch das Fehlen der ausgleichenden entzündungshemmenden Botenstoffe ausgelöst werden kann, belastet den Organismus. Denn der Körper gerät in eine Spirale von Abwehrprozessen, die den Entzündungsmechanismus am Laufen halten, und findet nicht zu abschließender Reparatur und Heilung zurück.

# Was sagt uns das Omega-6/3-Verhältnis und was ist eine Fettsäureanalyse?

In der modernen Ernährung wird unser eigener Stoffwechsel durch zu hohe Mengen an Omega-6-Fettsäuren in der Nahrung gestört. Andererseits fehlt es an essenziellen Omega-3-Fettsäuren. Omega-3- und Omega-6-Fettsäuren sind Gegenspieler, wenn es darum geht, höher, d.h. mehrfach ungesättigte Fettsäuren aufzubauen. Beide Fettsäure-Familien nutzen zum Aufbau ihrer Artverwandten dieselben Enzyme. Überwiegen die Omega-6-Fettsäuren in der Ernährung, stehen nicht genügend Enzyme für den Aufbau der höher ungesättigten Omega-3-Fettsäuren zur Verfügung. Ein weiterer Faktor, der sich blockierend auf unsere Enzymbildung und die Fähigkeit zur ausreichenden Omega-3-Synthese auswirken kann, besteht in einem Mangel an Mikronährstoffen. Mikronährstoffe wie z.B. die Vitamine, Mineralstoffe oder Spurenelemente sind in unserem Stoffwechsel häufig als Partner der unterschiedlichen Enzyme, als sogenannte Coenzyme, aktiv. Die Enzyme können nicht aktiv werden, wenn ihre Partner fehlen. Weitere Faktoren wie z.B. Gendefekte, ein hoher Insulinspiegel, Medikamente wie z.B. Glukokortikoide, ein hohes Alter oder Gewohnheiten wie das Rauchen können dafür sorgen, dass unsere Eigensynthese von z.B. EPA und DHA nicht optimal funktioniert. Insgesamt wirken ALA, EPA und DHA tendenziell antientzündlich, blutdrucksenkend, antiarrhythmisch und schmerzlindernd. Die Arachidonsäure hingegen fördert vor allem Entzündungs- und Schmerzprozesse und lässt den Blutdruck steigen. Entscheidend ist das Gleichwicht in der Synthese

der Signalstoffe, die aus Omega-6- und Omega-3-Fettsäuren gebildet werden. In der Nahrung unserer Vorfahren betrug das Verhältnis der essenziellen Omega-6- zu Omega-3-Fettsäuren noch 3 bis 2:1, heutzutage liegt das durchschnittliche Verhältnis in Deutschland, der Schweiz, in Österreich oder in den USA bei ca. 15:1 bis 20:1. Dieses Ungleichgewicht in der Aufnahme der unterschiedlichen Omega-6- und Omega-3-Fettsäuren und die weitverbreitete Zufuhr von chemisch und physikalisch veränderten Fettsäuren spiegelt sich in den Zellmembranen wider. Ein hohes Omega-6/3-Verhältnis geht mit einem hohen Risiko für Entzündungsprozesse im Körper einher.
Zur Abschätzung des eigenen Risikos und bei chronisch entzündlichen Erkrankungen ist es daher sinnvoll, das Omega-6/3-Verhältnis im Blut bestimmen zu lassen. Das lässt sich mittlerweile ganz einfach von zu Hause aus mit Hilfe eines Trockenbluttests (Pricktest) feststellen. Weitere Informationen, die z. B. den Bezug des Bluttests betreffen, erhalten Sie bei der Dr. Johanna Budwig GmbH & Co. KG. Die Entnahme eines Tropfens Blut erfolgt aus der Fingerbeere. Der erkenntnisreiche Tropfen wird auf ein Indikatorpapier gegeben, trocknet dort und wird umgehend zur Auswertung an das entsprechende Labor geschickt. Nach Bearbeitung erfolgt die Auswertung des Tropfens in Form einer Fettsäureanalyse. Diese gibt nun Aufschluss über die absolut vorhandenen Werte der unterschiedlichen Fettsäuren und deren Verhältnisse zueinander. Der Gehalt an Transfettsäuren in den Zellmembranen der Blutkörperchen wird ebenfalls bestimmt. Empfehlenswert wäre hier ein Anteil unter 0,5 Prozent in Bezug zur Gesamtfettsäuremenge, da Transfettsäuren in Zusammenhang mit der Entstehung von Herz-Kreislauf-Erkrankungen und Krebs gebracht werden. Die aufgezeigten Werte können Hinweise auf die Ernährung und

Enzymfunktionen geben und sollten idealerweise im Gespräch mit dem Anwender oder Patienten diskutiert und erläutert werden. Auskünfte des Patienten zu Ernährungs- und Lebensweise sowie Erkrankungen geben unter Umständen wertvolle Hinweise, die das Ergebnis der Blutuntersuchung abrunden und die Interpretation erleichtern können. Erhöhte Linolsäurewerte weisen z. B. auf einen hohen Konsum von linolsäurereichen Pflanzenölen, Nüssen, Saaten und Getreide hin. Eine linolsäurereiche Ernährung kann aber entzündungsfördernd wirken, weil ein deutliches Überangebot an Linolsäure die Produktion der entzündungsfördernden Arachidonsäure verstärken kann. Niedrige Gamma-Linolensäurewerte können auf einen Mangel an dem Enzym Delta-6-Desaturase hinweisen oder in Zusammenhang mit einer hohen Linolsäurezufuhr stehen. Niedrige Alpha-Linolensäurewerte weisen auf einen Mangel dieser lebenswichtigen Fettsäure hin und können je nach Ernährungslage niedrige EPA- und DHA-Werte nach sich ziehen. Liegen die EPA- und DHA-Werte bei relativem ALA-Mangel im Normbereich, sollte mit einem ALA-reichen Pflanzenöl wie Leinöl substituiert werden, um den Mangel an der essenziellen Fettsäure auszugleichen. Bei tiefen ALA-, EPA- und DHA-Werten ist es wichtig, zu prüfen, ob eine Zusatzversorgung mit Leinöl oder Omega-3-reichen Pflanzenölen ausreichend ist oder je nach Ernährungslage und Gesundheitszustand zusätzlich EPA und/oder DHA ergänzt werden sollten.
Die Arachidonsäure ist Ausgangsstoff für die Bildung entzündungsfördernder Eicosanoide, aber sie ist dennoch lebenswichtig für die Zellmembranstruktur von Gehirn- und Nervenzellen. Zu niedrige Arachidonsäurewerte beeinträchtigen die Funktion der Zellmembranen genauso wie geringe Werte von EPA und DHA. Das kann

Auswirkungen auf neurologische Erkrankungen haben. Tiefe Arachidonsäurewerte könnten in Zusammenhang mit niedrigen Linolsäurewerten stehen und auf eine eingeschränkte Enzymaktivität oder Fehlernährung hinweisen. Diese Situation findet man in den Industrienationen äußerst selten und nur bei extrem fettarmer Ernährung. Auf der Tagesordnung stehen dagegen erhöhte Arachidonsäurewerte. Sie weisen einerseits auf eine fettreiche Ernährung, andererseits auf eine Ernährung mit einem hohen Anteil an tierischen Produkten (Fleisch und Wurstwaren) hin.

Erhöhte Arachidonsäurewerte spielen eine Rolle z.B. bei Arteriosklerose, Herz-Kreislauf-Erkrankungen, Allergien, chronisch entzündlichen Hauterkrankungen wie Neurodermitis und Psoriasis, chronisch entzündlichen Darmerkrankungen wie Morbus Crohn und Colitis ulcerosa, entzündlich rheumatischen Erkrankungen und Krebs. Hier zeigt sich ganz eindeutig, dass jeder Einzelne über die Ernährung Einfluss nehmen kann: Omega-6-Fettsäuren reduzieren und Omega-3-Fettsäuren erhöhen.

Wie lässt sich das im Alltag umsetzen? Deutlich weniger Fleisch und Wurstwaren in der täglichen Ernährung, Reduzierung der Omega-6-reichen Pflanzenöle wie z.B. Sonnenblumenöl, Distelöl, Maiskeimöl. Durch die tägliche Versorgung mit Omega-3-reichen Ölen wie Leinöl, Hanföl oder Weizenkeimöl lassen sich zudem die Fettsäureprofile optimieren. Das Hanföl war zu Dr. Budwigs Zeiten noch nicht so bekannt, aber ich bin sicher, sie würde es in eine naturnahe Ernährung einfügen.

## Alpha-Linolensäure, eine lebenswichtige Fettsäure

Der größte Teil der mit der Nahrung aufgenommenen Alpha-Linolensäure (ALA) wird in die Membranlipide der Zellmembranen eingebaut. Als strukturgebendes Zellmembranlipid beeinflusst sie allein durch ihre Anwesenheit den Zellstoffwechsel und die Zellkommunikation.

Ungefähr 8 bis 22 Prozent der zugeführten ALA werden durch das Einfügen von Doppelbindungen und durch Kettenverlängerung für die Synthese von EPA und DHA verbraucht. Das Einfügen der ersten Doppelbindung mit Hilfe des Enzyms Delta-6-Desaturase stellt dabei den limitierenden Faktor für den gesamten metabolischen Pfad dar. Die Funktion der Delta-6-Desaturase ist abhängig von der ausreichenden Zufuhr der Vitamine $B_3$, $B_6$ und C, außerdem von Magnesium und Zink. Limitierend auf die Synthese wirken u. a. ein erhöhter Alkoholkonsum, das Alter, das Angebot von Arachidonsäure (AA), EPA, gesättigten Fettsäuren und Transfettsäuren. Die allgemein als niedrig eingestufte Syntheserate von EPA und DHA aus ALA ist an die Bedürfnisse des Körpers angepasst. Sie wird sowohl über eine erhöhte Aufnahme von Linolsäure als auch über das erhöhte Aufkommen von AA und EPA herunterreguliert. Eine niedrige Linolsäure- und Arachidonsäurezufuhr kann die Umwandlungsrate von ALA in EPA fördern. Die Bedeutung einer physiologischen Anpassung des Körpers ist sehr schön in Schwangerschaft und Stillzeit zu beobachten, wenn die Aktivität der Delta-6-Desaturase am größten ist.

Die höchsten Umwandlungsraten von ALA zu DHA ergeben sich im Frauenkörper im gebärfähigen Alter. Die Natur hat es so angelegt. In Schwangerschaft und Stillzeit, wenn der Bedarf stark ansteigt, ist der weibliche Körper auch zu den höchsten Syntheseraten fähig. Unser Körper braucht Energie für die Atmung, für Muskel- und Nervenfunktionen und für die Verdauung. Zu diesem Zweck kann ALA hervorragend in den Mitochondrien im Rahmen der Beta-Oxidation verbrannt werden. Dazu wird diese mit Hilfe

von fettspaltenden Enzymen, den Lipasen, aus den Phospholipiden der Zellmembranen freigesetzt und in die Mitochondrien geschleust. Im Anschluss wird die ALA durch die sogenannte Beta-Oxidation in kleine Einheiten zerlegt. Die Oxidation zu Kohlendioxid und Wasser setzt letztendlich Energie frei, die in Form von Adenosintriphosphat (ATP), der »Energiewährung« jeder Körperzelle, gespeichert wird. 24 bis 33 Prozent der mit der Nahrung aufgenommenen ALA fließt bei Männern in die Energieproduktion. Bei Frauen liegt der Wert mit 19 bis 22 Prozent etwas niedriger. Frauen speichern andererseits mehr ALA in ihrem Fettgewebe. Da der Frauenkörper physiologisch einen höheren Fettgewebsanteil enthält, Männer andererseits über mehr stoffwechselaktives Muskelgewebe verfügen, liegt hier eine mögliche Erklärung für die unterschiedliche Verteilung von ALA im Gewebe von Mann und Frau. Aus dem Fettspeicher lässt sich die Fettsäure bei Bedarf jederzeit zur Energiegewinnung oder zur Synthese von Gewebshormonen freisetzen.
Außerdem kann ALA in die Ketonkörper-Produktion fließen und so dem Gehirn als alternative Energiequelle zur Glukose dienen. Ketonkörper sind Abbauprodukte aus dem Fettstoffwechsel. Aus Fetten bezieht unser Organismus die beste und hochwertigste Energie, Energie für unsere Muskulatur, für unsere Zellen, für andere Organe und für unser Gehirn. Ohne eine gute Energiequelle fühlen wir uns müde und antriebslos. Wir können sogar in regelrechte Verwirrtheitszustände geraten, wenn unserem Gehirn der Zucker oder alternativ die Ketonkörper fehlen. Bei einer kohlenhydratarmen Ernährung wird die Energie aus den zugeführten Ölen und Fetten bezogen. Der Qualität der Fette kommt hier besondere Bedeutung zu. Dieser wichtige Aspekt ist in der Ernährung älterer Menschen von Interesse, die oftmals unter Mangelernährung leiden und dadurch Wahrnehmungsstörungen aufgrund des Energiemangels im Gehirn entwickeln können. Eine öl- und eiweißreiche Ernährung könnte hier wahre Wunder wirken. Nach der Umstellung auf eine fett- und eiweißreiche Kost

schaltet der Körper auf die Fettverbrennung um. Der Körper benötigt allerdings etwas Zeit, bis sich Muskulatur und Gehirn auf die Verwertung der Ketonkörper eingestellt haben. Leinöl als eine wertvolle und reichhaltige Quelle für ALA ist ein wunderbares Öl als Ausgangsprodukt, um bei einer stark kohlenhydratarmen Ernährung kraftvoll und im Vollbesitz seiner geistigen Fähigkeiten zu bleiben.

Die essenzielle Alpha-Linolensäure kann allerdings viel mehr sein als nur die Basis für eine ketogene Ernährung. Neuesten wissenschaftlichen Erkenntnissen zufolge fördert ALA den Knochenstoffwechsel und vermindert den Knochenabbau im Alter. Besonders hervorzuheben ist darüber hinaus die antientzündliche Wirkung von ALA. Sie ist der Ausgangsstoff für eine Synthese von entzündungshemmenden Botenstoffen. Sie zieht die Enzymaktivität der Delta-6-Desaturase auf sich, weg von der Arachidonsäurebildung. Glücklicherweise hat das Enzym eine stärkere Affinität zur ALA als zur LA. So kann eine Erhöhung der ALA-Zufuhr mit der Nahrung zu einer deutlichen stärkeren Konversionsrate von EPA und DHA führen. Die klinische Relevanz dieser Tatsache spiegelt sich in den Untersuchungen im Team von Ana Baylin wider, das 2003 nachweisen konnte, dass der Gehalt von ALA im Fettgewebe mit einem geringeren Risiko für nichttödliche Herzinfarkte einherging.

Die entzündungshemmenden Effekte von ALA zeigen sich darüber hinaus darin, das ALA Einfluss auf die Entzündungsparameter CRP (C-reaktives Protein) und TNF-$\alpha$ (Tumornekrosefaktor-alpha) sowie Interleukin1 beta (IL-1$\beta$) nimmt. Eine Reduzierung dieser Entzündungsparameter wirkt sich positiv auf alle entzündlichen Erkrankungen aus. Eine kleine Studie der amerikanischen Pennsylvania State University, unter der Leitung von Penny Kris-Etherton, Professorin für Ernährungswissenschaft, konnte 2004 erstmals zeigen, dass eine ausreichende Zufuhr von Alpha-Linolensäure die Blutwerte günstig beeinflussen und den Entzündungsmarker CRP senken kann. 23 Studienteilnehmer

(20 Männer und 3 Frauen) wurden sechs Wochen lang mit einer ALA-reichen Diät versorgt. Alle Teilnehmer zeigten erhöhte Blutfettwerte und waren übergewichtig. Bei den Probanden zeigte sich eine deutliche Senkung ihrer zuvor gemessenen Entzündungswerte. Bei einigen Studienteilnehmern fielen die CRP-Werte sogar dramatisch ab. Die Studie wurde im *Journal of Nutrition* publiziert.

Eine weitere wichtige Funktion, die die Omega-3-Fettäuren übernehmen, scheint die Unterdrückung der Expression von NF-kappa-B (NF-kB) zu sein. NF-kB ist ein Transkriptionsfaktor, ein Protein, das dazu dient, die Aktivierung von Genen zu kontrollieren, die an Entzündungsreaktionen beteiligt sind wie z. B. Prostaglandine und Zytokine. Das NF-kB wird im Rahmen einer Immunantwort indirekt durch die Zytokine TNF-a und IL-1 aktiviert. Diese stellen immunregulatorisch wirksame Proteine dar, die von den verschiedenen Immunzellen (Makrophagen, T-Lymphozyten, B-Lymphozyten und natürliche Killerzellen) gebildet werden. Eine Hemmung von NF-kB könnte bei der Entstehung von Krebszellen und deren Verbreitung bedeutsam sein. Dieses Protein ist auch an der Angiogenese, der Neubildung von Blutgefäßen, beteiligt. Eine Hemmung verhindert die Anbindung des heranwachsenden Tumors ans Blutgefäßsystem und die damit einhergehende gute Versorgung und Möglichkeit der weiteren Verbreitung.

»Die Erkenntnisse betreffen aber im Grunde nicht nur die Geschwulsterkrankung, sie beleuchten die elementarsten Lebensvorgänge, Atmung, Veratmung der Nahrung, Wachstum, vor allem jede gesunde Abwehrreaktion, die Immunkörperbildung, die Anpassungs- und Reaktionsfähigkeit von Auge und Ohr, die Beweglichkeit der Gelenke, die Muskelkontraktion und ihre Erholungsphase, auch des Herzmuskels.«

Dr. Johanna Budwig:
*Der Tod des Tumors Bd. II,* S. 184

# EPA und DHA: Warum sie so wichtig sind

Unsere Körperzellen bestehen größtenteils aus Fett und Eiweiß. Mehrere Millionen Körperzellen sterben täglich ab und werden neu gebildet. Da Omega-3-Fettsäuren in jeder menschlichen Zelle wirken, ist ihre Zufuhr über die Nahrung so bedeutsam, denn sie können uns in jedem Lebensalter vor unterschiedlichen Erkrankungen schützen. Die Mechanismen hinter ihrer Wirksamkeit sind vielschichtig. Eine wesentliche Grundlage ihrer Einflussnahme liegt, wie schon erwähnt, darin begründet, dass sie Bausteine jeder menschlichen Zelle darstellen. In dieser Eigenschaft nehmen sie Einfluss auf den Aufbau und die Zusammensetzung der Zellmembranen im gesamten Körper. Ihr Vorhandensein beeinflusst die Zellkommunikation und Zellfunktionen wesentlich.

## EPA und DHA als Zellmembranbaustein

Es gibt Organe und Organsysteme – z.B. das Auge, das Herz, das Gehirn und auch das Nervensystem –, die besonders viel von der Omega-3-Fettsäure Docosahexaensäure (DHA) in ihren Membranen enthalten. Dort ist sie eine für die Aufgabe des Organs wesentliche strukturgebende Fettsäure. Die Bedeutung der Omega-3-Fettsäuren für die menschliche Gesundheit wird weltweit intensiv erforscht. EPA und DHA sind ebenfalls wie ALA in jeder Lebensperiode von besonderer Bedeutung. Vom Beginn des Lebens im Mutterleib bis zum älteren Menschen zeigen sich die gesundheitsfördernden Effekte.

Im Mutterleib ist DHA ein wichtiger Baustein, der für eine normale, gesunde Entwicklung von Gehirn und Augen des Kindes unabdingbar ist. Die höchsten DHA-Gehalte finden sich in den stoffwechselaktiven Gehirnbereichen wie Gehirnrinde, Mitochondrien und Synapsen. Synapsen kann man als Kontaktstellen bezeichnen, die die einzelnen Nervenzellen miteinander verbinden. Die Verbindung erfolgt allerdings nicht direkt, sondern über den synaptischen Spalt, in den Nervenbotenstoffe ausgeschüttet werden und auf der anderen Seite eine Reaktion erzeugen. Synapsen sind entscheidend wichtig für Wahrnehmung und Bewegung und für das Lernen.
Die Zelle besitzt eine umhüllende Membran und viele Zellorganellen: den Zellkern, das endoplasmatische Retikulum, das Golgi-Feld sowie die Mitochondrien. Diese Organellen sind ebenfalls von Membranen umgeben. Die Lipide in den Membranen und Membransystemen sind in einer Doppelschicht angeordnet, in die Proteine in verschiedenen Formen eingelagert sind.
Die Membran ist teilweise durchlässig. Die Kriterien, die festlegen, ob bestimmte Stoffe die Membran durchdringen können, sind abhängig von ihrer Größe, Polarität und Ladung. Zellmembranen grenzen Zellen nach außen und die oben erwähnten Organellen wie z.B. die Mitochondrien voneinander ab. Sie sind verantwortlich für eine Vielzahl von Stoffwechselprozessen, die nur in Verbindung mit der Membran ablaufen können. Sie nehmen Signale auf und leiten diese weiter. Sie steuern beispielsweise über Rezeptorfunktionen die Wirksamkeit von Hormonen und Nervenbotenstoffen oder transportieren Nähr- und Vitalstoffe sowie Stoffwechselzwischen- und -endprodukte. Omega-3-Fettsäuren als wesentlicher Baustein einer intakten Membran beeinflussen alle diese Vorgänge.

## Einflüsse auf entzündliche Prozesse, Zellproliferation und Apoptose

Darüber hinaus scheinen Omega-3-Fettsäuren an der Regulation der Genexpression beteiligt zu sein und nehmen dadurch Einfluss auf vielfältige Stoffwechselprozesse. So wird beispielsweise ihre antiarteriosklerotische Wirkung auf die Beeinflussung von Genexpression und Proteinbildung zurückgeführt. In der Entwicklung der Arteriosklerose spielen verschiedene Wachstumsfaktoren (VEGF und PDGF sowie das Chemokin MCP-1) eine große Rolle. Wird die Synthese dieser Proteine beeinflusst, hat das Auswirkungen auf die Ausbildung und den Verlauf der Arteriosklerose und der sich daraus ableitenden Erkrankungen. Darüber hinaus sind die im Stoffwechsel der Omega-3-Fettsäuren entstehenden Lipidmediatoren wie die Eicosanoide oder Resolvine, Protektine und Maresine von großer Bedeutung. Omega-3-Fettsäuren vermitteln ihre zahlreichen Wirkungen häufig über diese zellulären Botenstoffe. Dadurch beeinflussen sie wirksam entzündliche Prozesse, Zellproliferation oder den natürlichen Zelltod, die Apoptose.

Insbesondere die aus EPA und DHA entstehenden Resolvine, Protektine und Maresine sind stark antientzündlich wirksam. Die Resolvine, abgeleitet von engl. resolve = auflösen, spielen eine tragende Rolle in der Beendigung von entzündlichen Prozessen. Es sind sowohl von EPA als auch von DHA abgeleitete Resolvine bekannt. Die aus DHA gebildeten Neuroprotektine unterstützen z. B. Gehirnfunktionen, die mit der Wahrnehmung, dem Erinnern oder Lernen zu tun haben, und wirken altersbedingten Abbauprozessen entgegen. Mittlerweile weiß man, dass DHA in Makrophagen zu sogenannten Maresinen umgewandelt werden kann. Maresin steht für *macrophage-*

*derived mediator of inflammation resolution,* ein von Makrophagen hergestellter Vermittler, der an der Auflösung von Entzündungen und an der Gewebsregeneration beteiligt ist. Möglicherweise liegt hier der Erklärungsansatz für die positive Wirkung von DHA bei chronischen Entzündungen wie entzündlichem Rheuma, entzündlichen Haut- oder Darmerkrankungen. Während die DHA für diesen Stoffwechselweg lediglich als Vorstufe zur Synthese von entzündungsauflösenden Mediatoren dient, kann sie auch direkt durch Bindung an ein Rezeptorprotein Entzündungsreaktionen beeinflussen. Anscheinend beeinflusst DHA direkt den G-Protein-gekoppelten Rezeptor 120 (GPR120), der an Entzündungsreaktionen sowie Blutzucker- und Gewichtskontrolle beteiligt ist. Möglicherweise ließe sich über diesen Weg die Ausprägung des metabolischen Syndroms und eines Diabetes mellitus beeinflussen.

## Blutdruckregulation durch DHA

Prof. T. Hoshi von der University of Pennsylvania, Philadelphia, hat in einer Studie einen direkten Einfluss von DHA auf den Gefäßdruck nachweisen können. DHA bindet mit hoher Affinität an bestimmte Kaliumkanäle in den Zellmembranen der Nervenzellen und der glatten Muskulatur, die die Gefäßwände umschließt. Sind diese Kanäle geöffnet, kommt es zu einem Kalium-Einstrom in die Zelle. Das hat direkte Auswirkung auf die Membranspannung der Zelle: Sie wird erhöht. Leicht erregbare Zellen wie die glatten Muskel- oder Nervenzellen nutzen diesen Kanal als negativen Rückkoppler, da er einer starken zellulären Erregung entgegenwirkt. In glatten Muskelzellen der Blutgefäße folgt auf die Aktivierung dieser

Kaliumkanäle eine Entspannung und damit eine Gefäßerweiterung und ein Blutdruckabfall. Diesen Mechanismus können alle drei Omega-3-Fettsäuren (ALA, EPA und DHA) auslösen. Die stärkste Aktivierung des Kanals und damit die größte ausgleichende und entspannende Wirkung scheint von der DHA auszugehen.

## Positive Einflüsse auf das biologische Altern des Menschen

Die gesundheitsfördernden Aspekte der Omega-3-Fettsäuren kommen in jeder Lebensphase zum Tragen. Besonders bedeutsam sind sie im Laufe des Älterwerdens, wenn die Zeichen des Alters äußerlich und innerlich sichtbar werden. Natürlicherweise steigt mit dem Älterwerden die Gefahr für das Ausbilden der unterschiedlichsten Erkrankungen. Aber wir können mit einer guten Versorgung den drohenden Veränderungen und dem Auftreten vielfältiger Symptome entgegenwirken. Den Omega-3-Fettsäuren scheint eine bedeutsame Rolle im Prozess des biologischen Alterns zuzukommen. Sie können den Alterungsprozess der Zellen im menschlichen Körper nicht nur verlangsamen, sondern durch Verlängerung der Telomere, die sich im Laufe des Älterwerdens verbrauchen und verkürzen, optimieren. Diese sogenannten Telomere befinden sich an den Chromosomenenden. Die Zelle ist der Grundbaustein unseres Lebens, in der sich alle Informationen unseres Erbgutes befinden. Diese Informationen sind auf einem langen Strang aus Desoxyribonukleinsäure (DNS, oft auch DNA genannt nach dem englischen »desoxyribonuclein acid«) im Zellkern gespeichert. Die Verteilung der gesamten Information zu dem Menschen, der wir sind, ist auf insgesamt 46 Chromosomen verteilt. Wenn sich eine

Zelle teilt, wird im Vorfeld die Erbinformation der Ursprungszelle verdoppelt, damit die neue Zelle ebenfalls einen kompletten Chromosomensatz erhalten kann.
Dieser Prozess ist nicht ganz ungefährlich für das empfindliche Erbgut. Die Endstücke des DNS-Fadens werden aber durch die sogenannten Telomere vor dem Ausfransen geschützt, genau wie bei einem Schnürsenkel, der am Ende durch eine Plastiklappe geschützt wird. Die Molekularbiologin Elisabeth Blackburn, Pionierin auf dem Gebiet der Telomerforschung, hat diesen Vergleich geprägt. Da die Telomere mit jeder Zellteilung etwas Substanz verlieren und sich verkürzen, kann man sich gut vorstellen, dass irgendwann eine Länge erreicht ist, die keine weitere Teilung mehr zulässt. Nach fünfzig bis hundert Teilungen, je nach Art der Körperzelle, geht diese in eine Ruhephase oder stirbt ab. Die Länge der Telomere bestimmt also die Teilungsfähigkeit der Körperzelle. Genau dieser Teil der DNA scheint somit von entscheidender Bedeutung für eine gesunde Zellteilung und Zellfunktion zu sein. Sind die Telomere zu kurz, kann bei der Zellteilung die genetische Information der Chromosomen geschädigt werden.
Einige Zellen, darunter die der Haut, der Haare und Immunzellen, teilen sich öfter als andere Zellen. Sie sind daher stärker von der Telomerverkürzung betroffen. Negative Begleitumstände unseres Lebens wie chronischer Stress, Entzündungen, Übergewicht, Alkoholkonsum oder Rauchen beeinflussen diese Vorgänge. Im schlechtesten Fall begünstigen sie Zellschäden und verdeutlichen das Alter durch tiefere Falten, graue Haare, instabile Knochen, Herzerkrankungen und Krebs.
Eine kalifornische Studie, die 2010 veröffentlicht wurde, beobachtete über einen Zeitraum von fünf Jahren Probanden mit einer koronaren Herzerkrankung. An der Studie wirkte auch die Molekularbiologin Elisabeth Blackburn

mit. Sie wurde 2009 für ihre Forschungsarbeit mit der Verleihung des Nobelpreises geehrt. Die Studie offenbarte bei den Probanden mit einem hohen Omega-3-Spiegel von EPA und DHA im Blut eine langsamere Verkürzung der Telomere im Vergleich zu den Probanden mit einem niedrigen Spiegel.

Der Hauptgrund für die positive Einwirkung von Omega-3-Fettsäuren auf den Alterungsprozess könnte deren entzündungshemmende Eigenschaft sein. Diese Vermutung äußerten auch die Leiter einer Studie aus dem Jahr 2012 unter Prof. Janice Kiecolt-Glaser von der Ohio State University. Aus Sicht der Wissenschaftler begünstigten Omega-3-Fettsäuren das erneute Wachstum der Telomere. Die Wissenschaftler untersuchten den Einfluss eines ausgewogenen Omega-6/3-Verhältnisses auf die Telomerlänge von weißen Blutkörperchen und sprachen den Omega-3-Fettsäuren eine zellverjüngende Wirkung zu. Da außerdem die Entzündungsmarker in der Omega-3-Gruppe deutlich sanken, während sie in der Placebogruppe um erstaunliche 36 Prozent anstiegen, vermuteten die Wissenschaftler, dass Entzündungsprozesse an der Schädigung der Telomere beteiligt sein könnten. Zudem scheinen die Telomere äußerst empfindlich auf oxidativen Stress zu reagieren.

Das Enzym, das in den Zellen der Verkürzung der Telomere entgegenwirkt, ist die Telomerase. Die Hauptfunktion des Enzyms besteht darin, die Telomere intakt zu halten, um die DNA vor Schäden zu bewahren. Dieses Enzym ist allerdings nicht zu jeder Zeit und in jeder Körperzelle aktiv. In den meisten normalen Zellen ist die Aktivität der Telomerase nicht nachweisbar. Eine Aktivität findet sich nur bei Zellen, die sich fortlaufend teilen, wie Knochenmarkszellen, Keimbahnzellen, Embryonalzellen, Stammzellen und bestimmten Immunzellen wie z. B. Makrophagen und Leukozyten. Eine gesteigerte

Telomeraseaktivität scheint verantwortlich zu sein für das unbegrenzte Wachstum von Krebszellen, da auch Tumorzellen dieses Enzym für ihre Teilungsprozesse benötigen. Während in den Stammzellen die Synthese der Telomerase kontrolliert abläuft, ist diese Kontrolle bei Tumorzellen aufgehoben. Durch das Abschalten des Enzyms gewinnen die meisten Zellen einen gewissen Schutz gegen die Krebsentstehung.

Möglicherweise stellen die Omega-3-Fettsäuren einen regulierenden Faktor dar. Während sie bei normalen Zellen die Aktivität der Telomerase fördern, bremsen sie das Enzym bei übersteigerter Aktivität aus. Johanna Budwig wusste um die Bedeutung der Omega-3-Fettsäuren für Wachstum und für eine gesunde Zellteilung. Aus ihrer Sicht war der Ausdruck »Wucherung« für die Wachstumsstörung der Zellen, die sich in dem Bild des Tumors präsentierte, nicht korrekt gewählt. Eine Wucherung beschreibt ungezügeltes Wachstum. Dr. Budwig sah in der Ausbildung des Tumorgewebes eine Wachstumshemmung, eine nicht vollendete Zellteilung bzw. den fortlaufenden Versuch, die Zellteilung zu vollziehen. »In der heutigen Medizin folgt man immer noch der falschen Auffassung, mit dem Tumor wäre zu viel Wachstum verbunden. Das ist nicht richtig. Ich habe schon 1956 wissenschaftlich veröffentlicht, dass beim Tumor viele in Teilung befindliche Zellen vorliegen und die Kernteilung bereits eingesetzt hat. Es fehlt jedoch im Falle der Tumorbildung die Abschnürung der Tochterzelle, die dann zur Abstoßung der überlebten Zellen führt.« (Aus einem Interview, veröffentlicht in *Krebs – Das Problem und die Lösung*, Sensei-Verlag)

EPA und DHA sind für die Entwicklung und die Funktion von Gehirn und Nervensystem äußerst wichtig. Es liegt nahe, dass eine Unterfunktion Auswirkungen auf unser Denken und Fühlen hat. Prof. Paul Amminger von der australischen University of Melbourne bestätigte in einer Studie aus dem Jahr 2015 die stabilisierende Wirkung dieser Omega-3-Fettsäuren selbst in Bezug auf psychische Störungen wie z. B. Schizophrenie.
Die vierzig jungen Teilnehmer der kleinen Studie, die bereits unter ersten Symptomen einer psychischen Störung litten, wurden über drei Monate täglich mit 1,2 Gramm der Omega-3-Fettsäuren versorgt. Erstaunlicherweise wurden bereits nach diesem relativ kurzen Zeitraum die Symptome schwächer, und das Risiko der Teilnehmer, an einer ausgeprägten psychotischen Störung zu erkranken, minimierte sich.
Omega-3-Fettsäuren wirken darüber hinaus auch antidepressiv, da sie den Serotoninstoffwechsel beeinflussen. Niedrige Omega-3-Blutspiegel stehen in Bezug zu einer erhöhten Depressionsneigung. Auch an dieser Stelle gibt es Hinweise zum Stoffwechsel der Lipidmediatoren und dem negativen Einfluss von Entzündungen. Denn niedrige Omega-3-Spiegel erhöhen die Entzündungsneigung, und entzündliche Prozesse fördern den Serotoninabbau. Viele psychiatrische und neurologische Störungen lassen sich mit einen Mangel an Serotonin in Verbindung bringen. Außerdem scheint es eine deutliche Verbindung zwischen koronarer Herzkrankheit und dem Auftreten einer Depression zu geben. Einige Wissenschaftler sehen den Zusammenhang im Prostaglandinstoffwechsel. Das Prostaglandin-2 ist sowohl an der Entstehung von koronarer Herzkrankheit als auch von Depressionen beteiligt.

Omega-3-Fettsäuren reduzieren das Prostaglandin-2 und wirken bei beiden Erkrankungen ausgleichend.
Die mental stärkende und auch die antidepressive Wirkung der Omega-3-Fettsäuren kann durch Vitamin D zusätzlich gesteigert werden. Tatsächlich haben die amerikanischen Wissenschaftler Rhonda Patrick und Bruce Ames Bezüge zwischen einer mangelhaften Zufuhr der Omega-3-Fettsäuren EPA, DHA und Vitamin D und der Entwicklung von Depressionen und anderen psychischen Erkrankungen hergestellt. Ihre Untersuchung bestätigte, dass eine Kombination der beiden Fettsäuren mit Vitamin D sowohl in der Vorsorge als auch in der Therapie hilfreich ist. Ein möglicher Ansatzpunkt scheint die Beeinflussung des Serotoninstoffwechsels zu sein. Ein Mangel an Vitamin D kann zu strukturellen Veränderungen im Gehirn führen. Eine daraus resultierende Störung im Stoffwechsel der Nervenbotenstoffe geht einher mit Stimmungsschwankungen und depressiven Verstimmungen.

# Schädliche Transfettsäuren in der täglichen Nahrung

*Gehärtete und durch chemische Eingriffe veränderte »Fette« weisen, wie zahlreiche als Krebsnoxen bekannte Kohlenwasserstoffe, Paraffine und Farbstoffe, große Lösungsaffinität zu den »lebensnotwendigen Fetten« auf. Die leichte Löslichkeit der »Fette« in anderen Fetten und Lipoiden bedingt die hohe Toxizität unbiologischer Fette […].*

Dr. Johanna Budwig

Mit der Entdeckung der Transfette in der Margarine und der Erkenntnis über die schädlichen gesundheitlichen Wirkungen trat Johanna Budwig schon Mitte des letzten Jahrhunderts den Kampf gegen diese schlechten Fette an. Sie wandte sich mit der Forderung, Transfette zum Schutz des Verbrauchers aus der Margarine zu verbannen, vehement an die Lebensmittelindustrie und Politik, leider ohne Erfolg.

Mittlerweile werden andere (ebenfalls nicht unproblematische) Verfahren zur Herstellung von Margarine genutzt, weshalb die Transfettgehalte heute deutlich reduziert und einige Margarinen praktisch frei von Transfettsäuren sind. Ausgenommen sind Margarinesorten, die aus nur einer Sorte Öl hergestellt werden, z.B. Sonnenblumenmargarine. Um eine optimale Konsistenz der Margarine zu erreichen, muss ein Teil des Öls weiterhin teilgehärtet werden. Gegenwärtig zeigen sich industriell gehärtete Pflanzenfette als Hauptquelle von Transfettsäuren. Beim Fetthärtungsprozess werden aus flüssigen Pflanzenölen streichfähige bis feste Fette hergestellt. In Frittier-, Back- und Bratfetten können zum Teil hohe Mengen an Transfetten enthalten sein. Sie finden sich auch in Backwaren wie Blätterteig, Kuchen oder Keksen, Nuss-Nugat-Cremes, Süßigkeiten, Fertiggerichten, Fertigpizzen, frittierten Kartoffelprodukten wie Chips und Pommes frites oder würzigen Snacks.

Gesetzliche Regelungen zum Schutz des Verbrauchers gibt es in der Europäischen Union bis heute nicht. Lediglich bei Babykost und beim Olivenöl konnte sich die EU bisher auf einen Grenzwert einigen. Die zulässige Höchstmenge liegt hier bei höchstens 4 Gramm Transfettsäuren auf 100 Gramm Fett. In Dänemark gilt seit 2003 die gesetzliche Regelung, dass industriell hergestellte Produkte nicht mehr als 2 Gramm Transfettsäuren pro 100 Gramm Fett enthalten dürfen. Außerdem ist der Verkauf von Nahrungsmitteln mit mehr als 2 Prozent Transfettsäuren untersagt. In den USA muss der Transfettgehalt seit dem 1. Januar 2006 auf allen Lebensmittelverpackungen deklariert werden. Zudem gibt es einen Beschluss der Gesundheitsbehörde der Stadt New York, Transfette aus der Gastronomie und der Gemeinschaftsverpflegung zu verbannen. Restaurants, Bäckereien und Fastfood-Betriebe müssen den Anteil von Transfettsäuren in den zubereiteten Speisen auf weniger als ein halbes Gramm pro 100 Gramm Fett reduzieren. 2015 hat die Food and Drug Administration (FDA) den teilgehärteten Fetten endgültig den Kampf angesagt und den Lebensmittelherstellern in den USA drei Jahre Zeit gegeben, um teilgehärtete Fette aus ihren Lebensmitteln zu verbannen. In Europa sind dem Vorreiter Dänemark im Einsatz gegen Transfettsäuren mittlerweile Österreich, Ungarn, Island, Norwegen und die Schweiz gefolgt. 2012 wurde in Deutschland eine Initiative des Verbraucherschutzministeriums und der Lebensmittelwirtschaft zur Minimierung von Transfettsäuren ins Leben gerufen. Ihr Ziel ist es, Transfettsäuren in

Lebensmitteln zu reduzieren. Die erforderlichen Leitlinien wurden unter der wissenschaftlichen Beratung des Max-Rubner-Instituts (MRI) entwickelt. Die Bemühungen scheinen erfolgreich zu sein, denn der Gehalt von Transfettsäuren in Lebensmitteln des deutschen Marktes ist rückläufig. Auf dem Lebensmitteletikett der EU müssen Transfette jedoch nach wie vor nicht ausgewiesen werden. Sie können sich auf dem Etikett hinter folgenden Begriffen verstecken: gehärtete oder teilgehärtete Fette, hydrierte oder teilhydrierte Fette.

## Negative Wirkungen auf die Gesundheit

An erster Stelle der Krankheiten, für die Transfettsäuren mitverantwortlich gemacht werden, stehen Arteriosklerose und Herz-Kreislauf-Erkrankungen. Es folgen Übergewicht, Diabetes, Krebs und Alzheimer-Demenz. Es ist davon auszugehen, dass diese Fettsäuren auch noch an der Entstehung von weiteren Erkrankungen beteiligt sind.

## Wie kommt es zu den unterschiedlichen negativen Auswirkungen?

Transfettsäuren verändern die Strukturen der Zellmembranen. Das hat Auswirkungen auf die Rezeptoren in unseren Membranen; diese werden verändert oder blockiert. Manche Stoffe können nicht mehr wirksam werden, wie z. B. das Insulin am Insulinrezeptor. Die Veränderung kann aber auch Ionenkanäle wie die Natrium-Kalium-Pumpe betreffen und dadurch die elektrische Spannung an unseren Membranen verändern. Transfettsäuren blockieren den Elektronenfluss in unserem Körper, da ihnen aufgrund ihrer chemischen Gestalt nicht die Fähigkeit zur Aufnahme und Leitung elektrischer Teilchen gegeben ist. Letztendlich vergrößert sich das Risiko für Arteriosklerose, koronare Herzkrankheit, Herzinfarkt und Schlaganfall.

Für den Körper sind die Transfettsäuren genauso gut verwertbar wie wertvolle mehrfach ungesättigte Omega-3- und Omega-6-Fettsäuren. Er erkennt das gesundheitsschädigende Potenzial in ihnen nicht, sondern nutzt sie als Bausteine, die er in seine Zellmembranen einbaut. Aber die Zellmembranen werden starr und unelastisch, wenn die Anteile an Transfettsäuren darin zunehmen. Dort stören sie wichtige Stoffwechselfunktionen wie die Regulierung des Blutzuckers, des Blutdrucks oder Entzündungs- und Immunreaktionen.

Deshalb sollten Sie diese Fette meiden, wenn Ihnen Ihre Gesundheit am Herzen liegt. Wenn Sie die Aufnahme an transfetthaltigen Lebensmitteln reduzieren möchten, sollten Sie industrielle Fertigprodukte meiden und überwiegend selbst kochen und backen. Selbstgemachte Pommes frites lassen sich auch mit wenig Fett und ganz ohne Fritteuse für die Familie zubereiten. Allerdings sollten Sie nur Öle verwenden, die von Natur aus hitzebeständig und frei von Transfetten sind, wie z. B. zertifiziertes, ökologisch und biologisch einwandfreies natives Kokosfett.

# 5
# Die Praxis der Öl-Eiweiß-Kost

*Die richtige Ernährung eines Menschen ist durchaus möglich, ohne dass alle Einzelheiten wissenschaftlich erforscht sind. Der Mensch stellt einen Teil der ihn umgebenden Natur dar, und natürlicherweise finden sich in einer Umgebung die Substanzen, die er zu seiner Ernährung benötigt.*

Dr. Johanna Budwig

Wichtiger Hinweis: Bitte beachten Sie, dass auf den nachfolgenden Seiten die Basis der Öl-Eiweiß-Kost erklärt und in der Umsetzung beschrieben wird. Eine individuelle Anpassung der Ernährungsvorschrift erfolgt idealerweise durch einen qualifizierten Arzt oder Heilpraktiker.

## Dr. Budwigs Ernährungsvorschrift

*Öl, der zentral wichtige Wirkstoff unserer Zeit. Leinöl hat zu allen Zeiten Wunder gewirkt. Fette beherrschen den gesamten Stoffwechsel, Energiegewinn und Zellneubildung stärker als jedes andere Nahrungsmittel.*

Dr. Johanna Budwig: *Öl-Eiweiß-Kost*, S. 3

In dem 1952 veröffentlichtem Kochbuch zur Öl-Eiweiß-Kost beschreibt Dr. Budwig auf den ersten Seiten ganz allgemein die Inhalte der Öl-Eiweiß-Kost. Bevor hier tiefer auf die Inhalte der Ernährungsweise eingegangen wird, soll Johanna Budwig im Originalton zu Wort kommen. Es folgen daher ein paar Zitate aus dem Buch.

»Das Fundament der gesamten Nahrungsverwertung ist zerstört, wenn die hochaktiven natürlichen Fette durch die entnervten, gegen Sauerstoff stabilen, künstlich veränderten fettigen Substanzen ›ersetzt‹ werden. Diese Hemmstoffe im Organismus sind heute die Hauptursache der meisten Erkrankungen. Hilfe bietet der richtige Einsatz der hochaktiven Nahrungsfette, wie sie im Leinöl und in entsprechenden Streichfetten in optimaler Form vorliegen. Wichtig ist die richtige Harmonie der Fette mit der Eiweißnahrung, die Öl-Eiweiß-Kost.«
(*Öl-Eiweiß-Kost*, S.3)

»Das Wesentliche dieser Öl-Eiweiß-Kost besteht darin, dass schwerbekömmliche, schwerverdauliche Fette ausgeschaltet werden. An ihrer Stelle sollen leichtbekömmliche, leicht verbrennbare, Energie und Spannkraft liefernde, also gute Fette einen Hauptbestandteil der Nahrung darstellen. Außerdem ist die Ernährung so aufgebaut, dass sorgfältig alle Konservierungsmittel, die als Atemgifte wirken, ausgeschaltet sind. Frische und nicht gekochte Nahrung dagegen ist reich an Anteilen, die den Vorgang der selbsttätigen Sauerstoffaufnahme des Organismus unterstützen. Im Rahmen dieser Ernährungsform handelt es sich um eine Vollwertnahrung, eine Aufbaukost. Sie ist nicht zu verwechseln mit einer ›Diät‹, die nur eine Schonkost darstellt. Es werden viele frische Gemüsesorten roh verwandt. Zur Zubereitung des gedämpften Gemüses dienen ausschließlich frische Gemüsesorten. Konserven oder eingeweckte Gemüse werden vermieden. Roh zubereitete Nahrung soll in jeder Mahlzeit irgendwie enthalten sein, entweder als Rohkostplatte oder, roh verarbeitet, mit der warmen Mahlzeit verbunden. Es findet reichlich Fett Verwendung, jedoch immer in der rechten Harmonie mit Eiweiß, z. B. bildet Quark mit Leinöl in vielerlei Variationen einen wesentlichen Anteil dieser energiereichen und neubelebenden Nahrung.« (*Öl-Eiweiß-Kost,* S. 10)

Vergleicht man die Öl-Eiweiß-Kost mit den Ernährungsempfehlungen der Deutschen Gesellschaft für Ernährung (DGE), würde man die Öl-Eiweiß-Kost zu den vegetarischen Ernährungsweisen mit einem geringen Kohlenhydratanteil zählen. Öl und Eiweiß, die namengebenden Bestandteile dieser Ernährungsweise, stehen im Vordergrund. Daneben gibt es reichlich Gemüse und Obst, auch

in Form von frisch gepressten Säften. Fleisch wurde nur in Ausnahmefällen in Absprache mit Dr. Budwig erlaubt. Es handelte sich dann nicht um konventionell gemästete Tiere, sondern um frisch geschossenes Wild oder z. B. Kaninchen aus eigener Haltung.
Johanna Budwig war außerdem der Meinung, dass zu ihrer Zeit zu viel Brot, zu viel Nudeln aus Weißmehl und zu viele isolierte Zucker in Form von Kuchen und »Teilchen« gegessen wurden. Diese Einschätzung hat heute noch Gültigkeit. Die entsprechenden Nahrungsmittel hat sie daher stark reduziert oder komplett ausgeschlossen, z. B. Brot und Nudeln. Dem »starken Esser« hat sie eine Scheibe Brot zusätzlich erlaubt und dieses naturgemäß aus dem ganzen Getreide, also als Vollkornbrot, empfohlen. Das kann dem einen oder anderen eine Hilfe sein, denn Brot wird allgemein zu Beginn der Ernährungsumstellung von leidenschaftlichen Brotessern schmerzlich vermisst. Deutschland ist ein Land, in dem viel Brot gegessen wird. Sie werden allerdings überrascht sein, wie gut man ohne das ein oder andere liebgewonnene Nahrungsmittel leben kann, auch auf Dauer.
Es ist uns überhaupt nicht bewusst, dass vieles von dem, was wir uns einverleiben, unser Inneres mehr belastet als bereichert. Je nachdem, mit welchen Lebensmitteln unser Einkaufskorb oder Kühlschrank gefüllt ist, beschweren oder nähren wir unseren Körper. Eine Umstellung der Ernährung im Sinne der Öl-Eiweiß-Kost bringt Leichtigkeit und Energie in unseren Körper.
Dr. Budwig war bekannt dafür, dass sie bei ihren Besuchen gerne einen Blick in den hauseigenen Kühlschrank warf. Nicht jede Person, die Dr. Budwig bereits kannte oder die sie kennenlernte, war schon mit ihren Erkenntnissen vertraut und sozusagen auf dem Budwig-Weg. Die Margarine war und ist in vielen Haushalten zu Hause. Als Gastgeber

konnte man zusehen, wie die transfetthaltigen Produkte in den Mülleimer flogen.
Das könnte bei Ihnen zu Hause ebenfalls ein guter Start in eine neue Lebensweise sein. Entrümpeln Sie doch einmal Ihren Kühlschrank und ihre Vorratskammer von all den industriell verarbeiteten Lebensmitteln, die Sie als Nahrungsmittel nutzen. Was sich mit Kleidungsstücken machen lässt, funktioniert auch mit Dingen, die man essen kann. Da lassen sich sicherlich Nahrungsmittel in Tüten finden, mit denen man fix eine Suppe oder Sauce zubereiten kann, getrocknete Fertiggerichte, Suppen und Eintöpfe, jede Menge Dosen, z. B. Tomaten, ganz, stückig, mit und ohne Kräuter, Mayonnaisen und Fertigsaucen, Fisch, Chips und Flips etc. Sie wissen, was ich meine. Vergessen Sie nicht Ihre Tiefkühltruhe. Da lagern sicherlich noch so unverschämt leckere tiefgefrorene Mini-Berliner und all die köstlichen frittierten Gerichte. Es wird Zeit für einen Neuanfang. Befreien Sie sich. Nichts von all dem brauchen Sie wirklich. Entsorgen Sie diese »Lebensmittel«, das schafft Platz und lässt Sie und Ihre Zellen wieder leichter atmen.
Und wenn es in Ihren Schränken übersichtlich geworden ist, können Sie die Leere mit natürlichen Lebensmitteln füllen, den wahren Mitteln zum Leben. Das zeichnet die Öl-Eiweiß-Kost nämlich aus. Sie beschreibt nicht nur die Lebensmittel, die Bestandteil der Nahrung sein sollten, um die eigene Gesundheit zu fördern, sondern sie schließt schädigende Stoffe in der Nahrung gleichzeitig und rigoros aus. Zu den schädigenden Nahrungsbestandteilen gehören an erster Stelle chemisch veränderte Fette – Transfette, aber auch tierische Fette und Zucker! Außerdem sollte die Nahrung frei von Konservierungsmitteln, Geschmacksverstärkern, Stabilisatoren und weiteren Zusatzstoffen sein. Liebevoll und konsequent in der Umsetzung,

biologisch und naturbelassen in der Auswahl, leicht und gut zu »veratmen«, entlastend und befreiend auf Zellebene – so verstand Johanna Budwig die Öl-Eiweiß-Kost. Und darin liegt wohl auch das Geheimnis ihres Erfolges begründet. In dieser Form und in strenger Umsetzung der Richtlinien hat die Öl-Eiweiß-Kost vielen Menschen zu neuer Kraft verholfen. Johanna Budwigs Strenge und Deutlichkeit in Bezug auf Gebote und Verbote in ihrer Öl-Eiweiß-Kost hat sicherlich dazu beigetragen, dass sie in der Therapie am Patienten so erfolgreich war. Und was sagt die Naturwissenschaftlerin zu begleitenden Therapien? In *Der Tod des Tumors Bd. II,* S. 143 schreibt Dr. Budwig: »Was ist nun an therapeutischen Maßnahmen ratsam, erlaubt, empfehlenswert? Mein Grundsatz ist zu antworten: Jeder tue, was er kann. Kaltwasseranwendung oder Überwärmung, Homöopathie oder Phytotherapie, ja Psychotherapie kann angezeigt sein oder auch gegebenenfalls der chirurgische Eingriff. Nur wird alles gemieden, was die natürliche Lebensfunktion erheblich drosselt, z. B. Barbiturate oder Analgetika. Der natürliche Rhythmus der Lebensvorgänge im Wachen und Schlafen, in Ruhe und Bewegung und frische Luft wird in Verbindung mit der Öl-Eiweiß-Kost zur Wiederherstellung der Zytodynamik auf biologischem Wege für wichtig gehalten.«

# Einige Produktentwicklungen

*Die reale Welt, in der wir heute leben, erfordert Methoden der Haltbarmachung, die in Ölen, Fetten u. a. Lebensmitteln diese notwendigen Elektronensysteme schützen vor vorzeitiger Oxidation [...], damit sie ihre dynamischen Charakteristiken für die und in der Lebensfunktion des Menschen entfalten können.*

Johanna Budwig: *Der Tod des Tumors Bd. I*, S. 92

## Pure, mit Honig ummantelte Leinsaat

*Große Freude erfüllt einen Wissenschaftler, wenn man erkennt, man hat eine große, schöne neue Idee, und diese Gedankengänge lassen sich wissenschaftlich gut erhärten durch das Experiment.*

Dr. Johanna Budwig

Leinsamen, *Linum usitatissimum* – äußerst nützlicher Lein, ist als aufgebrochene, geschrotete oder fein vermahlene Saat leicht durch Reaktion mit dem allgegenwärtigen Sauerstoff zu verändern. Will man das große gesundheitsfördernde Potenzial in seiner vollen Kraft auch bei Lagerung erhalten, muss man die aufgebrochene Saat vor dem Zutritt von Sauerstoff und der damit verbundenen Oxidation schützen. Dr. Budwig experimentierte mit unterschiedlichen Naturstoffen, um die Leinsaat und das daraus gepresste Öl im Handel verkehrsfähig zu machen. Sie erkannte, dass natürliche Zuckerverbindungen in der Lage sind, diese werterhaltende Aufgabe zu erfüllen. Die wohl schönste Form der natürlichen Zuckerverbindungen finden wir in dem Bienenprodukt Honig. Und der Honig ist weit mehr als nur natürlicher Zucker. In ihm sind auch Aminosäuren, Vitamine, Mineralstoffe, Spurenelemente und Enzyme enthalten. Als Naturprodukt liefert er, zumindest in kleinen Anteilen, neben den natürlichen Zuckerverbindungen, weitere zu seiner Verstoffwechselung benötigte Nährstoffe gleich mit.

Dr. Budwig verrieb die fein vermahlene Leinsaat mit etwas Honig und nannte das Produkt Linomel, abgeleitet von linum für Lein und mel für Honig. Die mit natürlichen Zuckerverbindungen ummantelte oder frisch geschrotete Leinsaat ist Bestandteil der Budwig-Creme und wird zu Beginn der Öl-Eiweiß-Kost für einen Überleitungstag empfohlen. Sie ist auch nützlich, wenn bei schwerer Erkrankung die Budwig-Creme nicht vertragen wird. Hierzu nimmt man die frisch geschrotete oder vor Oxidation geschützte Leinsaat über den Tag verteilt in mehreren Portionen mit viel Flüssigkeit zu sich.

Leinsaat ist nicht nur eine gute Quelle für essenzielle Fettsäuren, sondern aufgrund des hohen Eiweißgehaltes von ca. 25 Prozent auch für die schwefelhaltigen Aminosäuren Methionin und Cystein. Mit 100 Gramm Magerquark nehmen Sie durchschnittlich 311 Milligramm Methionin und 68 Milligramm Cystein, mit 100 Gramm Leinsamen ungefähr 497 Milligramm Methionin und 472 Milligramm Cystein zu sich. Ein Esslöffel Leinsaat liefert somit ca. 50 Milligramm Methionin und 47 Milligramm Cystein.

## Das Streichfett Oleolux

»Die neuen Fette sind wasserfrei. Die hochungesättigten Öle sind haltbar, wie es für handelsübliche Ware vorgeschrieben und notwendig ist. Sie haben ihre Funktion erhalten – einmal in den menschlichen Organismus gelangt –, die Sauerstoffaufnahme, die Zellatmung anzuregen und den Energiegewinn aus der Fettnahrung zu begünstigen.« (Johanna Budwig: *Fettfibel,* S. 25)

Johanna Budwig hat in aller Deutlichkeit immer wieder auf die Gefahren durch den Verzehr der handelsüblichen Margarine hingewiesen. Sie wurde auch nicht müde, in aller Öffentlichkeit der Margarineindustrie den Kampf anzusagen. Zwischenzeitlich wurde sie jedoch auch selbst aktiv und entwickelte, getreu ihrem Prinzip der natürlichen Haltbarmachung, ein Streichfett auf Leinölbasis. Die Zeit war reif für ein gesundes streichbares Fett aus Leinöl, Kokosfett, Knoblauch und Zwiebeln, dessen Rezeptur unter dem Namen »Oleolux« in dem Buch *Öl-Eiweiß-Kost* veröffentlicht wurde.
»Diese neuen Streichfette nenne ich ›Oleolux‹, weil in ihnen das Öl in einer Form vorliegt, die das Licht (= lux) der Sonnenenergie aufnimmt, speichert und diskontinuierlich, d.h. bei Bedarf zur freien verfügbaren Energie aktiviert und weiterleitet.« (Johanna Budwig: *Fettfibel,* S. 35)
Die elektronenreichen hochungesättigten Fettsäuren haben eine elektrisch negativ überschüssige Ladung. Die schwefelhaltigen Eiweißverbindungen, die z.B. in Zwiebeln, Pfeffer, Paprika, Hafer, Buchweizen und Nüssen enthalten sind, besitzen die Fähigkeit, die negative Ladung der hochungesättigten Fettsäuren zu schützen.

### Eine weitere kostbare Zutat: Kokosöl

Neben dem Leinöl und den schwefelhaltigen Eiweißverbindungen spielt das native Kokosöl eine nicht unwesentliche Rolle im Gefüge von Oleolux. Kokosöl besteht zum größten Teil aus gesättigten Fettsäuren. Vermutlich denken Sie jetzt: Gefahr! – gesättigte Fettsäuren erhöhen den Cholesterinspiegel und sind schlecht für das Herz-Kreislauf-System. Tatsächlich hält sich diese Fehlinformation seit Jahrzehnten und ist in den meisten Köpfen immer noch sehr präsent. Aber sie entspricht nicht dem heutigen Wissensstand. Die gesättigten Fettsäuren sind mittlerweile rehabilitiert, die wahren Übeltäter erkannt und mit den Transfetten auch identifiziert. Außerdem werden gesättigte Fettsäuren in kurze, mittelkettige und langkettige Fettsäuren unterschieden. Interessant an den mittelkettigen Fettsäuren ist, dass diese durchaus positive gesundheitliche Wirkungen entfalten. Genau diese, die mittelkettigen gesättigten Fettsäuren, auch MCT-Fette genannt, sind zu über 50 Prozent im Kokosöl enthalten. Sie sind leicht verdaulich, regen den Stoffwechsel an, wirken gegen Bakterien, Pilze und Viren, stärken das Immunsystem und unterstützen unsere Leistungsfähigkeit. Sie sind also ein wunderbarer Partner für Leinöl und schwefelhaltige Aminosäuren.

## Die Herstellung von Oleolux

*Zutaten*

125 ml Dr. Budwig Omega-3-Leinöl
1 mittelgroße Zwiebel
250 g Kokosöl, nativ, ungehärtet
10 Knoblauchzehen

*Zubereitung*

Stellen Sie das Leinöl in einer größeren Schüssel in das Eisfach Ihres Kühlschranks.
Die Zwiebel schälen, vierteln und zusammen mit dem Kokosöl einige Minuten erhitzen, bis die Zwiebel beginnt, braun zu werden. Die Knoblauchzehen zugeben und

ebenfalls hell anbräunen. Das kann 10 bis 15 Minuten in Anspruch nehmen, je nach Höhe der Temperatur.
Gießen Sie dieses Gemisch durch ein Sieb in das eiskalte Leinöl. Umrühren und sofort wieder ins Eisfach stellen.
Nach vollständigem Erkalten kann das Oleolux im Kühlschrank aufbewahrt werden. Füllen Sie es im noch warmen Zustand in sterilisierte Twist-off-Gläser, um es nach und nach verwenden zu können.
Zwiebeln und Knoblauch lassen sich alternativ durch 50 Gramm Walnüsse, 50 Gramm Vollkornhaferflocken oder 50 Gramm ganzen Buchweizen ersetzen.

### *Oleolux für Kinder*

Erhitzen Sie 250 Gramm Kokosöl mit 100 Gramm grobkörnigen Haferflocken bis zur beginnenden Bräunung. Gießen Sie im Anschluss das Kokosöl durch ein feinmaschiges Küchensieb in eine Schüssel. Nun geben Sie 50 Gramm Bio-Schokolade mit hohem Kakaoanteil hinzu. Nach dem Schmelzen rühren Sie 125 Gramm eiskaltes Leinöl unter die Masse. Geben Sie 1 Esslöffel Honig dazu, und stellen Sie die Mischung zum vollständigen Erkalten ins Eisfach. Ein gesunder süßer Brotaufstrich, den Kinder lieben. Variationen ergeben sich z.B. durch Zugabe von ätherischen Ölen wie Vanille oder Orange. Mit ätherischem Ingwer- oder Chiliöl wird ein Brotaufstrich für Erwachsene daraus.

Johanna Budwig verstand Oleolux nicht als Margarineersatz. Die von ihr entwickelten gesunden streichbaren Fette als Brotaufstrich und zum Abschmecken von warmen Gerichten sind wasserfrei. Margarine hingegen enthält als Vollfettmargarine 80 bis 90 Prozent Fett, Wasser, Emulgatoren, Molke, Zitronensäure und als Farbstoff Beta-Carotin.

## Fermentgold oder die Bedeutung der Enzyme

Die Papaya gehört zu den Früchten, die von Natur aus einen hohen Anteil an wertvollen Enzymen besitzen. In der Bezeichnung »Fermentgold« findet sich der ältere Ausdruck »Ferment« für die heute allgemein verwendete Bezeichnung »Enzym« wieder. Die von Johanna Budwig gewählte Bezeichnung bringt sehr schön den Enzymreichtum des von ihr entwickelten Muttersaftes zum Ausdruck. Der Begriff Muttersaft beschreibt einen Direktsaft mit 100 Prozent Fruchtanteil. Im »Fermentgold« wird Papayamark durch den Zusatz von naturtrübem Apfelsaft trinkbar gemacht. Auch hier hat die Naturwissenschaftlerin ein Verfahren entwickelt, mit dem der natürliche Elektronenreichtum des Muttersaftes erhalten bleibt. Die natürliche Form der Haltbarmachung erfolgt nach Aussage von Dr. Budwig über die Beeinflussung des elektrischen Potenzials. Auch an dieser Stelle geht es Johanna Budwig darum, den Wert der Lebensmittel durch den Herstellungsprozess weitgehend zu erhalten.

In der Öl-Eiweiß-Kost hat »Fermentgold« einen hohen Stellenwert. Johanna Budwig hat es neben die frisch gepressten Säfte gestellt und häufig am Nachmittag mit frisch geschroteter oder vor Oxidation geschützter Leinsaat verordnet. Bei einer Schwäche in den Verdauungsorganen kann Fermentgold zusätzlich zu den Mahlzeiten gereicht werden.

Enzyme aus der Nahrung können den Körper bei eingeschränkter Leistungsfähigkeit der Verdauungsorgane unterstützen und so Verdauungsbeschwerden wie z.B. Völlegefühl, Übelkeit und Bauchschmerzen mindern. Die Enzyme der Papaya erleichtern die Verdauung der Nahrungsproteine, und ein kleiner Anteil an fettspaltenden Enzymen ist hilfreich bei der Fettverdauung.

### *Wirkungsweise der Papayaenzyme*

Das Papaya-Emzym Papain wird in der Medizin eingesetzt, um schädliche Immunkomplexe abzubauen. Diese sind bei Autoimmunerkrankungen von Bedeutung. Es ist wie unsere körpereigenen Enzyme in der Lage, die im Gewebe abgelegten Antikörper und Immunkomplexe wieder von den Zellrezeptoren zu entfernen. Die »Fremdmarkierung« körpereigener Zellen wird damit aufgehoben. So entgehen die Zellen dem Angriff durch die körpereigene Immunabwehr.

Papain kann z.B. Zöliakie-Patienten bei der Verdauung von Gliadin, einem Eiweißbestandteil des Glutens, unterstützen. Damit können geringe Mengen Gluten vertragen und verstoffwechselt werden. Die konkrete Menge muss allerdings individuell ausgetestet werden.

Enzyme sind an fast allen lebenswichtigen Prozessen unseres Körpers beteiligt. Dadurch ergibt sich ein breites Wirkspektrum. Enzyme können die Verdauung verbessern, das Immunsystem stärken, Entzündungsprozesse beeinflussen. Da Entzündungen bei allen Zivilisationserkrankungen von Bedeutung sind, kann die Ernährung über eine natürliche vitalstoffreiche Kost unser körpereigenes Enzymsystem durch Cofaktoren stärken und zusätzlich über enzymreiche Lebensmittel das eigene System unterstützen und entlasten.

## Elektronen-Differenzierungs-Öle (Eldi-Öle)

»Die Therapie allein durch Anwendung der Ernährungstherapie unter Anwendung der äußerlich anzuwendenden Öle bringt die Tumore umfassend zur Ausscheidung, weil die normalen Wachstumsprozesse diese dynamische Kraft dazu aufbringen, auch im Immun-System des Menschen.«

(Dr. Johanna Budwig, Vortrag in Stuttgart am 24.09.98)

## *Licht ist die treibende Kraft*

Licht ist die treibende Kraft, die alle Lebensfunktionen aktiviert und erhält. Vom Stoffwechsel der Pflanzen ist uns seit langem bekannt, dass sie für ihr Wachstum nicht nur Nährstoffe, Luft und Wasser benötigen. Licht ist für Pflanzen ein einzigartiges Lebenselixier. Die »Antenne«, über die sie die Energie des Lichts aufnehmen können, ist ein lichtabsorbierendes Molekül, das Chlorophyll. Es ist die Energie aus dem Sonnenlicht, die dann in der Pflanze Wasser und Kohlendioxid zu Glukose, dem elementaren Grundstoff und Energieträger aller Zellen, verbindet. Im menschlichen Organismus übernehmen aus Sicht der Fettforscherin die mehrfach ungesättigten Fettsäuren in den Zellmembranen der Haut die Funktion dieser Antenne. Die hochungesättigten Fettsäuren haben die Fähigkeit, die Photonen des Lichts in ihre mehrfach ungesättigten Bindungen aufzunehmen. Dadurch gerät das Molekül in einen höheren Energiezustand. Diese Lichtenergie ist nicht fest verankert, sie ist frei beweglich und kann daher Stoffwechselprozesse beeinflussen.

Johanna Budwig hat sich schon zu Beginn ihrer wissenschaftlichen Laufbahn mit der ordnenden Kraft des Sonnenlichts in biologischen Systemen befasst. Wir nehmen das Licht über die Augen, die Haut und die Nahrung auf. Die zunehmende Industrialisierung der Nahrung und Sonnenschutz auf höchstem Niveau haben dazu beigetragen, dass der menschliche Organismus heutzutage immer weniger in der Lage ist, diese lebenspendende Kraft aufzunehmen und zu nutzen. Dadurch fehlen die hochungesättigten, elektronenreichen Verbindungen, die in Resonanz mit bestimmten Wellenlängen des Lichts die Photonen der Sonne wie Magnete anziehen, aufnehmen und speichern können.

## *Der Mensch ist ein elektrisches Wesen*

Der Mensch existiert nicht nur mit einem stofflichen Körper: Wir verfügen auch über ein elektrisches System. Die stärksten elektrischen Ströme können am Herz gemessen werden. Aber auch Gehirn und Nervensystem, die Muskulatur, innere Organe, Zellen und Zellmembranen erzeugen elektrische Impulse. Bis in die kleinsten Bausteine unseres Körpers, die Zellen, kann ein elektrischer Ladungstausch beobachtet werden. Diese elektrischen Impulse sind charakteristisch für das Lebendige in uns. Sie zeichnen uns ursprünglich als lebende Wesen aus. Den Elektronenreichtum unseres Körpers können wir positiv beeinflussen durch elektronenreiche Nahrung, Einreibungen mit Eldi-Ölen und tägliche Spaziergänge in der Sonne und im Tageslicht.

## *Elektronen-Differenzierungs-Öle (Eldi-Öle) zur Anwendung auf der Haut*

Eldi-Öle wurden von Johanna Budwig auf der Basis hochungesättigter Fettsäuren und frei von jeglichen Zusatzstoffen entwickelt. Sie werden auch heute noch unter denselben Bedingungen produziert wie damals. Durch spezielle physikalisch-technische Messungen und daraus abgeleitete Berechnungen ermittelte Dr. Budwig, dass die elektronenreichen Fettsäuren der Leinsaat in der Lage sind, Photonen des Sonnenlichts zu absorbieren und zu speichern. Sie sind also faktisch in der Lage, Sonnenenergie als Lebenselement aufzunehmen.

»Die Einbeziehung der physikalischen Arbeiten über die Funktion der Elektronen bei der Absorption des Lichtes führte mich zu den Arbeiten des Quantenbiologen Dessauer, der schon beobachtet hatte, dass beim Menschen eine bevorzugte Fähigkeit besteht, Sonnenelektronen zu speichern in einem – so Dessauer – großen unbekannten Molekül.« (*Der Tod des Tumors Bd. I,* S. 61) Was für Friedrich Dessauer noch das große unbekannte Molekül war, hatte Johanna Budwig mittlerweile als mehrfach ungesättigte Leinölfettsäure identifiziert. Die quantenphysikalische Auseinandersetzung mit dem Lichtspektrum der Sonne wies auf die besondere Bedeutung des langwelligen roten Lichtes hin. Der Begriff Eldi-Öle leitet sich von der Fähigkeit der Öle ab, Licht bestimmter Wellenlänge zu absorbieren. Johanna Budwig prägte so den Begriff: Elektronen-Differenzierungs-Öle, kurz Eldi-Öle. Schon 1952 erkannte sie die Bedeutung der roten Frequenzen in Verbindung mit den Leinölfettsäuren als wachstumsfördernd und regenerierend. Ihre Berechnungen und Gedankenexperimente stützten sich auf eine Aussage von Otto Warburg, der darauf hinwies, dass gerade das rote Licht in der Zelle besonders leicht und vollständig in verwertbare Energie überführt wird. Der Einsatz der Öl-Eiweiß-Kost und der Eldi-Öle in der Behandlung von Patienten mit schwerem Energiemangel versetzte Dr. Budwig nun in die Lage, mit einem Rubinlaser Photonen-Energie aus dem roten Lichtspektrum zuzuführen. Das gelang ihr, ohne an der Haut Verbrennungen zu verursachen.

Zu dieser Zeit war es noch nicht üblich, erfolgreich mit einem Laser die menschliche Haut zu behandeln. Nach Einschätzung des amerikanischen Dermatologen Leon Goldman war eine Behandlung von Krebspatienten mittels Laser unmöglich, ohne Verbrennungen zu verursachen. Goldman war einer der ersten Mediziner, die über den Einsatz des Rubinlasers in der Dermatologie berichteten. Aufgrund der Verbrennungsschäden an der Haut von Krebspatienten wurde der Rubinlaser als ungeeignet eingestuft, und die zu Studienzwecken angewandten Behandlungen wurden gegen Ende der Sechzigerjahre eingestellt.

Johanna Budwig hatte sich ebenfalls mit den Arbeiten von Goldman und anderen auseinandergesetzt und der Gedanke lag nahe: Man muss die Patienten auf die Frequenz des Laserlichtes einstellen. Dann ist die Bestrahlung kein Problem.

»Ich stellte hochungesättigte elektronenreiche Öle zusammen mit dem Absorptionsspektrum im selben Frequenzbereich, in welchem sich das Licht des von mir gewählten Rubin-Lasers befindet. Wie erwartet wirkte sich die so gelenkte Zufuhr von Fotonen des Laserlichtes in Kombination mit den ihnen verwandten Elektronen in den ›Eldi-Ölen‹, den Elektronen-Differenzierungs-Ölen, außerordentlich günstig aus auf die Absorption und auf die Lebensfunktion, belebend und hilfreich für die Kranken. Diese Öle, weiterentwickelt auch auf die Absorption des Sonnenlichtes, haltbar gemacht gemäß meiner Erfindungen, genannt in dem Anerkennungsbescheid, stellen eine neue Stufe dar auf dem Wege meiner Erfindertätigkeit.« (*Der Tod des Tumors Bd. I,* S. 61)

In ihrem Buch *Laserstrahlen gegen Krebs* beschreibt Johanna Budwig, dass sie innerhalb von drei Monaten mehr als zweihundert Bestrahlungen von Krebspatienten durchführte, ohne jemals eine Verbrennung zu beobachten. Sie erläutert, dass schon nach der ersten Behandlung die körperliche Energie sich deutlich verbesserte und die Patienten das Wohlgefühl und die Rückkehr von Lebensfreude und Kraft genossen.

Wenn Sie Eldi-Öle in der Sonne verwenden, sollten Sie diese keinesfalls als Sonnenschutzmittel verstehen. Eldi-Öle bieten keinen Schutz vor der Intensität der Sonne. Sie sollten daher ungeschützte belebende Sonnenbäder zeitlich begrenzen, je nach Ihrem Hauttyp. Eldi-Öle blockieren die lebensnotwendige Energie der Sonne nicht, sondern unterstützen die Haut darin, diese in die elektronenreichen Verbindungen der Omega-3-Fettsäuren aufzunehmen, zu speichern und sukzessive bei Bedarf an die Zellen weiterzuleiten. Eine Omega-3-reiche natürliche Ernährung versetzt den Körper in diese Lage, denn wir benötigen zur geordneten Aufnahme und Weiterleitung der Lichtenergie diese essenziellen Fettsäuren in den Membranen unserer Haut- und Körperzellen. Das Eldi-Öl unterstützt dann den Organismus darin, mehr Lichtenergie aufzunehmen als bei gewöhnlichen Spaziergängen und zeitlich begrenzten Sonnenbädern, ohne dabei Schaden zu nehmen.

Das Eldi-Öl, das Johanna Budwig speziell zur Aufnahme des Sonnen- oder Tageslichtes entwickelt hat, nannte sie »Eldi-Öl foto-aktiv«. Fehlen uns die mehrfach ungesättigten Fettsäuren in der Haut, dann sind wir nicht in der Lage, die Energie, die auf die Haut trifft, zu absorbieren. Eine Haut, die aufgrund von Fehlernährung mehr mit gesättigten Fetten und mit chemisch veränderten Fetten versorgt wurde als mit lebenswichtigen mehrfach ungesättigten Fettsäuren, ist nicht ausreichend in der Lage, Sonnenenergie aufzunehmen. Sie verbrennt.

»Der ›Bestrahlung‹ des Krebskranken lag zu Anfang eine zum Teil richtige Idee zugrunde: Dem Krebskranken fehlen die frei verfügbaren Elektronen. Man wählte jedoch die falschen Wellenlängen, die der Lebensfunktion des Menschen nicht entsprechen. Die Wellenlängen des Sonnenlichtes sind richtig. Sie sind schöpfungsgemäß und, wie wissenschaftlich neu erkannt und bewiesen wurde, eine Hilfe für den Krebskranken. Die Erfahrung vieler Ärzte, der Krebskranke vertrage die Sonne nicht, er müsse die Sonne meiden, beruht auf der Tatsache, dass dem Krebskranken diejenigen Öle fehlen, die als richtiges Resonanzsystem die Aufnahme, die Speicherung und biologische Weiterleitung der Sonnenenergie sicherstellen; die so die

Nutzbarmachung der Sonnenenergie, den biologischen Elektronentransport gewährleisten [...].
In diesem Sinne, zur Wiederherstellung des gestörten und zerstörten biologischen Fettstoffwechsels benutze ich Leinöl.« (Dr. Johanna Budwig: *Fettfibel,* S. 36)

Auch Dr. Maximilian Bircher-Benner, ein Wegbereiter der Vollwerternährung, wies in seinen *Ordnungsgesetzen des Lebens* auf die Bedeutung der Sonne für unsere Gesunderhaltung hin. Er beschreibt, dass es die wundervolle Bestimmung des Hautorgans ist, die Energie der Sonne aufzunehmen, vom Wind umfächelt zu werden und entsprechend ihrer Natur auf Temperaturveränderungen zu reagieren. Unsere moderne Lebens- und Ernährungsweise nimmt der Haut diese gute Eigenschaft. Wir können und wir sollten ihr diese Fähigkeit durch eine gesunde Lebens- und Ernährungsweise zurückgeben.
Die Eldi-Öle unterstützen den Körper darin, mehr Energie aufzunehmen. Die besondere Fähigkeit der essenziellen Fettsäuren, auf die Sauerstoffversorgung und die Energiegewinnung der Körperzellen spürbar Einfluss zu nehmen, nutzte Johanna Budwig in der Behandlung schwerkranker Patienten, allerdings immer in Verbindung mit der Öl-Eiweiß-Kost. Denn diese liefert ganz substanziell die elektronenreichen Verbindungen zum Einbau in die Haut.
Mit dem obengenannten Wissen haben wir es selbst in der Hand, Einfluss auf unsere Gesundheit zu nehmen. Wir können etwas tun. Es ist ganz einfach. Lebendige biologische elektronenreiche Nahrung, Licht und Energiepackungen in Form von Eldi-Öl-Einreibungen – all das spendet ganz natürlich mehr Energie.

# Die Qualität der modernen Nahrung

Unsere Nahrung hat sich in den letzten Jahrzehnten massiv verändert. Nicht nur, dass vieles in unserem Einkaufswagen sich weit von seinem natürlichen Urzustand Obst, Gemüse, Getreide, Fleisch oder Fisch entfernt hat: Selbst die Lebensmittel, die wir für natürlich halten, sind es nicht mehr. Wir kaufen und essen viele verarbeitete und damit auch chemisch und physikalisch veränderte Lebensmittel. Diese Veränderungen durch die Verarbeitungsschritte der Lebensmittelindustrie sind teilweise so drastisch, dass neue, gesundheitsschädliche Substanzen entstehen.

Hinzu kommen lange Transportwege. Unsere täglichen Lebensmittel legen weite Wege zurück, bis sie schließlich auf unserem Teller landen. Damit sie diese weite Reise gut überstehen, müssen sie häufig unreif geerntet werden. Werden Obst und Gemüse aber unreif geerntet, können sie ihre Mikronährstoffe nicht in ausreichendem Maße aufbauen. In ihrem Urzustand sind sie allerdings für die Versorgung des Menschen mit essenziellen Nährstoffen zuständig: Vitamine, Mineralstoffe, Spurenelemente, Amino- und Fettsäuren. Für den Menschen ist die Aufnahme dieser kleinen Helferstoffe lebensnotwendig. Wir können sie nicht selbst herstellen. Andererseits können wir ohne diese Stoffe auch nicht reibungslos funktionieren. Denn sie steuern unseren gesamten Stoffwechsel: den Auf-, Ab- und Umbau unserer Körpersubstanz, die Hormone und die Energiegewinnung.

Da heutzutage ein weltweiter Transport an der Tagesordnung ist, ist Haltbarkeit ein wesentliches Qualitätsmerkmal geworden. Aber Haltbarkeit geht einher mit

Veränderung der natürlichen Strukturen und möglicherweise auch mit Veränderungen in der gesundheitlichen Wirkung. Johanna Budwig hat sich zeit ihres Lebens gegen eine Lebensmittelproduktion gewandt, die mit ihren Verfahren die natürlich vorhandene physikalische und chemische Molekülstruktur verändert und damit den Lebensmitteln ihre Lebendigkeit und Aktivität nimmt. Dem hat Johanna Budwig im Rahmen ihrer Erfindertätigkeit entgegengewirkt, indem sie natürliche Verfahren zur Verlängerung der Haltbarkeit nutzte und dafür sorgte, dass die wertgebenden Bestandteile erhalten blieben. Im Einklang mit dem vorherrschenden Thema in ihrem Leben ging es um den Erhalt der natürlich vorkommenden Doppelbindungen im Fettsäuremolekül und damit ihrer gesundheitsfördernden Wirkung.
Lebensmittel im Wortsinne, also Mittel zum Leben, entfalten nur in ihrer unveränderten Struktur ihren Gesundheit bringenden Nutzen für den Menschen. Wir ernähren uns nicht mehr artgerecht. Damit verliert unser Körper die Fähigkeit zur Selbstregulierung und Regeneration. Chronische Erkrankungen nehmen weiter zu. Es sind Erkrankungen, die das gesamte menschliche System betreffen, auch wenn sie sich häufig nur begrenzt auf ein Organ oder Organsystem zeigen. Selbst im kleinsten einzelligen Lebewesen gibt es eine Vielzahl von regulatorischen Programmen, die ablaufen, um das Leben zu sichern und zu erhalten. Das menschliche Wesen ist aber viel komplexer. Wir haben unzählige Systeme, die im Kleinen in jeder einzelnen Körperzelle die natürlichen Abläufe steuern. Dazu muss unser Körper äußerst präzise arbeiten, ein Rädchen greift ins andere, auf jegliche Veränderungen in der Umgebung der Zelle muss reagiert werden. An jeder Reaktion sind direkt oder indirekt Moleküle aus unserer Nahrung beteiligt, allerdings nur, wenn diese auch genügend von

den kleinen Helferstoffen enthält. Ansonsten muss der Körper Umwege gehen und bedient sich anderer Mechanismen, um ans Ziel zu kommen. Er ist damit unglaublich erfolgreich, denn häufig spüren wir es erst im Laufe des Älterwerdens, wenn die eigene Regulationsfähigkeit abnimmt oder gleich an mehreren Stellen zusammenbricht.
Es ist schon ein Wunder, dass die natürlichen Steuerungs- und Reparaturmechanismen erst nach vierzig oder fünfzig Lebensjahren aus dem Gleis geraten. Aber es geschieht mittlerweile immer früher. Erkrankungen und Gebrechen der älteren Generation treffen immer mehr junge Menschen. Der Zusammenbruch im System zeigt sich heute bereits bei zwanzig- bis dreißigjährigen Menschen.
Das Problem der heutigen Zeit ist die Schwierigkeit, das natürliche Gleichgewicht wiederherzustellen. Wir kommen aus dem Gleichgewicht und haben die natürliche Fähigkeit verloren, aus eigener Kraft dahin zurückzufinden. Der Mangel an Mikronährstoffen und an essenziellen Fettsäuren und Aminosäuren wird häufig nicht als solcher erkannt. Insgesamt sieht die Medizin das Problem ja selten im Mangel. Aber könnte nicht tatsächlich hier das Problem liegen? Wir leben im Schlaraffenland, in einem Land, in dem Milch und Honig fließen, im Überfluss. Zu keiner Zeit war der Mensch so überernährt und so übergewichtig wie heute. Wie kann es da einen Mangel geben? Es gibt doch alles zu kaufen, für jeden erschwinglich, zum kleinen Preis.
Unmöglich? Schauen wir doch einmal auf die »Qualität« der Nahrungsmittel – den Namen Lebensmittel verdienen viele ja nicht. Die Qualität eines Lebensmittels wird durch die Gesamtheit seiner wertbestimmenden Eigenschaften wie Nähr-, Gesundheits-, Gebrauchs- und Genusswert definiert. Nicht selten bestimmen im Handel und beim Verbraucher aber Aussehen, Beschaffenheit und

Geschmack das Qualitätsempfinden. Gebrauchs- und Genusswert stehen häufig unbewusst im Vordergrund. Gutes Aussehen bei Obst und Gemüse wird mit »gesund« in Verbindung gebracht. Aber gutes Aussehen und die Verpackung können über den tatsächlichen Zustand eines Lebensmittels hinwegtäuschen.

Ein Beispiel: Damit das Fleisch in den Plastikverpackungen im Supermarkt seine frische Farbe behält, setzt die Industrie ein Gasgemisch mit hohem Sauerstoffanteil ein. Das Fleisch wirkt zwar luftdicht verschlossen und signalisiert durch sein Aussehen Frische. Aber das Myoglobin, der rote Muskelfarbstoff im Fleisch, ist oxidiert durch den hohen Sauerstoffgehalt von 60 bis 85 Prozent. So bleibt die rötliche Frische erhalten, egal wie alt das Fleisch ist. Und so kann es durchaus vorkommen, dass dieses rosige Fleisch in Wirklichkeit etwas ranzig ist, weil die ungesättigten Fettsäuren im Fettanteil durch den Dauerkontakt mit Sauerstoff oxidiert sind.

Dass die Haltbarkeit von frischen und verarbeiteten Lebensmitteln diesen hohen Stellenwert hat, hängt natürlich mit der modernen Lebensweise zusammen. Es wird nicht mehr täglich frisch, sondern auf Vorrat eingekauft. Mit den wiederkehrenden Negativmeldungen zu den Verfahren der Lebensmittelindustrie und deren Auswirkungen für unsere Gesundheit wächst der Wunsch nach Methoden der natürlichen Haltbarmachung.

Schon seit Jahrhunderten nutzt der Mensch haltbar machende Verfahren, die die natürlichen Inhaltsstoffe der Lebensmittel schonen. Eines der ältesten Verfahren ist das Trocknen von Früchten, Gemüse oder Fleisch. Da Obst und Gemüse einen sehr hohen Wasseranteil haben, verlieren sie beim Trocknen oder Dörren bis zu 90 Prozent ihrer Feuchtigkeit. Das hat den Vorteil, dass sie wenig anfällig für Bakterien und Schimmelpilze sind. Diese brauchen nämlich Wasser, um ihr Überleben und ihre Fortpflanzung zu sichern. Auch wenn getrocknetes Obst und Gemüse nach dem Dörren schrumpelig aussehen, behalten sie doch einen großen Teil ihrer Nährstoffe. Einige, z. B. Mineralien, werden durch den Trocknungsprozess im Lebensmittel konzentriert.

Haltbarmachung durch Erhitzen wird in vielen Lebensmittelbereichen eingesetzt. Während der Pasteurisierung von Milch oder Saft werden diese für ca. 30 Sekunden auf 75 °C erhitzt. Somit wird selbst Frischmilch für mehrere Tage haltbar. Die Pasteurisierung beschreibt eine recht schonende Form der Haltbarmachung. Industriell verarbeitete Öle und Fette hingegen werden im Rahmen der Haltbarmachung sehr hohen Temperaturen ausgesetzt. Dabei entstehen auch schädigende Stoffe, Transfette oder 3-MCPD-Ester. 2011 wurden 3-MCPD-Ester von der International Agency for Research on Cancer (IARC) als »mögliches Humankarzinogen« eingestuft. Raffinierte Öle und Fette werden allerdings nicht nur als solche verzehrt, sondern finden als Zutat in vielen verarbeiteten Lebensmitteln ihren Weg in unseren Körper. Neben den hohen Temperaturen führt auch die Bearbeitung der Pflanzenöle durch das klassische Fetthärtungsverfahren zu unerwünschten Begleitstoffen, den Transfetten (siehe oben).

Die Lebensmittel, die in der Öl-Eiweiß-Kost verwandt werden, stehen für Natürlichkeit und sind reich an wertgebenden Bestandteilen. Sie stärken und unterstützen sowohl den Körper als auch den Geist.

# Die Grundnahrungsmittel

- Kuh-, Schaf- oder Ziegenmilch und daraus hergestellte Produkte wie Quark, Joghurt oder Hüttenkäse
- Leinöl, Oleolux, hochwertige Pflanzenöle kaltgepresst, naturbelassenes Kokosfett zum Braten
- Obst, Gemüse, Salat, Kartoffeln (saisonal und regional)
- Alle frischen Sprossen, gezogen aus unterschiedlichen Saaten wie: Leinsamen, Alfafa, Kresse, Brokkoli, Senf, Bockshornklee u. a.
- Frische Pilze wie z. B. Champignons, Kräutersaitlinge, Austernpilze, Shiitake-Pilze u. a.
- Hirse, Buchweizen, Quinoa, Amaranth, Dinkel, Vollkornreis und Vollkornbrot
- Kräuter und Gewürze (wenn möglich frisch), Zwiebeln, Knoblauch, Steinsalz, Meersalz oder Kräutersalz (3 bis 5 Gramm pro Tag)
- Honig in geringen Mengen zum Süßen
- Nüsse und Mandeln (nicht geröstet)
- Frisch gepresste Säfte oder Muttersäfte, Kräuter- und Früchtetee, schwarzer Tee, grüner Tee

Alle Nahrungsbestandteile sollten so frisch wie möglich und bevorzugt aus biologischem Anbau sein.

Wenn keine immunologischen Einschränkungen oder keine Stoffwechselprobleme vorliegen, sind außerdem folgende Nahrungsmittel von Zeit zu Zeit erlaubt:

- Weine aus biologischem Anbau mit gesicherter biologischer Produktion
- Champagner (bio), wann immer es etwas mit Champagner zu feiern gibt

- Sekt (bio)
- Alle alkoholhaltigen Getränke nur in geringen Mengen bei unkritischer Leberfunktion und fehlender Abhängigkeitsproblematik

Wirklich verboten sind:

- Konditorwaren, vor allen Dingen die sogenannten »Teilchen«, da diese sehr häufig mit schädlichen, biologisch wertlosen Fetten zubereitet sind
- Gehärtete Fette und hocherhitzte Öle
- Tierische Fette in Fleisch und Wurst oder als Schmalz
- Fisch und Fischkonserven
- Zusatzstoffe jeglicher Art wie z.B. Konservierungsstoffe, Farbstoffe, Geschmacksverstärker, Stabilisatoren etc.
- Zucker, Süßstoffe und Zuckeraustauschstoffe

# Wissenswertes zur Lebensmittelauswahl

## Milch und Milchprodukte

Achten Sie bei der Auswahl der Milchprodukte auf biologische Herstellung. Rohmilch ist für die meisten Menschen nur selten verfügbar. Daher bieten Milchprodukte mit Demeter-Siegel die beste Alternative.

Im Lebensmittelhandel und auch im Bioladen finden Sie eine große Auswahl an Milch mit dem Hinweis: extra lange haltbar. Diese Milch sollten Sie nicht verwenden. Es lässt sich in der Regel auch eine Sorte finden mit dem Aufdruck »Aus traditioneller Herstellung«. Diese Milch ist ähnlich wie Demeter-Milch, nur pasteurisiert.

Zu bevorzugen wäre eine nicht homogenisierte Milch, bei der der Rahm an die Oberfläche steigt. Die Homogenisierung ist ein Verfahren, welches das enthaltene Milchfett fein in der Milch verteilt. Das mag ganz praktisch klingen, doch sind diese winzigen Fetttröpfchen nicht unumstritten. Gegner der homogenisierten Milch sehen in dem Verfahren mehr als nur die Verfälschung eines natürlichen Lebensmittels. Es wird mit dem Auftreten von Unverträglichkeiten und Allergien in Verbindung gebracht, da sich an die im Homogenisator zerkleinerten Fettkügelchen verstärkt Eiweiße anlagern. Dadurch kann das Eiweiß im Magen nicht denaturiert werden, bevor es im Dünndarm in seine Einzelteile, die Aminosäuren, gespalten wird.

Da Quark ungefähr dreimal so viel Eiweiß enthält wie Naturjoghurt, sollten Sie für die Zubereitung Ihrer Budwig-Creme dem Quark den Vorzug geben. Schaf- und Ziegenmilchprodukte sind im Rahmen einer strengen

Öl-Eiweiß-Kost gute Alternativen zur Kuhmilch. In der Regel werden sie auch bei leichten Formen der Laktoseintoleranz gut vertragen. Es lohnt sich, bei Unverträglichkeiten in kleinen Schritten auszutesten, welche Menge an Quark vertragen wird, und die Toleranzschwelle nach und nach zu erhöhen.
Anstelle von Milch kann auch Buttermilch verwendet werden. Zum Quark hat Dr. Budwig keine Alternative genannt. Ihrer Erfahrung nach löst sich das Problem, wenn man seine Ernährung entsprechend streng im Sinne der Öl-Eiweiß-Kost ausrichtet. Unter Umständen kann es hilfreich sein, die Fraktion der hilfreichen Darmbakterien über ein probiotisches Produkt zu unterstützen.

## Öle und Fette

Wird die strenge Form der Öl-Eiweiß-Kost im Rahmen einer Krebserkrankung angewandt, verwenden Sie bitte ausschließlich Leinöl, Oleolux und natives Kokosöl. Darüber hinaus kann etwas Kürbiskernöl als schmackhafte Ergänzung zu Salaten eingesetzt werden. Dr. Budwig empfahl ergänzend ebenfalls die Zugabe von ein bis zwei Teelöffeln Weizenkeimöl täglich. Tierische Fette sind zu meiden. In den meisten Rezepten wird schonend in Wasser oder unter Wasserdampf gegart und nachträglich mit Oleolux abgeschmeckt, so dass das übliche Bratfett gar nicht fehlt.
Dr. Budwig war nicht grundsätzlich gegen Butter eingestellt. »Bei der Butter spielt die Hormonzufuhr bei der Kuh bereits eine Rolle, ebenfalls die Wahl des Futters. Das Wort von der ›Butter von glücklichen Kühen‹ hat eine gewisse Bedeutung.« (*Fettfibel,* S. 45)
In der Ernährung des Gesunden hat entsprechend eine

gute biologische Butter ihren festen Platz. »Wenn die hochungesättigten Fettsäuren der Vollöle fehlen, dann reicht Butter nicht aus, um den Bedarf an energieliefernden Fetten als Lebensmittel auszufüllen. Butter enthält auch Wasser. Sie sollte stets frisch benutzt werden. Wenn ich – etwa auf der Reise – vor der Wahl stehe, Butter oder Margarine zu wählen, so entscheide ich mich eindeutig für Butter. Bei meiner Beratung von Krebspatienten schalte ich zunächst Butter aus. Es gibt wissenschaftliche Arbeiten in den USA, nach welchen Butter die Auflösung von Tumoren beeinträchtigen soll. Nur vorsorglich schalte ich in derartigen Fällen zunächst Butter aus und bevorzuge die hochungesättigten Öle.« (*Fettfibel*, S. 42/43)

## Obst, Gemüse, Salat, Sprossen

Die Öl-Eiweiß-Kost ist reich an wertvollem Obst und Gemüse. Diese finden ihren Weg in unseren Körper über Rohkost und Salate, frisch gepresste Säfte, Smoothies und gedünstetes oder fermentiertes Obst und Gemüse. Mindestens die Hälfte der Obst- und Gemüseportionen sollte roh verzehrt werden. Das Mittagessen enthält idealerweise immer etwas Rohkost oder Salat und gedünstetes Gemüse. Dabei ist alles erlaubt. Lassen Sie sich beim Einkauf in erster Linie von dem klimaschonenden und in der Regel vitalstoffreicheren saisonalen Angebot leiten. Bevorzugen Sie Obst und Gemüse aus der Region.
Dennoch gibt es besonders wertvolle Früchte, die in unseren Breitengraden nicht zu finden sind. Dr. Budwig hat der Papaya diesen besonderen Wert zugesprochen, einer besonders enzymreichen Frucht. Sie enthält neben zahlreichen Mikronährstoffen das eiweißspaltende Enzym Papain und die fettspaltenden Lipasen. So scheint sie perfekt

geeignet, eine Ernährung zu unterstützen, die reich ist an lebenswichtigen Fett- und Aminosäuren.
In der Gemüseküche ist die Vielfalt grundsätzlich zu jeder Jahreszeit gegeben. Selbst im Winter können wir Feldsalat, Radicchio oder Chicorée aus regionalem Anbau beziehen. Zudem können Sie das ganze Jahr über selbst aktiv junge Sprossen ziehen. Sprossen und Keimlinge sind hervorragend geeignet, um uns auch im Winter mit aktiven Enzymen, Antioxidantien und anderen Vitalstoffen zu versorgen. In der Sprossenzucht sollte man allerdings sehr auf Hygiene achten, damit sich zu der Vielzahl an Vitalstoffen nicht eine steigende Anzahl an belastenden Keimen gesellt.
Alle Kohlsorten enthalten sekundäre Pflanzenstoffe aus der Gruppe der Glukosinolate und besitzen damit krebshemmende Eigenschaften: Blumenkohl, Brokkoli, Brunnenkresse, Rot-, Grün- und Weißkohl, Rosenkohl, Meerrettich, Radieschen, Senf. Besonders hohe Werte der Substanz Sulforaphan lassen sich in Brokkolisprossen messen. Die selbstgezogenen Sprossen lassen sich vielfältig in der kalten Küche einsetzen, als Zusatz zum Salat, im Smoothie oder als Verfeinerung Ihres fertig gedünsteten Gemüses.
Wenn Sie Ihr Gemüse warm zubereiten, sollten Sie es schonend dämpfen und nachträglich mit Oleolux und Kräutern abschmecken. Vorhandenes Gemüse-Kochwasser lässt sich wunderbar zur weiteren Verarbeitung aufheben, z. B. für den Abend zur Zubereitung einer Gemüsesuppe mit Buchweizen. Wird das Oleolux erwärmt, so geschieht dies sehr sanft bei niedrigen Temperaturen und nur für wenige Minuten.

## Kartoffeln, Reis, Nudeln, Brot, Getreide und Getreideartige

Kartoffeln können in kleiner Menge und in der Schale gekocht mittags als Beilage gereicht werden. Abends sollten sie nicht mehr verzehrt werden. Da Dr. Budwig eine ganz eigene, aber nachvollziehbare Einschätzung zu dem hohen Konsum von Nudeln und Brot hatte, spielen diese Lebensmittel eine untergeordnete Rolle. Es trifft tatsächlich mehr denn je zu, dass wir zu viele isolierte Kohlenhydrate essen. Getreide und Reis sollten daher immer als Vollkornvariante verzehrt werden.

Brot hat Dr. Budwig eher als Zugabe für »den starken Esser« gesehen. Einen besonderen Stellenwert hat sie hingegen dem Buchweizen zugewiesen. Und der Buchweizen hat es tatsächlich in sich. Er fällt unter die Rubrik »Getreideartige«, scheint dem Getreide ähnlich und wird in der täglichen Küchenpraxis auch ähnlich eingesetzt. Botanisch gehört er allerdings zu den Knöterichgewächsen wie z. B. auch Sauerampfer oder Rhabarber. Buchweizen enthält eine Substanz (Chiro-Inositol), die sich positiv auf den Blutzuckerspiegel auswirken kann. Dr. Carla G. Taylor vom Department of Human Nutritional Sciences an der Universität von Manitoba/Kanada hat in einer Tierstudie mit diabetischen Ratten bei einer Ernährung, die reich an Buchweizen war, Blutzuckersenkungen zwischen 12 und 19 Prozent beobachtet. Buchweizen ist zudem reich an Flavonoiden. Es enthält bis zu 5 Prozent von dem sekundären Pflanzenstoff Rutin. Rutin wirkt antioxidativ und hat gefäßkräftigende und -schützende sowie entzündungshemmende Eigenschaften. Eine Ernährung, die reichlich Buchweizen enthält, kann daher die Elastizität und Spannkraft der Blutgefäße steigern und die allgemeine Durchblutung fördern. Dr. Budwig hat zudem auf den hohen

Anteil an wasserlöslichen Schleimstoffen hingewiesen. In ihrem Buch *Das Fettsyndrom* schreibt sie: »Schleimführende Naturprodukte, und dazu gehört auch Buchweizen, wirken wachstumsfördernd. Die Schleimsubstanzen enthalten ja stark oberflächenaktive, elektrisch negativ geladene Lipoproteide. Schon Kneipp empfahl schleimführende Kräuter gegen Geschwulstbildung.«
Auch wenn Johanna Budwig die »Getreideartigen« Quinoa und Amaranth nicht in ihrer ursprünglichen Form der Öl-Eiweiß-Kost aufgeführt hat, würde sie deren Einsatz alternativ zu Hirse und Reis sicherlich befürworten. Quinoa gehört zur Pflanzenfamilie der Gänsefußgewächse und ist mit dem »Guten Heinrich« oder dem auf Salzwiesen wachsenden Queller verwandt. Amaranth wird zur Familie der Fuchsschwanzgewächse gezählt. Beide ähneln in ihrer Zusammensetzung und in der Zubereitung der Hirse. Hervorzuheben ist bei beiden der relativ hohe Eiweißgehalt. Amaranth erreicht Werte um 14 bis 18 Prozent Eiweiß. Das macht sowohl Quinoa als auch Amaranth zu wertvollen Lieferanten essenzieller, auch schwefelhaltiger Aminosäuren.
Die kleinen Samenkörner kann man ähnlich wie Reis oder Hirse als Beilage, in Suppen, Eintöpfen, Aufläufen oder Süßspeisen verwenden. Auf einen Teil Samenkörner können gut zwei Teile Wasser gegeben werden. Als Garzeit sollte man etwa 15 Minuten plus 10 Minuten zum Nachquellen veranschlagen. Je nach Kochgeschirr und Art der »Feuerstelle« ist eine individuelle Anpassung der Garzeit erforderlich.

## Nüsse und Steinfrüchte

Ein Botaniker würde den Kopf schütteln, wenn wir Verbraucher ihm aufzählen, was für uns alles in die Kategorie »Nuss« fällt. Haselnüsse, Walnüsse oder Macadamianüsse werden botanisch zu den Nussfrüchten gezählt, da bei ihnen der Samen von einer holzartigen Schale umhüllt ist. Cashewkerne, Pistazien und Mandeln gehören allerdings nicht dazu. Sie fallen in die Kategorie Steinfrüchte. Hier ist nur die innere Fruchtwand verholzt, und wir verzehren nicht den Samen, sondern den Kern. Damit sind diese »Nüsse« mit Pfirsichen, Pflaumen oder Oliven verwandt. Erdnüsse sind ebenfalls keine Nüsse im klassischen Sinne. Die Erdnuss ist eine Hülsenfrucht und daher mit Erbsen, Bohnen und Linsen verwandt.

Die meisten Nüsse und Steinfrüchte haben einen hohen Anteil an mehrfach ungesättigten Fettsäuren und enthalten nur wenig gesättigte Fettsäuren. Den höchsten Gehalt an essenziellen Omega-3- und Omega-6-Fettsäuren enthalten Walnüsse. Darüber hinaus ähneln sich die unterschiedlichen »Nuss«-Arten in ihrer Zusammensetzung. Zu den wertvollen Inhaltsstoffen gehören durchschnittlich 15 bis 20 Prozent Eiweiß und die Vitamine $B_1$, $B_2$, $B_3$, $B_6$, Folsäure und Vitamin E. Paranüsse, Walnüsse und Mandeln zeigen die höchsten Gehalte an B-Vitaminen. Mandeln enthalten außerdem viel Vitamin E. Alle Nüsse sind zudem gute Lieferanten für Mineralstoffe und Spurenelemente. Sie sind reich an Magnesium, Kalium, Phosphor, Kupfer, Eisen, Selen und Zink. Eine der besten Quellen für Selen, Kalium und schwefelhaltige Aminosäuren sind Paranüsse. Mandeln enthalten viel Kalzium und Magnesium, Cashewkerne sind reich an Magnesium, Eisen und Selen.

In der Öl-Eiweiß-Kost werden nur ungeröstete Nüsse

und Steinfrüchte verwendet. Im Röstprozess von Nüssen, Steinfrüchten und Samen kommt es zur Bildung von unterschiedlichen Aromen mit zum Teil gegensätzlichen Eigenschaften von gesundheitsförderlich bis toxisch. Je nach Höhe der Temperatur und der Dauer der Röstung werden zunehmend ungesättigte Fettsäuren oxidiert, und es können freie Radikale entstehen. Bei Temperaturen deutlich über 200 °C besteht zudem die Gefahr der Transfettbildung. Diese scheint allerdings aufgrund von schonenden Methoden heutzutage rückläufig zu sein. Man kann vermuten, dass der Transfettgehalt von gerösteten Nüssen zu Dr. Budwigs Zeiten wesentlich höher ausfiel.

Dr. Budwig hat wiederholt darauf hingewiesen, dass Erdnüsse nicht verwendet werden sollen. In ihnen ist im Vergleich mit anderen Nüssen ein hoher Anteil an gesättigten Fettsäuren inklusive der langkettigen gesättigten Arachinsäure, Behensäure und Lignocerinsäure enthalten, sehr lange gerade Fettsäureketten mit 20, 22 und 24 Kohlenstoffatomen. Dr. Budwig verband mit den Inhaltsstoffen und der Qualität der gerösteten Erdnuss-Ware nichts Positives. Wird z. B. die enthaltene Arachinsäure isoliert, so zeigt sich ein weißer, flockiger und recht stabiler Stoff – kein Molekül, das Zellmembranen weich und elastisch hält und zur Photonenaufnahme fähig ist.

## Kräuter und Gewürze

Kräuter und Gewürze können großzügig zum Einsatz kommen. Sie sind wertvolle Lieferanten für sekundäre Pflanzenstoffe. Achten Sie auf Bioqualität, da getrocknete Kräuter und Gewürze vielfach unter radioaktiver Bestrahlung haltbar gemacht werden. Zudem enthalten häufig genutzte Gewürzmischungen zusätzlich Geschmacksverstärker. Verwenden Sie lieber einzelne Kräuter und Gewürze und kreieren Sie eigene Gewürzmischungen.

## Süßungsmittel

Als konzentriertes Süßungsmittel ist lediglich Honig in kleinen Mengen erlaubt. Hilfreich ist zudem der Zusatz von süßen Muttersäften wie z. B. Traubensaft oder klein geschnittene Trockenfrüchte wie Rosinen, Feigen, Datteln oder Aprikosen.

Wenn Dr. Budwig von Muttersäften sprach, meinte sie damit unverfälschte reine Säfte, zu 100 Prozent direkt aus der Frucht gepresst, keinesfalls Säfte aus Fruchtsaftkonzentrat.

Meiden Sie alle künstlichen Süßstoffe wie Saccharin, Aspartam, Acesulfam, Cyclamat oder Sucralose. Süßstoffe und sogenannte Zuckeraustauschstoffe (Zuckeralkohole, die aus Früchten gewonnen werden) passen nicht in eine Ernährung, die sich mit ihren Inhalten so nah wie möglich an der Natur orientiert.

## Getränke

Trinken Sie reichlich Wasser, Kräutertee, Grüntee und Früchtetee. Kaffee ist nicht erlaubt. Eine Tasse schwarzen Tee täglich hat Dr. Budwig befürwortet. Darüber hinaus ist bei Bedarf Ingwerwasser empfehlenswert. Das Getränk spendet Wärme, hilft gegen Übelkeit, wirkt verdauungsfördernd, entzündungshemmend und schmerzlindernd. Hierzu schneiden Sie 1 bis 2 Zentimeter Bio-Ingwer in Scheiben, übergießen die Scheiben mit kochendem Wasser und lassen den Ingwer 10 bis 15 Minuten darin ziehen. Ergänzend nehmen Sie zweimal täglich ein bis drei Gläser frisch gepresste Säfte zu sich.

## Alkohol

Champagner und Wein beinhalten beide den Alkohol Ethanol, den »Geist des Weines«. Ethanol enthält fast doppelt so viele Kalorien wie Glukose. Die Verstoffwechselung von Alkohol liefert dem Körper daher sehr viel Energie, die zudem noch sehr schnell verfügbar ist. Krebszellen dagegen können den Alkohol nicht verwerten. Insofern kann man mit Wein und Champagner vor allem sehr schwachen Menschen Energie zuführen, ohne gleichzeitig den Tumor mit zu versorgen. Krebspatienten leiden häufig an Appetitlosigkeit, was zu einem ernsthaften Problem werden kann. Hier kann ein Glas Champagner mit frisch gemahlener Leinsaat in Kombination mit der äußeren Anwendung von Eldi-Ölen und genügend Sonnenlicht wahre Wunder bewirken.

Dr. Budwig hat vor allem den Patienten, die sehr schwach und energielos waren, zwei bis drei Gläser Alkohol täglich verordnet. Darüber hinaus erkannte sie den wohltuenden, beruhigenden und entspannenden Effekt eines Glases Rotwein und empfahl ihren Patienten nach Absetzen der Schmerzmittel täglich ein Glas Wein zum Abend.

»Zur Überwindung von Schmerz und Schlaflosigkeit erfordert die Führung durch den Arzt Kenntnis auch der negativen Auswirkungen des verabreichten Mittels … Oftmals ist ein Gläschen Wein wertvoller und biologisch günstiger als die Tablette.« (*Das Fettsyndrom*, S. 150)

# Vom richtigen Umgang mit Obst, Gemüse, Ölen und Gewürzen

Auch die hochwertigsten Lebensmittel verlieren bei falscher Behandlung schnell an Vitalstoffen. Je länger Obst und Gemüse liegen, desto höher ist der Vitaminverlust. Außerdem verlieren sie Feuchtigkeit, was sich ebenfalls negativ auf die Qualität auswirkt. Bei Einhaltung der folgenden Regeln können Sie Qualitätsverlust ganz einfach reduzieren.

1. Obst und Gemüse kühl, dunkel und in luftdichten Gefäßen aufbewahren – so bleiben Geschmack und Vitalstoffe am besten erhalten.
2. Entfernen Sie Schadstellen, Schmutz und Wurzelgrün und lagern Sie Obst und Gemüse niemals feucht.
3. Waschen Sie Obst, Gemüse und Salat vor dem Schneiden und nicht danach. Beim Kleinschneiden werden Pflanzenzellen zerstört. Wertvolle Inhaltsstoffe treten aus und werden mit dem Wasser fortgespült.
4. Verwenden Sie bei der Zubereitung nur so viel Wasser wie notwendig und bewahren Sie das verbliebene Kochwasser zur Zubereitung einer Suppe oder Sauce auf. Es lässt sich auch gut als Getränk verwenden.
5. Dampfgaren ist wesentlich schonender als Kochen. Dabei gilt: Nie zu schnell erhitzen.
6. Hochwertige Öle und Kräuter immer erst vor dem endgültigen Abschmecken hinzugeben. Anbraten in hitzeunempfindlichen nativen Ölen wie Kokosöl.

## Worin unterscheiden sich Obst und Gemüse?

Die Früchte oder Samen von mehrjährigen Sträuchern und Bäumen zählen zur Kategorie Obst. Der Ausdruck »mehrjährig« beschreibt den Prozess des fortlaufenden Wachsens und der mehrjährigen Ernte. Jeden Frühling, von Jahr zu Jahr, blühen die Obstbäume und bilden neue Früchte aus. Man kann also von einer Pflanze viele Jahre ernten.

Anders verhalten sich Gemüsepflanzen. Die meisten Gemüsepflanzen sind einjährig. Sie werden gesetzt, wachsen heran, bilden essbare Blätter, Früchte oder/und Wurzeln aus und sterben bzw. werden komplett geerntet. Tomatenpflanzen bilden Früchte und sterben ab. Radieschen, Möhren, Kohlrabi sind Pflanzen, deren Wurzeln wir als Gemüse verzehren. Und darüber hinaus finden die Blätter bzw. das Grün unserer Gemüse heutzutage vielfach ihren Weg in den grünen Smoothie.

### *Die Wirksamkeit frisch gepresster Obst- und Gemüsesäfte*

Frisch gepresste Säfte sind ausgesprochen gesund. Sie liefern unserem Körper die Essenz aus biologisch angebautem Obst und Gemüse. Frisch gepresste Säfte sind reich an Vitaminen, Mineralien, Enzymen und sekundären Pflanzenstoffen, die sie uns äußerst konzentriert, in kostbarem Pflanzenwasser gelöst und frei von jeglichem Ballast, zur Verfügung stellen. Alle wertvollen Inhaltsstoffe können schnell und leicht von unserem Körper aufgenommen werden, denn sie müssen nicht aufwendig verdaut werden. Ihre hohe Vitalstoffdichte macht frisch gepresste Säfte zu einem wahren Jungbrunnen für unseren Organismus mit stark gesundheitsförderndem Charakter.

# Saisonkalender Obst und Gemüse

Im Sommer ist es nicht schwer, saisonales Gemüse zu bekommen. Aber auch im Winter werden mehr Sorten geerntet, als man zunächst annehmen würde. Hinzu kommen die vielen Gemüsesorten, die problemlos den Winter über gelagert werden können. Am dünnsten ist das Angebot zu Beginn des Frühlings, wenn der Lagervorrat zur Neige geht und die neue Ernte noch nicht eingeholt wurde.

| Zutat (Obst) | Jan | Feb | Mär | Apr | Mai | Jun | Jul | Aug | Sep | Okt | Nov | Dez |
|---|---|---|---|---|---|---|---|---|---|---|---|---|
| Apfel | ○ | ○ | ○ | ○ | ○ | – | ● | ● | ● | ● | ● | ○ |
| Aprikose | – | – | – | – | – | – | ● | ● | – | – | – | – |
| Birne | – | – | – | – | – | – | – | ● | ● | ● | ○ | ○ |
| Blaubeeren/Heidelbeeren | – | – | – | – | – | ● | ● | ● | ● | – | – | – |
| Brombeeren | – | – | – | – | – | – | ● | ● | ● | – | – | – |
| Erdbeeren | – | – | – | – | – | ● | ● | – | – | – | – | – |
| Himbeeren | – | – | – | – | – | ● | ● | ● | – | – | – | – |
| Holunderbeeren/Flieder | – | – | – | – | – | – | – | – | ● | ● | – | – |
| Johannisbeeren | – | – | – | – | – | ● | ● | ● | – | – | – | – |
| Kirschen | – | – | – | – | – | ● | ● | ● | – | – | – | – |
| Mirabellen | – | – | – | – | – | – | ● | ● | ● | – | – | – |
| Pflaumen | – | – | – | – | – | – | ● | ● | ● | – | – | – |
| Quitten | – | – | – | – | – | – | – | – | ● | ● | ● | – |
| Rhabarber | – | – | – | ● | ● | ● | – | – | – | – | – | – |
| Stachelbeeren | – | – | – | – | – | ● | ● | ● | – | – | – | – |
| Wassermelonen | – | – | – | – | – | – | – | ● | ● | – | – | – |
| Weintrauben | – | – | – | – | – | – | – | – | ● | ● | – | – |
| Zwetschgen | – | – | – | – | – | – | ● | ● | ● | ● | – | – |

| Zutat (Gemüse) | Jan | Feb | Mär | Apr | Mai | Jun | Jul | Aug | Sep | Okt | Nov | Dez |
|---|---|---|---|---|---|---|---|---|---|---|---|---|
| Aubergine | – | – | – | – | – | – | ● | ● | ● | ● | – | – |
| Blumenkohl | – | – | – | – | ● | ● | ● | ● | ● | ● | – | – |
| Bohnen, dicke | – | – | – | – | – | ● | ● | ● | – | – | – | – |
| Bohnen, grüne | – | – | – | – | – | – | ● | ● | ● | ● | – | – |
| Brokkoli | – | – | – | – | – | ● | ● | ● | ● | ● | – | – |
| Butterrüben | ○ | ○ | ○ | ○ | – | – | – | ● | ● | ● | ● | ● |
| Champignons | ● | ● | ● | ● | ● | ● | ● | ● | ● | ● | ● | ● |
| Erbsen | – | – | – | – | – | ● | ● | ● | – | – | – | – |
| Fenchel | – | – | – | – | – | ● | ● | ● | ● | ● | ● | – |

| **Zutat (Gemüse)** | Jan | Feb | Mär | Apr | Mai | Jun | Jul | Aug | Sep | Okt | Nov | Dez |
|---|---|---|---|---|---|---|---|---|---|---|---|---|
| Grünkohl | ● | ● | – | – | – | – | – | – | – | – | ● | ● |
| Gurke/Salatgurke | – | – | – | – | – | ● | ● | ● | ● | ● | – | – |
| Kartoffeln | ○ | ○ | ○ | ○ | ○ | ● | ● | ● | ● | ● | ○ | ○ |
| Kohlrabi | – | – | – | – | ● | ● | ● | ● | ● | ● | – | – |
| Kürbis | ○ | ○ | – | – | – | – | – | ● | ● | ● | ● | ○ |
| Lauch/Porree | ● | ● | ● | ● | – | – | ● | ● | ● | ● | ● | ● |
| Lauch-/Frühlingszwiebeln | – | – | – | – | ● | ● | ● | ● | ● | ● | – | – |
| Mais | – | – | – | – | – | – | – | ● | ● | ● | – | – |
| Mangold | – | – | – | – | ● | ● | ● | ● | ● | ● | – | – |
| Möhren/Karotten | ○ | ○ | ○ | ○ | ○ | ● | ● | ● | ● | ● | ○ | ○ |
| Paprika | – | – | – | – | – | – | ● | ● | ● | ● | – | – |
| Pastinaken | ● | ● | ● | ○ | – | – | – | – | ● | ● | ● | ● |
| Radieschen | – | – | – | – | ● | ● | ● | ● | ● | ● | – | – |
| Rosenkohl | ● | ● | ● | – | – | – | – | – | – | ● | ● | ● |
| Rote Bete | ○ | ○ | ○ | ○ | – | – | ● | ● | ● | ● | ● | ○ |
| Rotkohl | ○ | ○ | ○ | ○ | ○ | ● | ● | ● | ● | ● | ● | ○ |
| Schwarzwurzeln | ● | ● | – | – | – | – | – | – | – | ● | ● | ● |
| Spargel | – | – | – | ● | ● | ● | – | – | – | – | – | – |
| Spinat | – | – | ● | ● | ● | – | – | ● | ● | ● | – | – |
| Spitzkohl | – | – | – | – | ● | ● | – | – | – | – | – | – |
| Staudensellerie | – | – | – | – | – | – | ● | ● | ● | ● | – | – |
| Steckrüben | ○ | ○ | ○ | – | – | – | – | – | ● | ● | ● | ● |
| Tomaten | – | – | – | – | – | – | ● | ● | ● | ● | – | – |
| Topinambur | ● | ● | ● | – | – | – | – | – | – | ● | ● | ● |
| Weißkohl | ○ | ○ | ○ | ○ | – | ● | ● | ● | ● | ● | ● | ○ |
| Wirsingkohl | ● | ● | ○ | – | ● | ● | ● | ● | ● | ● | ● | ● |
| Zucchini | – | – | – | – | – | ● | ● | ● | ● | ● | – | – |
| Zuckerschoten | – | – | – | – | – | ● | ● | ● | – | – | – | – |
| Zwiebeln | ○ | ○ | ○ | ○ | ○ | ○ | ● | ● | ● | ● | ○ | ○ |

Symbolerklärung für den Saisonkalender

● Das Obst/Gemüse ist in diesem Monat frisch aus heimischem Anbau verfügbar.

○ Das Obst/Gemüse ist in diesem Monat als Lagerware aus heimischem Anbau verfügbar.

– Das Obst/Gemüse ist in diesem Monat nicht regional-saisonal verfügbar.

Frisch gepresste Säfte wirken umfassend auf den gesamten Organismus. Da sie uns lediglich nähren und versorgen, aber nicht belasten, unterstützen sie den Körper bei Entgiftungsprozessen. Aus diesem Grund sind reine Safttage, in denen sich der Körper der inneren Reinigung widmen kann, ein Geschenk für den Organismus. Der durch Fehlernährung häufig stark belastete Darm genießt eine kleine Auszeit und kann sich regenerieren. Die konzentrierte Essenz an Mikronährstoffen gelangt schnell zu unseren Zellen und kann auf direktem Wege die Reinigung, Regenerierung und Erneuerung der Zellen, Gewebe und Organe unterstützen. Bei der Auswahl an Obst und Gemüse ist darauf zu achten, dass der Fruchtanteil der Säfte nicht zu hoch ist, damit nicht zusätzlich enorme natürliche Zuckermengen den Blutzuckerspiegel in die Höhe treiben.

## *Entsaften mit dem richtiger Entsafter*

Im Zeitalter von Slow Food, Rohkost und Smoothies bietet der Handel eine Vielfalt an Entsaftern und Hochleistungsstandmixern an. Doch welches Gerät ist am besten geeignet, um kraftvoll und dennoch sanft die kostbaren Rohstoffe aus den Pflanzen, Früchten und dem Gemüse zu pressen?

Sogenannte Zentrifugalpressen wirbeln während des Entsaftens große Mengen Sauerstoff in den Saft, so dass eine Menge der wertvollen Inhaltsstoffe über oxidative Prozesse verloren geht. Das hat auch Auswirkungen auf den Energiezustand der Elektronen. Das hohe Energiepotenzial der Obst- und Gemüsearten steckt in den Doppelbindungen der antioxidativ wirksamen Vitalstoffe. Es soll erhalten bleiben und verlangt damit einen schonenden Umgang mit der Rohware und die Reduzierung oxidativer

Prozesse. Ratsam sind daher Geräte, die ohne Zentrifugalkraft die Nahrung entsaften. Diese zerreiben das Obst und Gemüse zuerst langsam und schonend und pressen die entstandene Masse im Anschluss schonend durch ein Sieb. Außerdem kommt es hier durch eine niedrige Umdrehungszahl zu keiner Erwärmung des Pressgutes, so dass die empfindlichen aktiven Enzyme nicht geschädigt werden.

Trinken Sie Ihren frisch gepressten Saft langsam und schluckweise direkt nach der Pressung, denn der Abbau der wertvollen Inhaltsstoffe beginnt bereits mit der Zerkleinerung der Rohware. Die freigesetzten Enzyme und der überall vorhandene Sauerstoff setzen chemische Reaktionen in Gang. Es wäre doch schade, wenn wir die hohe Aktivität, Lebendigkeit und Wirksamkeit der Säfte durch Lagerprozesse verpuffen lassen.

## *Seien Sie kreativ*

Nachdem Sie die Früchte und Gemüse gründlich gewaschen haben, können Sie diese problemlos ungeschält, mit Kernen und mit Wurzelgrün und Blättern entsaften. So versorgen Sie sich auch mit bioaktiven Substanzen und Bitterstoffen, die in der Schale, dem Grün und in den Kernen enthalten sind. Kombinieren Sie süße Früchte und Karotten mit leicht bitteren Kräutern, Wildpflanzen, Blattgemüsen und Gräsern oder mischen Sie herben Grünkohl dazu. Ergänzen Sie mit gesundheitsfördernden Kräutern und Gewürzen. Ingwer, Kurkuma und Cayennepfeffer sind beispielsweise kleine Wunderwaffen, die den Stoffwechsel und das Immunsystem wirksam unterstützen und über ein hohes entzündungshemmendes Potenzial verfügen. Ergänzen Sie beispielsweise mit einem Stück unbehandelter Zitronenschale. Die Zitronenschale ist reich an ätherischen Ölen, Flavonoiden und Pektin. Die Zitronenschale bringt nicht nur ein frisches Aroma in den Saft, sondern verfügt u. a. über antibakterielle, immunstärkende und verdauungsfördernde Eigenschaften.

### *Karottensaft – ein Saft mit besonderer Bedeutung*

Johanna Budwig hat dem Karottensaft einen besonderen Stellenwert in ihrer Öl-Eiweiß-Kost gegeben. Sie verordnete jeden Tag ein Glas frisch gepressten Karottensaft, gerne mit etwas Zitronensaft verfeinert. Möhrensaft ist reich an Beta-Carotin, einem Pflanzenstoff aus der Gruppe der Carotinoide, der zu der krebshemmenden Wirkung der Karotte beiträgt. Zahlreiche Untersuchungen zeigen auf, dass bei hohem Konsum von Obst und Gemüse, das reich an Beta-Carotin ist, Krebserkrankungen seltener auftreten. Beta-Carotin greift in das Krebsgeschehen ein und verhindert, dass krebserregende Stoffe aktiv werden, indem es die dazu notwendigen Enzymsysteme blockiert.

Beta-Carotin wird vom Körper aber auch in Vitamin A umgewandelt, das an vielen Stoffwechselvorgängen im Körper beteiligt ist. Es ist notwendig für Wachstum, Entwicklung und Fortpflanzung, für die Blutbildung und für gutes Sehen. Vitamin A wirkt außerdem antioxidativ. Hervorzuheben ist der schützende und regulierende Einfluss des Vitamins auf die Haut- und die Schleimhautfunktionen. Bei einem Vitamin-A-Mangel kann es im Bereich der Epithelzellen zur Entstehung von Tumoren kommen, eine gute Versorgung mit Vitamin A schützt hingegen die Zellen.

Für Dr. Budwig war darüber hinaus das hohe Elektronenpotenzial des im Karottensaft reichlich enthaltenen Beta-Carotins das entscheidende Qualitätsmerkmal. Ihre Ernährungsempfehlungen versorgen den Körper mit elektronenreichen, leicht abzugebenden oxidationswilligen Substanzen wie essenzielle mehrfach ungesättigten Fettsäuren, antioxidativ wirksamen Vitamine, Mineralstoffen und Spurenelemente als Aktivatoren und sekundären Pflanzenstoffe mit hohem Zellschutzvermögen.

## Die Kraft der Kräuter und Gewürze

Die wertgebenden Inhaltsstoffe der Kräuter und Gewürze sind vielfältig. Neben Wasser, Ballaststoffen, Vitaminen, Mineralstoffen, organischen Säuren enthalten sie unterschiedliche Substanzen aus dem großen Bereich der sekundären Pflanzenstoffe. Hierzu zählen die Scharf- und Bitterstoffe, Farbstoffe, Gerbstoffe und phenolische Substanzen. Ätherische Öle verleihen der Pflanze ihren charakteristischen Geruch und Geschmack und sind für die antimikrobielle Wirkung der Pflanzen verantwortlich. Die meisten Kräuter und Gewürze enthalten ätherische Öle, die aus Monoterpenen aufgebaut sind.

Kräuter und Gewürze **mit stark keimhemmender Wirkung** sind Knoblauch, Zwiebel, Oregano, Bohnenkraut, Thymian und Zimt u. a.
Zu den Gewürzen, die den Speichelfluss und damit **den Appetit anregen,** gehören Chili, Ingwer, Paprika, Piment, Senf, Pfeffer u. a.
Die folgenden Gewürze **regen die Magensaftproduktion an:** Bockshornklee, Kurkuma, Pfeffer, Senf, Paprika, Meerrettich, Nelken u. a.
**Verdauungsfördernd wirken:** Senf, Chili, Nelken, Knoblauch, Basilikum u. a.
Kräuter und Gewürze, die **Verkrampfungen und Blähungen mildern:** Anis, Basilikum, Bohnenkraut, Dill, Fenchel,

Knoblauch, Koriander, Kümmel, Kreuzkümmel, Majoran, Wacholderbeeren u. a.

**Anregend auf das Herz-Kreislauf-System wirken** Chili, Paprika, Senf, Rosmarin, Knoblauch u. a.

Eine besonders **starke antioxidative Wirkung** haben Rosmarin, Salbei, Majoran, Thymian, Nelken, Piment, Kurkuma, Kardamom u. v. a.

**Entzündungshemmend wirken** beispielsweise Kurkuma, Kreuzkümmel, Koriander, Kardamom, Muskat und Chili.

### Kleines Lexikon zur Wirkungsweise von Kräutern und Gewürzen

- **Anis:** antibakteriell, schmerzstillend, krampflösend, schleimlösend, magenstärkend und beruhigend
- **Chili:** entzündungshemmend, schmerzlindernd, appetitanregend und verdauungsfördernd
- **Fenchel:** anregend, antimikrobiell, krampflösend, appetitanregend, verdauungsfördernd, harntreibend
- **Ingwer:** gegen Übelkeit, verdauungsfördernd, entzündungshemmend, schmerzlindernd
- **Kardamom:** gegen Verdauungsstörungen; außerdem ist er magenberuhigend und wirkt gegen Blähungen.
- **Koriander:** verdauungsfördernd, entzündungshemmend
- **Kümmel:** krampfstillend, gegen Blähungen, appetitanregend, desinfizierend, verdauungsfördernd
- **Kurkuma:** regt die Magensaftproduktion an, besitzt krebshemmende, antioxidative und entzündungshemmende Wirkungen
- **Lorbeer:** anregend, antibakteriell, schleimlösend
- **Majoran:** antibakteriell, anregend, schleimlösend, krampflösend

- **Muskatnuss:** verdauungsfördernd, entzündungshemmend, stimmungsaufhellend
- **Oregano:** wirkt antibiotisch, schmerzlindernd und beruhigend
- **Pfeffer:** stoffwechselanregend, antibakteriell, gegen Blähungen, Sodbrennen sowie Magen- und Darmkrämpfe, schmerzlindernd
- **Rosmarin:** schmerzlindernd, kreislaufanregend, wundheilend, antiseptisch und krampflösend
- **Thymian:** schleimlösend, entzündungshemmend und krampflösend
- **Vanille:** stimmungsaufhellend, entzündungshemmend und antimikrobiell
- **Zimt:** kreislaufstabilisierend, blutzuckersenkend, entzündungshemmend und durchblutungsfördernd

# Warum Bitterstoffe gut und wichtig sind

Da Pflanzen an einen festen Standort gebunden sind, brauchen sie einen wirksamen Schutz, um nicht gefressen zu werden. Es gibt unterschiedliche Abwehrmechanismen, mit denen Pflanzen sich vor Fraßfeinden schützen. Der Weißdorn schützt sich mit Hilfe von Dornen, die Brennnessel mit ihren Brennhaaren, Enzian, Wermut und Hopfen mit der Bildung von Bitterstoffen. Bitterstoffe gehören somit in die große Gruppe der sekundären Pflanzenstoffe. Die Bitterstoffmoleküle der Pflanzen sind chemisch sehr unterschiedlich aufgebaut, haben aber eines gemeinsam: Sie fördern die Verdauung von Eiweiß, Fett und Kohlenhydraten und unterstützen unseren Stoffwechsel. Die bitteren Substanzen verstärken die Produktion von Speichel und Magensaft, regen Bauchspeicheldrüse, Leber und Galle an.

Bitterstoffe haben eine jahrtausendelange Tradition als wertvolle Bestandteile der Naturmedizin. Die kräuterkundige Ordensfrau Hildegard von Bingen (1098–1179) war eine überzeugte Anwenderin der anregenden und regulierenden Wirkung natürlicher Bitterstoffe. Bei unklaren Magenbeschwerden wurde Wermut verordnet. Das Kraut soll Völlegefühl nach dem Essen, Blähungen und Bauchschmerzen lindern. Bei Leberstörungen, Lebererkrankungen und allgemein zur Stärkung des Organs empfahl Hildegard von Bingen gerne Mariendistelkraut. Die Mariendistel gehört zur Familie der Korbblütlergewächse wie die Kamille, der Sonnenhut und die Ringelblume. Der Hauptwirkstoff ist das in den Mariendistelfrüchten vorkommende Silymarin. Der Begriff steht für eine ganze

Wirkstoffgruppe, der eine leberschützende, leberstärkende, entgiftende und den Gallenfluss anregende Wirkung bestätigt wird. Darüber hinaus fördern die bitteren Stoffe die Regeneration der Leber, indem sie die Leberzellen zur Neubildung stimulieren.
Während zu Hildegards Zeit in vielen Küchenrezepten entsprechende bittere Kräuterbeigaben einen festen Platz hatten und einige Obst- und Gemüsesorten von Natur aus reichlich mit Bitterstoffen gesegnet waren, fehlen sie in unserer heutigen Küche weitgehend. Zahlreiche Obst- und Gemüsesorten wie beispielsweise Äpfel, Grapefruits, Brokkoli, Rosenkohl, Chicorée und Radicchio werden seit Jahren so gezüchtet, dass sie immer weniger Bitterstoffe enthalten und damit dem Gaumen einer Mehrzahl an Verbrauchern mehr Freude bereiten.
Wir mögen es gerne süß, auch salzig oder umami, was aus dem Japanischen kommt und »fleischig, herzhaft und wohlschmeckend« bedeutet. Der bittere Geschmack ist den meisten von uns weder vertraut noch willkommen. Mit den Bitterstoffen gehen allerdings auch wichtige Funktionen unserer Lebensmittel verloren. Wie sagt der Volksmund doch so weise: »Was bitter im Mund, ist dem Magen gesund.« Viele gesundheitsfördernde Stoffe aus der Gruppe der sekundären Pflanzenstoffe haben diesen bitteren Geschmack. Da der Gehalt in den natürlichen Lebensmitteln stark reduziert ist, liegt der Gedanke nahe, dass vielleicht der Grundsatz: »Obst und Gemüse sind gesund« ins Wanken gerät.
Ist Obst und Gemüse noch gesund? Nicht jedes Obst und Gemüse erfüllt diesen Anspruch. Es lohnt sich durchaus, sich auf den bitteren Genuss einzulassen, wenn man um dessen Bedeutung weiß. Auf Bauernmärkten, Biohöfen und in Bioläden lassen sich auch alte Obst- oder Gemüsesorten finden, die dann aber auch noch viele Bitterstoffe

enthalten. Zudem lohnt es sich, entsprechendes Saatgut zu besorgen, um im eigenen Garten oder auf dem Balkon selbst aktiv zu werden.

### Bitterstoffhaltige Kräuter, Obst, Gemüse, Getreide und Gewürze

**Küchenkräuter:** Estragon, Liebstöckel, Lorbeerblätter, Majoran, Rosmarin, Salbei, Sauerampfer, Thymian, Wacholder

**Heilkräuter:** Artischockenblätter, Baldrian, Benediktenkraut, Engelwurz, Enzianwurzel, Galgantwurzel, Gänseblümchen, Gelber Enzian, Hopfen, Kamille, Löwenzahn, Mariendistel, Salbei, Schafgarbe, Tausendgüldenkraut, Wermut

**Obst:** alte Apfelsorten, Grapefruits, Orangen, Zitronen

**Gemüse:** Artischocken, Brokkoli, Chicorée, Endiviensalat, Radicchio, Rauke, Rosenkohl

**Getreide(artige):** Amaranth, Hirse

**Gewürze:** Anis, Bockshornkleesamen, Fenchel, Ingwer, Kardamom, Kümmel, Pfeffer

Da der Rohkostanteil in Dr. Budwigs Ernährungsempfehlungen recht hoch ist und sie bei der Auswahl der Zutaten auch besonderes Augenmerk auf die Verwendung von heimischen Wildpflanzen legte, kommt man durch die Öl-Eiweiß-Kost wieder in Kontakt mit den gesundheitsfördernden Bitterstoffen. Alte Kräuterbekannte und neue Heilpflanzenfreunde treffen aufeinander, wenn Dr. Budwig über Löwenzahnsalat als König unter den Wildsalaten spricht und das angenehm nussige Aroma des Wiesenbocksbartes lobt. Natürlich tragen ein bis zwei Esslöffel Leinöl als Zutat einer exzellenten Salatsauce à la Budwig dazu bei, dass aus einem »schnöden Unkraut« eine schmackhafte, die Gesundheit der inneren Organe stärkende Delikatesse wird. Zur Unterstützung der Verdauungsorgane empfahl Johanna Budwig außerdem je nach Konstitution unterschiedliche Kräuterteemischungen oder Pflanzenpresssäfte wie Brennnesselsaft oder Artischockensaft.

# Die Basis der Öl-Eiweiß-Kost – die Budwig-Creme

Zum optimalen Transport innerhalb unseres Blutkreislaufs und zur Steuerung der Sauerstoffaufnahme in die Zelle benötigen nach Ansicht Johanna Budwigs die sehr reaktionsfreudigen mehrfach ungesättigten Öle einen schützenden Begleiter. Diesen sah sie, wie schon an anderer Stelle erwähnt, in den schwefelhaltigen Aminosäuren Methionin und Cystein, die im Magerquark in hohen Anteilen enthalten sind. Die ungesättigten Fette reagieren gerne mit Sauerstoff, und genau das soll verhindert werden. Denn diese Reaktion mit Sauerstoff, die Oxidation, zerstört den wertvollen Charakter der mehrfach ungesättigten Fettsäuren. Reaktionen mit schwefelhaltigem Eiweiß hingegen erhalten das hohe Energiepotenzial der Fettsäuren und wirken als Bewahrer der quirligen Elektronenfracht. Das Leinöl mit seinem hohen Gehalt an mehrfach ungesättigten Fettsäuren und der Magerquark mit seinem enormen Anteil an schwefelhaltigen Aminosäuren wurden somit untrennbar zur Budwig-Creme vereinigt.

Die Budwig-Creme ist der charakteristische Grundbaustein der Öl-Eiweiß-Kost, der buchstäbliche »Fels in der Brandung«, an ihr kommt man nicht vorbei! Johanna Budwig hat diese energiereiche Verbindung in vielfältiger Weise mal fruchtig, mal herzhaft in die tägliche Ernährung eingebaut. Sie ist die Basis, ein wesentlicher und bedeutungsvoller Bestandteil der Öl-Eiweiß-Kost – aber die Budwig-Creme, Quark mit Leinöl, ist noch nicht die ganze Öl-Eiweiß-Kost! Die Budwig-Creme wird von vielen gesundheitsbewussten Menschen als Frühstück, Nachtisch oder herzhafter Dip täglich verzehrt. Geschätzt wird sie im Rahmen einer kohlenhydratarmen Ernährung als Energiespender zu Tagesbeginn. Dort ersetzt sie unser klassisches Brot- oder Brötchen-Frühstück, welches aufgrund seiner schnell resorbierbaren und den Insulinspiegel erhöhenden Kohlenhydrate dazu beiträgt, dass unser Frühstück uns nicht kraftvoll und energiegeladen über den Vormittag trägt, sondern alsbald für Heißhunger sorgt und unseren Körper veranlasst, Nachschub einzufordern. Die Budwig-Creme als Frühstücksvariante hinterlässt hingegen ein Gefühl von angenehmer Sättigung, Leichtigkeit und Schwung. Diese positive Stimmung und dieses behagliche Bauchgefühl tragen ganz wunderbar durch einen arbeitsreichen Vormittag. Es lohnt sich also, die Budwig-Creme in den Ernährungalltag fest zu integrieren. Allein diese kleine Veränderung der Frühstückgewohnheiten kann auf ganz einfache Weise sehr viel zur Gesunderhaltung von Körper, Geist und Seele beitragen.

Als therapeutische Maßnahme im Rahmen der Ernährungstherapie bei Krebs und anderen Erkrankungen hat die Budwig-Creme den allerhöchsten Stellenwert. Lassen wir erneut die Wissenschaftlerin zu Wort kommen:

»Sehr eindrucksvoll und überzeugend wirkt ein einfaches Experiment auf jeden Beobachter. Gibt man den Kranken [...] nun eine Mahlzeit mit den lebensnotwendigen hoch aktiven Fetten, die der besseren Aufnahme wegen mit gutem Eiweiß vermischt werden, so ist innerhalb von 4–6 Stunden eine vollständige Umordnung der Verhältnisse im Blut feststellbar. Diese Versuche wurden wie folgt durchgeführt: Einer krebskranken Frau, deren Blut in jeder Hinsicht bei der mikroskopischen Untersuchung und bei der Untersuchung auf Papier die Kennzeichen für gestörte Sauerstoffaufnahme und behinderte Vitalität enthielt, haben wir morgens früh nüchtern unser bereits mehrfach beschriebenes Linomel-Müsli, das reichhaltig Leinsaat und außerdem Quark mit Leinöl in schmackhafter Zubereitung enthielt, gegeben. Anschließend schickten wir diese Frau zwei Stunden spazieren. Als sie dann zur Untersuchung des Blutes zurückkam, waren die Verhältnisse im Blut vollständig verändert. Die auch von anderen Autoren (Heitan, Paris) als typisch für Carcinom gekennzeichneten Merkmale waren verschwunden. Die Geldrollenform stellte sich sofort ein, das Fibrin-Netz war zu beobachten, die Sauerstoffaffinität des Blutes – auf Papier überprüft – war bereits wesentlich gebessert. Natürlich genügt diese einmalige Zufuhr der lebenswichtigen Nahrungsmittel aus dem Fett- und Eiweißgebiet nicht, um den gesamten Krankheitszustand zu beheben. Der große Bereich von Zellen, Bindegewebe, Organen, Drüsen und Lymphbahnen ist verarmt an diesen Substanzen. Nach 24 Stunden ist auch im Blute der Patientin der Mangel an dieser lebensnotwendigen Nahrung erneut feststellbar. Die gesamte Ernährungstherapie braucht längere Zeit, und die Zeitdauer ist vom Grad der Erkrankung abhängig. Die Zufuhr dieser lebensnotwendigen natürlichen Nahrung sollte sich nicht nur auf eine kurz befristete Spanne der Ernährungstherapie beschränken, sondern das ganze Leben währen.« (*Das Fettsyndrom,* S. 81)

Wer aus verschiedensten persönlichen Gründen den Quark als Träger der schwefelhaltigen Aminosäuren nicht verwenden kann oder möchte, kann auf Alternativen ausweichen. Im Rahmen der Gesunderhaltung hat man alle Freiheiten, auch andere Lebensmittel wie z.B. Getreide oder Getreideartige als Basis für einen Frühstücksbrei zu verwenden. Im Rahmen der Ernährungstherapie bei schwerer Erkrankung ist es hingegen nicht empfehlenswert, die Quark-Leinöl-Creme zu zerreißen und willkür-

lich andere eiweißreiche Partner aus dem Pflanzenreich dem Leinöl zuzuweisen. Dr. Budwig kannte die Problematik der Milchzucker- und Milcheiweißunverträglichkeiten. Dennoch hat sie bis zu ihrem Tod an der Zusammensetzung der Basis ihrer Öl-Eiweiß-Kost festgehalten. Ihrer Auffassung nach kann auch diese Störung durch eine Regulierung des Fettstoffwechsels und durch eine gute »elektromotorische« Versorgung der Darmschleimhaut aufgehoben werden. Der Quark stellt nicht ursächlich das Problem dar, kann aber in Verbindung mit Leinöl einen Lösungsweg aufzeigen. Wesentlich ist auch an dieser Stelle die Betrachtung des ganzen Systems *Mensch – Ernährung – Lebensweise,* denn dieses hochpotente Lebensmittel muss eingebettet sein in eine naturgemäße, artgerechte menschliche Ernährung und Lebensweise. Dann kann es wahre Wunder vollbringen.
Sie kennen alle Aristoteles' Ausspruch: »Das Ganze ist mehr als die Summe seiner Teile.« Die Bedeutung des Quarks als natürlicher Emulgator ist nicht zu unterschätzen in einer Ernährung, die reich an ungesättigten Fettsäuren ist und welche in hoher Dosierung leicht verträglich in den menschlichen Organismus gebracht werden sollen. Die Milcheiweiße sind sehr kompetent in diesem Punkt; über eine ähnlich hohe Fachkompetenz verfügen pflanzliche Eiweiße nicht. Wenn Sie grundsätzlich auf tierisches Eiweiß verzichten, sich aber aufgrund einer Erkrankung von der Öl-Eiweiß-Kost angezogen fühlen, müssen Sie eine Entscheidung treffen, dafür oder dagegen. Für Veränderungen in unserer Ernährungs- und Lebensweise brauchen wir einen Grund. Und selbst wenn wir diesen Grund auf einem Silbertablett präsentiert bekommen, ist eine solche Veränderung nicht leicht. Aber es lohnt sich.

## Quark aus eigener Herstellung

Für die Quarkherstellung wird die Milch (verwenden Sie bitte möglichst naturbelassene Bio-Rohstoffe) durch Zugabe von Milchsäurebakterien oder Lab fermentiert. Die in der Milch enthaltenen oder zugegebenen Milchsäurebakterien bauen den Milchzucker (Laktose) zu Milchsäure ab und säuern die Milch. Die Milchsäure lässt das Milcheiweiß, das Casein, gerinnen. Es trennen sich die festen von den flüssigen Bestandteilen, der Käsebruch von der Molke. Je nachdem, ob man bei der Herstellung Lab verwenden möchte oder nicht, dauert die Zubereitung wenige Stunden bis drei Tage. Lab ist ein aus Kälbermägen gewonnenes Enzym, das die Milch schneller gerinnen lässt. Heutzutage wird es überwiegend von Mikroorganismen erzeugt. Seine stärkste Wirkung erhält das Labenzym bei 36 bis 37 °C. Es wird in flüssiger und in Tablettenform angeboten. Ein Vorteil der Verwendung von Lab ist, dass man die Ausbeute an Milcheiweiß erhöht. Der Käsebruch ist etwas fester. Die Herstellung von Quark mit Labzusatz ist eine gute Methode zur Quark- und Schichtkäseherstellung. Das Ergebnis ähnelt sehr dem handelstypischen Speisequark.

### *Küchenzubehör und Zutaten*

- 1 große Schüssel oder 1 Edelstahltopf mit Deckel
- 1 Thermometer
- 1 Messbecher
- 1 l traditionell hergestellte Vollmilch oder Rohmilch
- 200 ml Buttermilch
- 1 Küchenhandtuch zum Abdecken der Schüssel
- 1 sauberes, ausgekochtes dünnes Baumwolltuch
- Gummibänder oder starker Bindfaden

### *Die langsame Methode: Schritt für Schritt ohne Zugabe von Lab*

Damit bei der Zubereitung nicht unerwünschte Mikroorganismen tätig werden und den Quark verfälschen oder verderben, ist Hygiene oberstes Gebot.

1. Alle benötigten Küchenutensilien zur Desinfektion mit kochendem Wasser übergießen.

Nach dem Abkühlen die Milch in die Schüssel oder den Topf geben und mit 200 ml Buttermilch verrühren. Rohmilch sollte zuvor für 30 Sekunden auf ca. 75 °C erhitzt und anschließend bis auf 25 °C abgekühlt werden. Grundsätzlich erfüllt die Rohmilch alle Kriterien, um ohne Zugabe von Milchsäurebakterien Dickmilch zu erzeugen. Es könnte allerdings auch passieren, dass andere Bakterien aktiv zur Vermehrung kommen. Dann entsteht ein unangenehm riechendes Milchprodukt. Durch Abkochen der Milch und Zugabe von Buttermilch wird dies vermieden.

Nun die Schüssel mit dem Küchenhandtuch bzw. den Topf mit dem Deckel abdecken und an einen warmen Ort stellen. Das kann auf der Heizung oder der Fußbodenheizung sein. Wichtig ist allerdings eine Temperatur von mindestens 20 °C. Nach ein bis drei Tagen ist die Milch sauer und dick geworden. Wenn man mit einem sauberen Messer in die Masse schneidet, bleibt der Schnitt auch nach ein paar Minuten erkennbar und läuft nicht wieder zusammen.

2. Jetzt die eingedickte Milch mit einer Schaumkelle in das saubere, abgekochte Baumwolltuch schöpfen. Dieses bindet man zu einem Säckchen zusammen und hängt es an einer Stelle auf, an der die Molke abtropfen kann. Das erfordert etwas Kreativität, aber in der Regel lässt sich ein guter Platz finden. Das oder die Säckchen sollten nicht stark zusammengedrückt werden; der

Quark soll nicht in die Poren des Tuchs gepresst werden. Die Molke soll leicht heraustropfen. Andernfalls presst man leicht den Quark in die Poren des Tuchs.

3. Nach 3–5 Stunden den Quark aus dem Tuch in eine Schüssel geben. Je nachdem, wie lange die Molke heraustropfen konnte, ist der Quark feuchter oder trockener.

### Die schnelle Methode: Schritt für Schritt mit Lab

1. Alle benötigten Küchenutensilien zur Desinfektion mit kochendem Wasser übergießen.
2. Die Milch auf 25–30 °C erhitzen und von der Kochstelle nehmen. 200 ml Buttermilch einrühren.
3. Parallel den Backofen auf ca. 50 °C vorheizen. Zu hohe Temperaturen töten die Milchbakterien ab. Den Topf mit der Milch für etwa eine Stunde in den Backofen stellen.
4. Jetzt ist die Zeit für die Zugabe des Labenzyms gekommen. Die Dosierung ist auf der Verpackung vermerkt. Für 1 l Milch verwendet man in der Regel ½ Labtablette in etwas Wasser aufgelöst oder 1 Tropfen Flüssiglab.
5. Die Milch für weitere 2–3 Stunden an einen warmen Ort (mindestens 20 °C) stellen. Wenn man im Anschluss mit einem sauberen Messer in die Masse schneidet, bleibt der Schnitt auch nach ein paar Minuten erkennbar und läuft nicht wieder zusammen.
6. Falls die Milchsäurebakterien noch ein wenig Zeit brauchen, nach 15–30 Minuten erneut die Quarkmasse überprüfen.
7. Jetzt die eingedickte Milch mit einer Schaumkelle in das saubere, abgekochte Baumwolltuch schöpfen. Zu einem Säckchen zusammenbinden und an einer Stelle

aufhängen, an der die Molke abtropfen kann. Das erfordert etwas Kreativität, aber in der Regel lässt sich ein guter Platz finden. Das oder die Säckchen sollten nicht stark zusammengedrückt werden, um den Quark nicht in die Poren des Tuchs zu pressen. Die Molke soll leicht heraustropfen.

8. Nach 2–3 Stunden den Quark aus dem Tuch in eine Schüssel geben. Je nachdem, wie lange die Molke heraustropfen konnte, ist der Quark feuchter oder trockener.

Nach dem Abtropfen kann man über die große Menge Molke staunen, die in die Schüssel getropft ist. Sie kann in eine Glasflasche gefüllt im Kühlschrank aufbewahrt werden. Molke lässt sich pur oder verdünnt mit Säften sehr gut genießen.

# Milchsauer eingelegtes Gemüse und fermentierte Getränke

Die Fermentierung der im Sommer und Herbst geernteten Gemüse hat eine lange Tradition. So konnten die produzierten Lebensmittel konserviert werden, um auch über den Winter ausreichend gesunde Nahrung zur Verfügung zu haben.

Die Laktobazillen, eine nützliche Bakteriengattung, die in der Natur auf der Oberfläche von Blättern und Wurzeln und besonders in rohen, nicht erhitzten Milchprodukten vorkommt, sind die Hauptakteure der Fermentierung. Diese Milchsäurebakterien wandeln unter bestimmten Bedingungen die Stärke und den Zucker in Gemüse, Obst und Milchprodukten in Milchsäure um. Milchsäure ist ein natürliches Konservierungsmittel und hemmt das Wachstum von Bakterien, die für Fäulnis und Verderb verantwortlich sind. Die gebildete Milchsäure unterstützt ein Milieu im Darm, in dem sich unsere nützlichen Darmbakterien wohl fühlen und vermehren, und stärkt zudem unser Immunsystem.

Mit dem Zerkleinern von Gemüse oder Obst wird der traditionelle Gärprozess in Gang gesetzt. Die Lebensmittel werden dann gründlich geknetet und geklopft, um die Pflanzensäfte freizusetzen. Im Anschluss werden sie mit einer Lösung aus Salzwasser gemischt, um später bei Raumtemperatur für mehrere Tage bis Wochen zu reifen. Danach können sie an einem kühlen, dunklen Ort ruhen und bleiben für mehrere Monate lagerfähig.

In unseren Breitengraden ist sicherlich Sauerkraut das bekannteste fermentierte Lebensmittel. Es enthält viel Vitamin C, Milchsäure und Ballaststoffe. Sauerkraut ist eines der wenigen pflanzlichen Lebensmittel, die Vitamin $B_{12}$ enthalten. Zudem sind sekundäre Pflanzenstoffe, Isothiocyanate, darin enthalten, die das Wachstum von Krebszellen hemmen können. Finnische Forscher haben diese Stoffe im Tierversuch untersucht. Sie fanden eine krebshemmende Wirkung in den Zellen von Lunge, Brust, Leber und Darm. Wird ein Lebensmittel traditionell von eigener Hand fermentiert, enthält es die gesundheitsfördernden lebenden Milchsäurebakterien. In handelsüblichen pasteurisierten Nahrungsmitteln, auch im Sauerkraut aus dem Handel, sind sie leider nicht mehr vorhanden. Die Pasteurisierung tötet die Milchsäurebakterien ab.

### Fermentierte Lebensmittel

**Milchprodukte:** Buttermilch, Joghurt, Quark, Kefir, Käse
**Gemüse:** Sauerkraut, Rote Bete, Bohnen etc.
**Getränke:** Tee, Kakao, Kaffee
**Alkoholische Getränke:** Wein, Bier, Whiskey
**Aus der asiatischen Küche:** Kimchi, Tofu, Miso, Sojasauce

Gesunde fermentierte Lebensmittel lassen sich leicht selbst herstellen und geben viel Spielraum für eigene Kreationen. Dazu eignen sich fast alle Gemüse, die auch roh genossen werden, z. B. Paprika, Gurken, Möhren, Kohlrabi, Fenchel, Staudensellerie, grüne Tomaten, aber auch Blumenkohl, Rosenkohl, grüne Bohnen und natürlich Weißkohl, der zu einem wunderbar schmackhaften Sauerkraut reift. Blattgemüse, Blattsalate und Zucchini sind nicht so geeignet.

*So einfach geht's*

1. 1 kg frisches Bio-Gemüse raspeln, in feine Streifen oder kleine Stücke schneiden.
2. Das Gemüse in ein Glas mit Bügelverschluss (1,5 l) bis ca. 6 cm unter den Rand füllen und mit unterschiedlichen Gewürzen bestreuen: Fenchelsamen zu Fenchel und Möhren; Wacholderbeeren, Kümmel und Lorbeer zu Weißkohl oder Knoblauch; Zwiebeln und Peperoni zu den grünen Tomaten. Weißkohl sollte einige Minuten kräftig geknetet, gequetscht oder gedrückt werden, damit er weich und saftig wird. Hierzu den Weißkohl mit einem hölzernen Kartoffelstampfer fest in das Glas stampfen, bis ca. 2 cm Saft über dem Kohl stehen.
3. 25 g naturbelassenes Salz, Meersalz oder Steinsalz, in 1 l kaltem Wasser auflösen, verrühren und über das Gemüse geben. Das Gefäß sollte bis ca. 4 cm unter den Rand gefüllt sein.
4. Zum Beschweren des Gemüses einen passenden desinfizierten Stein oder ein kleines mit Wasser gefülltes Schraubglas verwenden, das man auf einen zurechtgeschnittenen Plastikdeckel (Joghurtbecher), eine Ton- oder Glasscheibe stellt. Der zum Beschweren genutzte Gegenstand sollte nach dem Verschließen vollständig mit Lake bedeckt sein. Das ist sehr wichtig!
5. Das Gefäß auf einem Teller an einen dunklen warmen Ort stellen (20–22 °C). Evtl. mit einem Tuch vor Licht schützen.
6. Wenn im Glas kleine Bläschen aufsteigen, hat die Fermentation begonnen. Bei starker Bläschenbildung und schon trüb gewordener Lake kann man einen etwas kühleren Ort wählen (16–18 °C). Ist das Gefäß zu voll, kann auch etwas Lake überlaufen.
7. Nach vier bis sechs Wochen ist der Prozess in der Regel abgeschlossen. Nun kann das Gemüse an einem

kühlen Ort mindestens drei Monate aufbewahrt werden.

Übrigens: Als Starterkultur lässt sich sehr gut die Molke aus der Quarkherstellung verwenden. Geben Sie einfach 100 ml Molke zu 900 ml Lake hinzu.
Nicht nur Gemüse lässt sich fermentieren. Sie können wundervolle probiotische Getränke wie Kefir oder Kombucha selbst herstellen.

## *Kefir selbst gemacht*

Kefir ist ein Sauermilchgetränk, das bei der Gärung von Milch mit Hilfe von Milchsäurebakterien und Hefen entsteht. Ursprünglich kommt das Getränk aus dem Kaukasus und wurde aus Stutenmilch hergestellt. Heute wird für die Herstellung meistens Kuhmilch verwendet. Abhängig vom Herstellungsprozess enthält das fermentierte Getränk Kohlensäure und hat einen geringen Alkoholgehalt. Die für die Herstellung verwendeten Kefirpilze sind eine Mischung aus Hefen und Bakterien. Diese vergären den Milchzucker (Laktose) in Milchsäure, Alkohol und Kohlensäure.

## *Kefir – so einfach geht's*

Für einen Liter Kefir benötigt man ca. einen Esslöffel Kefirknollen. Diese gibt man in ein entsprechend großes Glasgefäß (z. B. ein Gurkenglas) und übergießt sie mit der Milch. Für die Kefirherstellung sind alle Milchsorten geeignet: Kuh-, Schaf- oder Ziegenmilch. Je höher der Fettgehalt, desto sahniger wird der Kefir. Rohmilch sollte vorher abgekocht werden, da die Kefirkultur empfindlich auf eine Belastung mit Fremdkeimen reagiert. Nun kann die

Mischung mit einem Deckel verschlossen werden, der aber nur ganz leicht zugedreht wird, denn die im Fermentationsprozess entstehende Kohlensäure muss entweichen können. Oder man nimmt etwas Frischhaltefolie und ein Gummiband, um das Glas zu verschließen.
Milch und Kefirpilz sollten bis zu zwei Tage zimmerwarm und dunkel stehen und gären. Je niedriger die Temperaturen während der Fermentierung, desto mehr Kohlensäure und Alkohol entstehen. Die Hefegärung steht dann im Vordergrund. Bei höheren Temperaturen werden verstärkt die Milchsäurebakterien aktiv, und der fertige Kefir enthält weniger Alkohol und schmeckt säuerlicher. Die Fermentierung vollzieht sich grundsätzlich nur bei Temperaturen zwischen 10 und 25 °C.
Ist die Fermentierung abgeschlossen, wird die Pilzmasse mit Hilfe eines Siebs abgeseiht, um den Kefirpilz wieder zu entfernen. Der Pilz kann direkt wieder zum Einsatz kommen. Er vermehrt sich und kann an Freunde, Familie und Arbeitskollegen weiterverschenkt werden. Möchte man mit der Herstellung pausieren, lässt sich der Kefirpilz in Milch eingelegt im Kühlschrank gut 14 Tage aufbewahren. Das selbstgemachte Getränk wird anders als der im Handel erhältliche Kefir auch von Menschen mit Laktoseintoleranz häufig gut vertragen, da er praktisch frei von Laktose ist.

### *Kombucha selbst gemacht*

Der Teepilz Kombucha hat in Asien eine uralte Tradition. Obwohl so genannt, handelt es sich nicht klassisch um einen Pilz. Der Kombucha ist eine Mischung aus unterschiedlichen Hefen und Bakterien, die aus grünem, schwarzem oder Kräutertee und Zucker innerhalb von rund zwei Wochen ein fruchtiges Getränk fermentieren.

Keine Sorge, der Zucker dient dem Kombucha-Pilz lediglich als Nahrung und wird während der Gärung weitgehend verwertet. Kräutertee sollte keine ätherischen Öle enthalten wie z.B. Pfefferminztee. Die grundlegenden Inhaltsstoffe des verwendeten Tees wie beispielsweise Gerbstoffe, Antioxidantien und Polyphenole, bleiben bei der Fermentierung größtenteils erhalten. Hinzu kommen zahlreiche neue Stoffe, verschiedene Enzyme, organische Säuren und Vitamine, die der Pilz produziert. Der Teepilz ist ähnlich wie der Kefirpilz eine einmalige Anschaffung. Er vermehrt sich und wächst weiter und nimmt dabei an Dicke zu. Neu gebildete dünne Pilzschichten können leicht entfernt und zum Ansatz eines neuen Teepilzes genutzt werden. Ein guter Kombucha-Teepilz riecht neutral bis leicht säuerlich und hat eine feste, gallertartige Konsistenz. Je nachdem, ob er im Schwarz-, Grün- oder Früchtetee gewachsen ist, nimmt er dessen Farbe an. Diese variiert dann von milchig trüb über hellbraun bis hin zu rosa. Es klingt vielleicht etwas merkwürdig, aber es ist schön, diesen nicht besonders hübschen Mitbewohner im Haus zu haben. Der Rest der Familie mag den Anblick in der Küche nicht so gerne. Ich hingegen habe, auch wegen des schmackhaften prickelnden Getränks, den Teepilz wirklich liebgewonnen. Der Teepilz kann in Bioqualität samt Bedienungsanleitung in der Apotheke bestellt werden. Der Umgang erfordert allerdings wirklich etwas Liebe und Hingabe, denn hier ist Hygiene sehr wichtig, damit sich keine echten Pilzkulturen auf dem Teepilz entwickeln. Sollte dies dennoch einmal passieren, sind ein paar Tage Ruhen in Obstessig eine gute Strategie, um die Fremdkulturen im Keim zu ersticken. Der Teepilz erholt sich dabei prächtig.

## So einfach geht's

*Zutaten und Geräte*

1 l Wasser
2 TL Tee
Teefilter
60–70 g Vollrohrzucker
2- bis 3-Liter-Glasgefäß (z. B. Gurkenglas) mit einer großen Öffnung
100 g Kombucha-Teepilzkultur (einschließlich Starterflüssigkeit)
Papiertuch oder Baumwolltuch zum Abdecken
Gummiring, um das Glas mit dem Tuch dicht abzudecken

*Zubereitung (für 1 l Kombucha-Tee)*

1. 1 l Wasser zum Kochen bringen, anschließend Topf vom Herd nehmen und bei Grüntee bis auf 80–90 °C abkühlen lassen.
2. 2 Teelöffel (5 g) grünen oder schwarzen oder je 1 Teelöffel grünen und schwarzen Tee in ein Teesieb füllen und zugeben. Etwa 10–15 Minuten ziehen lassen. Nun ca. 60–70 g Zucker in den heißen Tee geben und kräftig umrühren, damit der Zucker sich komplett auflöst.
3. Den Tee auf Zimmertemperatur (20–25 °C) abkühlen lassen und in das Gärgefäß gießen.
4. Die Starterflüssigkeit (bzw. ab dem zweiten Ansatz mind. 10 Prozent des fertig gegorenen Kombucha-Tees) zugeben und den Teepilz vorsichtig, mit der hellen Seite nach oben, in den abgekühlten Tee legen. Die Öffnung des Gefäßes mit einem Papier- oder Baumwolltuch abdecken, mit dem Gummiband befestigen.
5. Das Gärgefäß an einen ruhigen, rauchfreien und gut belüfteten warmen Ort (20–25 °C) stellen. Es sollte

nicht der direkten Sonne ausgesetzt sein und nicht direkt neben Zimmerpflanzen stehen (mögliche Keimbelastung). Den Teepilz 8–12 Tage fermentieren lassen.

6. Nach Fertigstellung nehmen Sie den Pilz mit sauberen Händen aus der Flüssigkeit, waschen ihn unter fließend kaltem Wasser ab und legen ihn in eine Schüssel.
7. Den Kombucha-Tee in Flaschen füllen und an einem kalten Ort ruhen lassen. Mindestens 10 Prozent der Nährlösung für den nächsten Gärvorgang zurückbehalten. Zum Abschluss das Gärgefäß gründlich mit einem sauberen Schwamm und etwas Spülmittel reinigen, mit heißem Wasser nachspülen und mit einem sauberen Tuch trocknen. Die zurückbehaltene Nährlösung und den Pilz mit der hellen Seite nach oben wieder in das Gärgefäß geben, um den Prozess wieder zu starten.

Das fertige Teegetränk kann vielfältig in der Naturküche zum Einsatz kommen: als erfrischender Gesundheitstrunk, als Teil einer fruchtig-herzhaften Vinaigrette zum Salat, als Starterkultur für selbstgemachtes Sauerteigbrot, bei langer Reifung als Essig, als Zutat zu Sauerkraut, Saucen und Suppen.

# Die Überleitungstage

Bevor Sie mit der Ernährungsumstellung beginnen, sollten Sie Ihren Körper über ein bis drei Tage auf die Öl-Eiweiß-Kost vorbereiten. Dr. Budwig nannte diese Tage Überleitungstage. Die Überleitungstage stimmen den Organismus um und sorgen dafür, dass die Öl-Eiweiß-Kost gut vertragen und auch gut verstoffwechselt werden kann. Bei der Umsetzung ist wichtig, dass Sie gut auf sich selbst und Ihre eigenen Grenzen achten und die angegebene Menge Leinsamen lediglich als Orientierung verstehen, nicht als zwingend erforderliche Menge. In der Leinsaat liegen essenzielle Fettsäuren und schwefelhaltige Aminosäuren vor, geschützt und mit wichtigen Begleitstoffen versehen wie z.B. Ballaststoffen, Mineralstoffen und Spurenelementen. Sie stellen ein komplettes Lebensmittel dar, das Dr. Budwig gerade auch bei anfänglichen Unverträglichkeiten von Quark mit Leinöl empfohlen hat: »Die Spurenelemente, die in der Leinsaat beim Aufbau und dessen späterer Aktivierung bei Wachstumsprozessen vorliegen, betrachte ich als wesentlich, auch für die Aktivierung des Leinöls im Fettstoffwechsel.« (*Fettfibel*, S. 36)
Je nach Verfassung ihrer Patienten hat Dr. Budwig eine der folgenden drei Varianten empfohlen:

**Variante I:** Haferschleim mit frisch geschroteter Leinsaat, stündlich
**Variante II:** Haferflockensuppe mit frisch geschroteter Leinsaat, mehrmals täglich
**Variante III:** Frisch geschrotete Leinsaat mit Fermentgold und frisch gepressten Säften, über den Tag verteilt. Bei Verdauungsproblemen und einer Schwäche in Leber, Galle

und Bauchspeicheldrüse ausschließlich Leinsaat mit Fermentgold

## Rezepte

### *Variante I:*

Haferschleim mit frisch geschroteter Leinsaat, stündlich

*Zutaten für 1 Portion*

1 geh. EL feine Vollkornhaferflocken
200 ml Wasser
1 geh. EL frisch geschrotete Leinsaat
1 Prise Meersalz oder Steinsalz

*Zubereitung*

Rühren Sie die Haferflocken in das kalte Wasser ein und bringen die Mischung zum Kochen. Dann die geschrotete Leinsaat hinzugegeben, anschließend das Ganze auf ausgeschalteter Platte noch 10 Minuten quellen lassen. Abschließend den Brei durch ein feines Küchensieb passieren, um die gröberen Bestandteile zu entfernen.

Den Hafer-Leinsamen-Schleim hat Dr. Budwig für schwerkranke Patienten nach den Überleitungstagen auch weiterhin empfohlen und beispielsweise mit frisch gepressten Säften oder Kräutertees (Kamille, Pfefferminze, Fenchel, Kümmel, Anis) ergänzt. Eine weitere Ergänzung zum Hafer-Leinsamen-Schleim können zwei Esslöffel einer Quark-Leinöl-Creme sein. So kann der Übergang in die neue Ernährungsweise langsam und schrittweise erfolgen.

### *Variante II*

Dreimal täglich wird als Hauptmahlzeit jeweils eine Portion Haferflockensuppe mit geschroteter Leinsaat zubereitet und verspeist. Die Zubereitung entspricht der des Haferschleims, nur dass die Suppe am Schluss nicht durch ein Sieb passiert wird. Die Größe der Portion hängt natürlich vom Appetit des Einzelnen ab. Eine mittlere Portion erhalten Sie mit folgenden Zutaten:

400 ml Wasser (oder 300 ml Wasser und 100 ml Milch)
3 geh. EL Vollkornhaferflocken
3 geh. EL frisch geschrotete Leinsaat
1 TL Honig oder 1 Prise Salz (Meersalz oder Steinsalz)

### *Variante III*

Diese Variante beschreibt die Art, in der die Überleitungstage am häufigsten durchgeführt werden. An Ihrem ersten Tag sollten Sie 150 bis 250 Gramm frisch gemahlene Leinsaat über den Tag verteilt zu sich nehmen. Eine gute elektrische Kaffeemühle ist zur Vermahlung der Saat sehr gut geeignet. Sie lässt sich sehr leicht mit einem Küchentuch oder einem Backpinsel reinigen. Rühren Sie die frisch gemahlene Leinsaat in Ihre frisch gepressten Obst- und Gemüsesäfte.
Trinken Sie reichlich Kräuter- und Früchtetees und stilles Mineralwasser. Sie sollten mindestens 1,5 bis 2 Liter Flüssigkeit zu sich nehmen. Die Flüssigkeitsaufnahme ist extrem wichtig. Der Mensch hat leider keine Kontrollleuchte, die seinen aktuellen Flüssigkeitsstand anzeigt. Sie brauchen die Flüssigkeit zur Regulierung Ihres Stoffwechsels, des Wasserhaushalts und der Körpertemperatur. Wenn Ihre Zellen auf dem Trockenen liegen, können sie nicht für Sie arbeiten. Außerdem ist die Quellfähigkeit der Leinsaat nicht zu unterschätzen. Leinsamen können bis zum Dreifachen ihres Volumens an Wasser aufnehmen. Wenn Sie

die Leinsaat nicht lange genug quellen lassen (10 Minuten sind empfehlenswert), erfolgt die weitere Quellung innerhalb Ihres Körpers. Bei ungenügender Trinkmenge besteht die Gefahr einer Verstopfung. Geeignete Getränke sind neben frisch gepressten Säften Kräuter-, Malven-, Hagebutten-, Pfefferminz- und Grüntee. Bei vermehrter Wassereinlagerung sind Sauerkrautsaft oder Brennnesseltee besonders empfehlenswert.

## *Tagesplan für einen Überleitungstag mit geschroteter Leinsaat und Säften (Papayasaft)*

| | |
|---|---|
| 7:30 Uhr | 1 Tasse grüner Tee oder Kräutertee |
| 8:00 Uhr | 1 Glas Fermentgold mit 30 bis 50 Gramm geschroteter Leinsaat (eingerührt), im Anschluss etwa halbstündiger Spaziergang an der frischen Luft |
| 10:00 Uhr | 1 Glas frisch gepresster Karottensaft |
| 11:00 Uhr | 1 Glas Fermentgold mit 30 bis 50 Gramm geschroteter Leinsaat (eingerührt) |
| 12:00 Uhr | 1 Tasse grüner Tee oder Kräutertee |
| 12:30 Uhr | Mittagsruhe |
| 13:30 Uhr | 1 Glas Fermentgold mit 30 bis 50 Gramm geschroteter Leinsaat (eingerührt) |
| 16:00 Uhr | 1 Glas Fermentgold mit 30 bis 50 Gramm geschroteter Leinsaat (eingerührt) |
| 18:00 Uhr | 1 Tasse grüner Tee oder Kräutertee |
| 18:30 Uhr | 1 Glas Fermentgold mit 30 bis 50 Gramm geschroteter Leinsaat (eingerührt) |
| 20:00 Uhr oder kurz vor dem Zubettgehen: | Spaziergang, 15 bis 30 Minuten. Bei Einschlafproblemen darf gerne 1 Glas Rotwein getrunken werden. |

Wenn Sie Tag eins geschafft haben, folgen ein bis zwei weitere Überleitungsstage nach ähnlichem Schema, oder Sie beginnen gleich mit dem Einstieg in Ihre erste Woche mit Rezepten aus der Öl-Eiweiß-Kost. Wenn Sie mit der Gestaltung der Öl-Eiweiß-Kost vertraut sind, können Sie eigene Rezepte entwickeln oder alte Lieblingsrezepte entsprechend abwandeln. Wenn Sie an Krebs erkrankt sind, sollten Sie ganz und gar für die Öl-Eiweiß-Kost brennen, denn sie wird nun für Jahre Ihre gesunde Basis bilden und Ihnen dabei helfen, in Ihre Kraft zurückzufinden oder bei Kräften zu bleiben.

Auf den nächsten Seiten wird Ihnen ein exemplarischer Tagesplan im Original (als Übersicht) und ausführlich erläutert vorgestellt. Dr. Budwig hat in diesem Tagesplan oftmals handschriftlich Veränderungen vorgenommen, und somit ihre Ernährungsvorschrift individuell an die gesundheitliche Situation des jeweiligen Patienten angepasst. Das in der Ernährungsvorschrift genannte »Diäsan« entspricht dem Oleolux. Es enthält lediglich Zwiebeln als Lieferant für schwefelhaltige Aminosäuren.

Dr. Johanna Budwig 7291 Dietersweiler-Freudenstatd
Telefon: 07441/7667
Dr. der philosophischen und naturwissenschaftlichen Fakultät
Studienfächer, Physik, Chemie, Medizin, Biologie, Botanik
Staatsexamina: Dipl.-Chem.; Pharmazie.
Heilmethoden: Auf der Basis moderner bio-logischer Natur-Wissenschaft.
Kernstück der biologischen Therapie: Elektronen-Biologie, Sonnenelektronen im Lichte moderner Physik, Sonne und elektronische Energie der Nahrung als Lebensmittel.
Physikalische Medizin mit amtlicher Erlaubnis als Heilpraktiker, Naturheilverfahren.

---

Ernährungsvorschrift
für den Beginn der „**Öl**-Eiweiß-Kost"
nach Dr. Johanna Budwig
1—2 oder 3

Überleitungstage: Notfalls zu Anfang **Linomel-Schleim** Nr. 157—166 „ÖEK". An den Überleitungstagen soll nichts anderes gegessen werden als 250 g **Linomel.** Dazu werden nur frische Säfte getrunken, und zwar frischgepreßte **Obstsäfte** oder Muttersäfte **(Fa. Schmid,** Freudenstadt) (Fruchtsäfte ohne Zuckerzusatz). Auch frischgepreßte Gemüsesäfte, z.B. Morrübensaft, Selleriesaft mit Apfelsaft, werden empfohlen **Fermentgold** ist in den ersten Tagen sehr wichtig.

Es ist darauf zu achten, daß mindestens 3 × täglich ein warmes Getränk gereicht wird, z.B. Kräutertees (Pefferminztee, Hagebuttentee, Malventee). Gesüßt wird nur mit Honig. Zucker ist in jeder Form als Zusatz verboten. Traubensaft ist gestattet, auch zum Süßen der Muttersäfte; ggfl. ist etwas schwarzer Tee am Vormittag erlaubt. Bei Schwerkranken wird ein Sekt-Frühstück, bestehend aus Sekt und **Linomel** gut vertragen.

Auch bei Schwerkranken wird dieser Überleitungstag dringend empfohlen und gut vertragen.

**Öl**-Eiweiß-Kost, vom . . . Tage beginnend.

7 Uhr (vor dem Frühstück)
1 Glas Sauerkrautsaft oder
1 Glas Sauermilch

| | | |
|---|---|---|
| 8 Uhr | zum Frühstück: | |
| 1. | 1 Glas Tee | a) schwarzer Tee oder Kräutertee |
| | s. Heftchen **„Öl-Eiweis-Kost"** S. 12/13 | b) **Linomel**-Müsli: 2 Eßlöffel **Linomel** mit Obst überschichten (mit Muttersäften übergießen); darüber gibt man Quark-**Leinöl***-Creme lt. Rezept (Kochbuch), täglich anders abschmecken. |
| 2. | wenn erlaubt: | Vollkornbrot mit **Diäsan**, Rettich, Käse. |
| 10—11 Uhr | | frisch gepreßte Säfte: 1 Glas Möhrensaft, 1/2 Stunde später Rettichsaft, Brennesselsaft mit Zitrone, Selleriesaft mit Apfelsaft, rote Beetesaft mit Apfelsaft. |

Mittags:

12 Uhr — 1 Eßlöffel **Linomel**, 1 Glas Sekt

12.15 Uhr — Vorspeise: Salatplatte mit Quark-**Leinöl***-Mayonaise.

| Als Salat mitverwenden: | Zur Mayonaise benutzen: |
|---|---|
| Löwenzahn, Kresse, Sellerie, Ackersalat, Rettich, Sauerkraut, Meerrettich, grüne Paprika. | Quark, **Leinöl**, Milch, Zitrone, Kräutersalz, evtl. Senf, saure Gurken, Knoblauch, dazu viel Gewürzkräuter, frisch oder getrocknet. |

12.30 Uhr — Hauptgericht: Gemüse, gegart in Wasser, anschließend abgeschmeckt mit **Diäsan** und Gewürzkräutern, evtl. mit Hefeflocken, Shoyou, Curry etc.
Gemüsebrühe getrennt gewürzt, mit wenig **Diäsan** und Hefeflocken abgeschmeckt, (herzhaft würzen als Bouillon reichen).

Als Beilage zu Gemüse:

a) Buchweizen, Standard-Rezept (gekocht wie Reis)
b) Buchweizen lt. Kochbuch
c) Vollreis, Hirse
d) Kartoffeln in der Schale gekocht.
Kartoffeln als Brei (mit **Diäsan** und Milch zubereitet).

Nachtisch: Quark-**Leinöl***-Creme mit Honig; vermischt mit frischem Obst, dazu echte Vanille und/oder 1 Eßlöffel Wodka, Rum, Kirsch- oder Zwetschgenwasser.

| | |
|---|---|
| 15 Uhr | 1 Eßlöffel **Linomel**, 1 Glas Sekt oder 1 Eßlöffel **Linomel** und 1 Glas Traubensaft oder Muskateller-Kirsch oder Ananassaft. |
| 15.30 Uhr | 1—3 Eßlöffel **Linomel** 1—3 Gläser Muttersaft **(Edelrubin, Edelsaphir, Kirschmuttersaft, Heidelbeermuttersaft).** Oder **Fermentgold**. |
| 18 Uhr | Suppe aus Buchweizengrütze in Gemüsebrühe, gut würzen, mit **Diäsan** abschmecken, 1 Eßlöffel Hefeflocken zugeben. |
| 20.30 Uhr | 1 Glas Rotwein evtl. mit etwas Honig. |

Erster schriftlicher Bericht über Befinden des Patienten und über die genaue Gestaltung der Abwechslung (s. Berichtsformular) im Rahmen dieser Kostform nach 4 Wochen erbeten.

Zweite Beratung kann danach schriftlich oder mündlich erfolgen (Termin-Absprache erforderlich).

Dr. Johanna Budwig 7291 Dietersweiler-Freudenstadt
Telefon: 07441/7667
Dr. der philosophischen und naturwissenschaftlichen Fakultät
Studienfächer: Physik, Chemie, Medizin, Biologie, Botanik
Staatsexamina: Dipl. Chem., Pharmazie.
Heilmethoden: Auf der Basis moderner bio-logischer Natur-Wissenschaft.
Kernstück der biologischen Therapie: Elektronen-Biologie, Sonnenelektronen im Lichte moderner Physik, Sonne und elektronische Energie der Nahrung als Lebensmittel.
Physikalische Medizin mit amtlicher Erlaubnis als Heilpraktiker, Naturheilverfahren.

---

Verordnungen:

1. Mit **Eldi-Öl** photo-aktiv einreiben:
2. Mit **Eldi-Öl** Rose einreiben:
3. Mit **Eldi-Öl** herb einreiben:
4. Mit **Eldi-Öl** herzaktiv-einreiben:
5. Mit **Eldi-Öl** für den Mann einreiben:
6. Mit **Eldi-Öl** für die Frau einreiben:
7. Mit **Eldi-Öl** für das Kind einreiben:
8. Mit **Eldi-Öl** balsamicum einreiben:
9. Öl-Einläufe mit **Eldi-Öl** rektal lt. Anlage:
10. Bei Fieber: Infludo (aus Apotheke)
    lt. inliegender Vorschrift einnehmen.

# Ein exemplarischer Tagesplan

Zu Beginn des Tages verordnete Johanna Budwig ein Glas Sauerkrautsaft zur besseren Fettverwertung: »*Sauerkrautsaft erleichtert aufgrund seines hohen Gehaltes an Milchsäure die Fett-Permeation in Gebieten, wo sich vorher Stauungen im Fettstoffwechsel ergeben haben.*« Sauerkraut als probiotisches Lebensmittel hat zudem eine positive Wirkung auf die Darmflora des Menschen. Es regt die Ausscheidungsvorgänge an und stärkt das Immunsystem. Um das ganze gesundheitsfördernde Potenzial dieses Lebensmittels auszuschöpfen, sollte durchaus öfter auch das rohe Kraut verspeist werden. Die rechtsdrehende Milchsäure spielt eine entscheidende ausgleichende Rolle in der Ernährungstherapie der Krebserkrankung, da vom Tumor große Mengen linksdrehender Milchsäure produziert werden, die der Körper nur langsam abbauen kann.

### Rechts- oder linksdrehende Milchsäure?

Die Moleküle der rechtsdrehenden Milchsäure = L(+) und der linksdrehenden Milchsäure = D(–) haben die Fähigkeit, die Schwingungsebene von polarisiertem Licht zu drehen. Der entsprechende Name steht für die Drehrichtung. In Pflanzen und Bakterien kommt die Milchsäure in Form eines Gemisches (Racemat) beider Formen vor. Typische Lebensmittel mit hohem Anteil an rechtsdrehender Milchsäure sind z. B. Sauerkraut sowie andere milchsauer vergorene Gemüse (Gurken, Bohnen etc.) und Getränke. Sie stellen daher wirksame Lebensmittel dar, die den Überschuss an D(–)-Milchsäure und anderen organischen Säuren ausgleichen können.

Wenn Sie zunächst Schwierigkeiten haben sollten, morgens nüchtern den Saft zu trinken, fangen Sie mit einer kleinen Menge an und steigern diese langsam von 10 auf 150 bis 200 Milliliter täglich. Nach Ihrer individuellen Eingewöhnungszeit geht Ihnen das Getränk sicher auch leicht über die Lippen, und Sie werden seine Wirkung auf Ihren Organismus schätzen.
Kaffee ist in der Öl-Eiweiß-Kost verboten und wird durch Kräutertees oder grünen Tee ersetzt. Schwarzer Tee ist mit Einschränkung, nur 1 Tasse täglich, erlaubt. Nutzen Sie die starken antioxidativen und krebshemmenden Eigenschaften von grünem Tee. Zahlreiche wissenschaftliche Studien weisen in diesem Zusammenhang auf die Bedeutung der Catechine aus der großen Gruppe der Polyphenole hin. Catechine finden sich vor allem in grünem und weißem Tee.

Zum Frühstück empfahl Johanna Budwig ihren Patienten stets die Budwig-Creme: Ihre Kombination aus Quark mit Milch und Leinöl, etwas Honig, Früchten, Nüssen, Trockenfrüchten und frisch geschroteten Leinsamen oder alternativ dem von ihr entwickelten, vor Oxidation geschützten Leinsamengranulat. Hierzu schrieb sie: *Zum Frühstück soll regelmäßig ein Müsli genommen werden, das wie folgt zubereitet wird: 2 Esslöffel frisch geschrotete Leinsaat werden in ein Glasschälchen gegeben. Man überschichtet mit frischem Obst, je nach Jahreszeit Beerenobst, Kirschen, Aprikosen, Pfirsichen, geriebenen Äpfeln. Anschließend bereite man eine Mischung aus Quark und Leinöl. Auf 100 bis 125 g Quark gibt man 3 Esslöffel Leinöl, vermischt intensiv nach Zugabe von etwas Milch (2 Esslöffel), so dass das Leinöl vollständig verrührt ist. Zuletzt gibt man 1 Esslöffel Honig zu. Um den Geschmack täglich anders zu gestalten, kann man die Quark-Leinöl-Mischung mit Hagebuttenmus, Sanddornsaft, mit anderen Fruchtsäften oder gemahlenen Nüssen variieren.*

Als Zwischenmahlzeit sind ein bis drei Gläser schonend frisch gepresste Säfte vormittags und nachmittags mit frisch gemahlenen oder geschützten geschroteten Leinsamen geeignet. Zwischen zehn und elf Uhr hat Dr. Budwig stets ein Glas Karottensaft empfohlen, eine halbe Stunde später häufig ein Glas Brennnesselsaft mit Zitrone oder Rettich-, Rote-Bete- oder Selleriesaft. Die schonende Pressung von Obst und Gemüse ist besonders im Krankheitsfall empfehlenswert, da z. B. mit der Zentrifugalkraft enorme Sauerstoffmengen in den Saft gelangen, die oxidative Abbauprozesse in Gang setzen. Bereiten Sie Ihre Säfte daher immer frisch und zum sofortigen Verzehr zu.
Leinsamen hat einen hohen Stellenwert in der Öl-Eiweiß-Kost und wird daher auch reichlich genossen: im Quark mit Leinöl, in den frisch gepressten Säften, im nachmittäglichen Sekt oder Sekt mit Traubensaft. Eine halbe Stunde nach dem Sekt sollten abermals ein bis drei Gläser frisch gepresste Säfte oder ein Glas Fermentgold mit gemahlenen Leinsamen schluckweise getrunken werden.

Zur Mittagsmahlzeit gibt es reichlich Rohkost, Quark-Leinöl-Dips und Gemüsegerichte, ergänzt durch Hirse, Buchweizen oder Vollkornreis, seltener Kartoffeln. Dazu gerne auch milchsauer vergorenes Gemüse.
Hierzu Dr. Budwig:
*a) Rohkostsalat als Vorspeise*
*Eine Quark-Leinöl-Mischung als Mayonnaise wird zubereitet, indem man 2 Esslöffel Leinöl, 2 Esslöffel Milch im Mixer mit 2 Esslöffeln Quark vermischt, dann 2 Esslöffel Zitronensaft oder Apfelessig hinzufügt und anschließend*

*im Mixer mit 1 Teelöffel Senf und mit Kräutern abschmeckt. Man benütze auch Majoran, Dill, Petersilie usw. Zugabe von 2–3 Eden-Gewürzgurken ist empfehlenswert. Als Salz nimmt man gerne Kräutersalz. Die Quark-Leinöl-Mischung, mit viel Senf und wenig Banane kombiniert, ist ausgezeichnet als Salattunke geeignet. Im Rahmen dieser Öl-Eiweiß-Kost erhöht die Quark-Leinöl-Mischung den Wert der Rohkost; geschmacklich lassen sich durch Verwendung von Gewürzkräutern immer neue Überraschungen gestalten. Die Rohkost wird dadurch beliebter. Als Öl soll nur Leinöl Verwendung finden. Neben grünen Salaten sind geraspelte Rübengemüse wie Möhren, Kohlrabi, Rettich, Sauerkraut, Schwarzwurzeln, Blumenkohl, fein püriert oder fein gerieben, Meerrettich, Schnittlauch, Petersilie empfehlenswert.*

*b) Als gekochtes Gericht werden neben gedämpftem Gemüse zwar auch Kartoffeln gegeben, vor allem aber Reis, Buchweizen oder Hirse. Zum Fetten soll ausschließlich Oleolux verwendet werden. Es schmeckt zu Gemüsesorten besser, als wenn man Leinöl verwendet. Die Zubereitung der Gemüse erfolgt in der Weise, dass man das Gemüse einfach in etwas Wasser kocht und nachher vor dem Anrichten mit etwas Oleolux vermischt und mit Gewürzen abschmeckt. Die japanische Suppenwürze Shoyu wird dabei gute Dienste leisten.*

*Die Quark-Leinöl-Speise kann auch mit dem Kartoffelgericht zusammen gereicht werden, und zwar in herzhafter Zubereitung mit Kümmel, mit Schnittlauch, mit Petersilie oder mit anderen Kräutern abgeschmeckt. Gibt man die Quark-Leinöl-Speise zu Kartoffeln, so kann man etwas reichlicher Leinöl darunterarbeiten.*

*c) Als Nachtisch kann man eine Quark-Leinöl-Speise reichen, die ähnlich wie zum Frühstück mit Obst variiert wird. Als süße Quark-Leinöl-Speise sind Kombinationen wie Zitronencreme, Weincreme, Bananencreme oder Vanillecreme beliebt. Die Verbindung mit frischen Früchten ist immer angebracht.*

Die Abendmahlzeit sollte klein, leicht verdaulich sein, keine Rohkost mehr enthalten und nicht später als 18 Uhr eingenommen werden. Ein Glas Rotwein am Abend wirkt beruhigend und entspannend und fördert den Schlaf. Johanna Budwig hatte mit dieser Empfehlung auch die Linderung von Schmerzen im Blick. »Bei Schwerkranken wird zu Beginn der Öl-Eiweiß-Kost zum Absetzen der Schmerzmittel zur Überbrückung ein Gläschen Wein empfohlen.« Alle Gerichte dürfen reichlich mit Oleolux angereichert werden.

# Fragen und Antworten zur Öl-Eiweiß-Kost

**Handelt es sich bei der Öl-Eiweiß-Kost um eine Diät?**
Nein, die Öl-Eiweiß-Kost ist eine natürliche, vegetarisch ausgerichtete Ernährungsweise. Sie ist in ihrer strengen Form nicht nur für mehrere Wochen als Diät einzusetzen, sondern bildet je nach Erkrankung die Ernährungsgrundlage für Monate und Jahre. Möchte man sich nach den Richtlinien der Öl-Eiweiß-Kost ernähren, trifft man eine grundsätzliche Entscheidung für eine naturnahe Ernährung und Lebensweise.

**Sind Fleisch und Fisch in der Öl-Eiweiß-Kost erlaubt?**
In der strengen Form nicht. Dr. Budwig hat frischen Fisch, Schalentiere und Wildfleisch oder Fleisch aus eigener Tierhaltung mit Einschränkung erlaubt und dies individuell, entsprechend der gesundheitlichen Situation, mit ihren Patienten abgestimmt.

**Ist Tiefkühlkost erlaubt?**
Streng genommen ist Tiefkühlkost, wie auch schon an anderer Stelle erläutert, nicht geeignet. Dennoch kann sie eine große Hilfe sein, vor allem in Zeiten, in denen das frische Angebot stark eingeschränkt ist und man aufgrund wertvoller gesundheitsfördernder Inhaltsstoffe auf bestimmte Lebensmittel nicht verzichten möchte.

**Worin unterscheiden sich die verschiedenen Leinöle?**
Johanna Budwig hat im Rahmen ihrer Forschungsarbeit erkannt, dass Leinöl nicht gleich Leinöl ist. Ein gutes Leinöl muss bestimmten qualitativen und energetischen

Anforderungen entsprechen. Diese Anforderungen hat Dr. Budwig in Form eines Qualitätssicherungskonzeptes festgehalten. Leinöl, das nach diesen Maßstäben hergestellt wurde, zeichnet sich u.a. durch seinen Elektronenreichtum aus: die Energie, die in den Doppelbindungen steckt und unseren Zellen frei zur Verfügung gestellt wird. In die Herstellung der Dr.-Budwig-Öl-Kompositionen fließen das Wissen und der Erfahrungsschatz der Physikerin, Chemikerin und Fettforscherin ein.

**Was ist beim Kauf und bei der Lagerung von Leinöl zu beachten?**

Hochwertiges, schonend kaltgepresstes Leinöl ist reich an Alpha-Linolensäure und Fettbegleitstoffen wie z.B. Vitamin E, Sterinen, Schleimstoffen u.a. Das kostbare Öl leidet und büßt Wirksamkeit ein, wenn es falsch behandelt wird. Ein hoher Pressdruck erzeugt auch hohe Temperaturen; Sauerstoff erhöht die Oxidationsneigung, genauso wie Lichteinfall. Licht ist Energie. Das Öl verliert an wertvollen Inhaltsstoffen, wenn die Lichtteilchen mit den Fettsäuren interagieren. Denken Sie daher zu Hause an eine kühle, dunkle Lagerung des Öls. Stellen Sie es am besten in den Kühlschrank. Zudem sollte das Leinöl in lichtundurchlässige Flaschen abgefüllt sein. Vor Gebrauch bitte gut schütteln, um die Schwebstoffe gleichmäßig zu verteilen. Die Haltbarkeit von Leinöl ist naturbedingt durch seinen enormen Anteil an reaktionsfreudigen Fettsäuren begrenzt. Dieses Reaktionspotenzial soll sich möglichst unverbraucht in unserem Körper entfalten. Kaufen Sie daher nicht zu große Mengen ein. Angebrochene Flaschen sollten Sie innerhalb von drei bis vier Wochen verbrauchen.

**Ist Oleolux zum Braten geeignet?**
Nein! Oleolux enthält zu einem Drittel hochwertiges kaltgepresstes Leinöl. Auch wenn dieses in eine Matrix aus Kokosfett und schützenden schwefelhaltigen Aminosäuren eingebaut wird, lassen die extrem hohen Temperaturen, die beim Bratvorgang entstehen, die ungesättigten Bindungen reagieren. Je höher die Temperaturen werden, die auf das Fett einwirken, desto schneller findet eine Oxidation statt. Grundsätzlich kann Oleolux auch in der warmen Küche zum Einsatz kommen. Allerdings sollte man immer die Temperatur im Auge behalten und nicht zu lange erhitzen. Besonders empfehlenswert ist Oleolux zum Abschmecken der Gerichte nach der Zubereitung.

**Welcher Quark ist am besten geeignet?**
Wenn Sie Kuhmilchquark verwenden, sollten Sie die Magerstufe wählen. Das ist die Milchfettstufe mit dem geringsten Fettanteil, dafür aber dem höchsten Eiweißgehalt und somit auch dem höchsten Gehalt an schwefelhaltigen Aminosäuren. Schaf- und Ziegenmilchprodukte haben in der Regel eine höhere Fettstufe. Sie enthalten aber auch von Natur aus einen höheren Anteil der schwefelhaltigen Aminosäuren. Johanna Budwig hat Schaf- und Ziegenmilchprodukte befürwortet.

**Lässt sich ein Mangel an Omega-3-Fettsäuren messen?**
Ja, mit Hilfe eines einfachen Bluttests kann eine Fettsäureanalyse erstellt werden. Sie können den Test bequem zu Hause durchführen. Der Aufbau ist einfach und genau beschrieben. Sie benötigen lediglich einen Tropfen Blut aus Ihrer Fingerbeere. Weitere Auskünfte dazu erhalten Sie über die Budwig-Stiftung. Veränderungen in der Fettsäurezusammensetzung können wertvolle Hinweise geben, z.B. zu Herz-Kreislauf-Erkrankungen, aber auch zu

entzündlichen Erkrankungen. Da die verschiedenen Fettsäuren im Körper neben der allgemeinen Energiegewinnung auch für die Bildung unserer Zellmembranen und für die Bildung von Gewebshormonen zuständig sind, kann ein bestehendes Ungleichgewicht langfristig erhebliche Folgen nach sich ziehen. Ein Ausgleich der Ungleichgewichte bei den Fettsäuren kann daher bei chronischen Erkrankungen eine wesentliche therapeutische Säule darstellen.

# Die Anwendung der Eldi-Öle

## Ganzkörperanwendungen

Das Eldi-Öl R und das Eldi-Öl Rose eignen sich hervorragend für Ganzkörperanwendungen. Das Eldi-Öl Rose enthält das ätherische Öl Palma Rosa. Palma Rosa *(Cymbopogon martini)* entwickelt einen feinblumigen, rosenähnlichen Duft. Das ätherische Öl in Kombination mit den enthaltenen pflanzlichen Ölen wirkt sehr hautfreundlich, hat einen ausgleichenden und harmonisierenden Effekt auf das Nervensystem und kann stimulierend auf das Immunsystem wirken. Die Ganzkörperanwendung können Sie bei Bedarf ein- bis zweimal pro Woche oder auch bis zu ein- bis zweimal pro Tag durchführen. Verteilen Sie das Öl auf dem ganzen Körper und massieren Sie es leicht ein. Berücksichtigen Sie besonders auch die Achseln und die Leistengegend. In diesen Bereichen befinden sich viele Lymphgefäße, die so aktiviert werden und die Entgiftung unterstützen können.

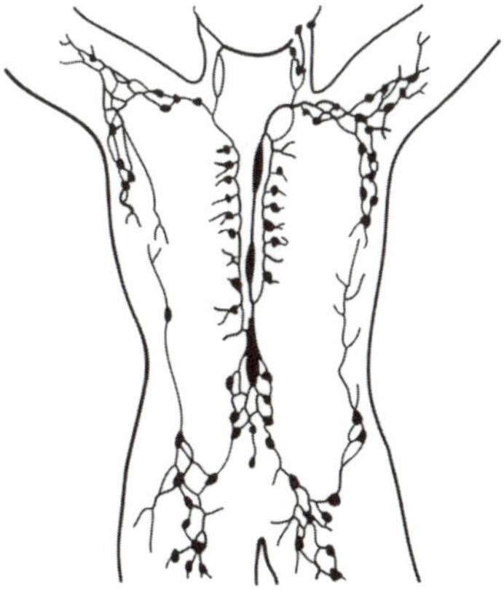

Sollte es schmerzempfindliche Bereiche geben, so erfordern diese einen besonders sanften Umgang. Tragen Sie das Eldi-Öl nicht auf offene Hautstellen auf, sondern versorgen Sie das Gewebe mit Abstand um die Wunde herum. Hüllen Sie sich danach in ein älteres Badetuch oder einen älteren Bademantel und lassen Sie das Öl 15 bis 20 Minuten einwirken. In der Ruhephase kommt es zu einer vermehrten lokalen Energieaufnahme. Die Öle aus der Eldi-Öl-Komposition geben einen großen Teil ihrer gespeicherten Photonenenergie an die Haut ab.
Im Anschluss waschen Sie das Öl mit einer milden Seife ab. Empfehlenswert ist Schafmilch- oder Stutenmilchseife. Duschen Sie zunächst einige Minuten mit warmem bzw. heißem Wasser. So wird die Hautdurchblutung gesteigert und die Aufnahme von energiereichen Fettsäuren aus dem Eldi-Öl aktiviert. Dann seifen Sie Ihren gesamten Körper ein und duschen die Seife ab. Es ist empfehlenswert, zum Abschluss kalt zu duschen. Durch dieses wechselwarme Duschbad werden die Kreislauftätigkeit, die Atmung und das Immunsystem angeregt. Wenn Sie Ihren Kreislauf in Schwung bringen, aktivieren Sie auch Ihr Lymphsystem. Es ist neben dem Blutkreislauf das wichtigste Transportsystem im menschlichen Körper. Es transportiert Stoffe, die nicht direkt aus dem Verdauungstrakt ins Blut überführt werden können, z. B. Proteine und Fette. Das Lymphsystem hat zudem eine besondere Bedeutung als Teil des Immunsystems, da in ihm Fremdkörper und Krankheitserreger identifiziert und abtransportiert werden. Heißkalte Duschen haben eine wichtige Funktion und sind daher sehr empfehlenswert. Auch wenn Sie vielleicht Bedenken haben: Probieren Sie es aus! Keine Sorge, fangen Sie langsam an und gewöhnen sich erst einmal an eine sanfte Kälte, die Sie gut ertragen können. Über Tage und Wochen trainieren Sie Ihren Körper auf eine

niedrigere Temperatur. Es ist unglaublich belebend. Vielleicht wollten Sie schon immer mal unter einem Wasserfall duschen und stellen sich diese Situation vor Ihrem inneren Auge vor. Fühlen Sie sich ganz hinein. Wenn das Erlebnis des Kaltduschens mit positiven Gefühlen verknüpft ist, möchten Sie es nicht mehr missen. Im Anschluss an das Duschbad ist es wichtig, mindestens eine Viertelstunde zu ruhen und zu entspannen.

Die abendliche Ganzkörpereinreibung sollten Sie kurz vor dem Zubettgehen vornehmen. Hierbei wird das Öl nicht abgewaschen, sondern verbleibt über Nacht auf dem Körper. Es empfiehlt sich, das Nachtzeug und die Bettwäsche angemessen auszuwählen, da die Öle Flecken hinterlassen können. Im Rahmen der abendlichen Ganzkörpereinreibung steht die gesamte Nachtruhe für die vermehrte lokale Energieaufnahme zur Verfügung. Dadurch erhöht sich die Effizienz der Anwendung.

Wenn Ölflecken in der Kleidung oder auf den Handtüchern zurückbleiben, sollten Sie die Wäsche im Kaltwaschgang waschen. Bei höheren Temperaturen beginnen die Eldi-Öle zu reagieren und verharzen in der Wäsche. Im Kaltwaschgang unter Zugabe von Waschmittel lassen sich die Flecken leichter lösen. Sollte das nicht erfolgreich sein, hier eine erfolgversprechende Vorgehensweise, die uns von einem Heilpraktiker genannt wurde; Benetzen Sie die Flecken mit Wasser und tragen Sie mit der feuchten Fingerkuppe Natriumbikarbonat (Natron) auf die benetzten Stellen auf. Klopfen Sie das Natron leicht ins Gewebe ein. Diesen Vorgang wiederholen Sie nach einer halben Stunde, lassen noch eine halbe Stunde vergehen und waschen das Gewebe dann aus. Nun sollten die Flecken rückstandslos verschwunden sein.

## Ölwickel

Dr. Budwig empfahl zur Anwendung bei den Ölwickeln ihren Patienten meistens das Eldi-Öl balsamicum »Salbei«. Prinzipiell können die Wickel aber auch mit Eldi-Öl R gemacht werden. In diesem Fall wird Eldi-Öl R mit Eldi-Öl balsamicum »Salbei« im Verhältnis 2:1 gemischt. Die lokale Anwendung von Ölwickeln ist angezeigt bei:

- Tumorerkrankungen (großflächig über lokalen Primärtumoren und deren Umgebung)
- Tumormetastasen (großflächig über lokalen Metastasen und deren Umgebung)
- schmerzenden Hautarealen (direkt darüber positioniert)
- Störungen der Leberfunktion (insbesondere auf der unteren rechten Thoraxhälfte)
- Störungen der Nierenfunktion (dorsal über dem jeweiligen Nierenlager)
- Störungen der Lungenfunktion (entsprechend einer evtl. Lokalität)
- Störungen der Blasenfunktion (oberhalb der Schambeinfuge)
- Beschwerden durch Darmkrämpfe (entsprechend dem Ort der Beschwerden)
- Beteiligung des Skelettsystems (entsprechend einer evtl. Lokalität)
- Es gibt noch viele Möglichkeiten – denken Sie kreativ!

### *Anwendung*

Benutzen Sie reine Baumwollwatte oder ein Baumwolltuch ohne Viskoseanteil und schneiden Sie sich dieses entsprechend der Größe des zu behandelnden Körperteils


232

zurecht. Tränken Sie das Tuch oder die Watte mit dem Eldi-Öl und legen es auf die entsprechende Körperstelle. Das Ganze wird im Anschluss mit einer Plastikfolie überdeckt und zur Fixierung mit einer elastischen Binde oder einem Baumwoll- oder Wolltuch umwickelt. Belassen Sie den Wickel über mehrere Stunden oder über Nacht auf dem Körper. Am anderen Morgen wird der Wickel entfernt und die Haut sanft gereinigt. Dieser Vorgang kann über mehrere Wochen bis zur Linderung der Beschwerden fortgeführt werden.

## Einläufe

Über die Einläufe mit Eldi-Öl R gelangen große Mengen elektronenreicher Fettsäuren auf die Oberfläche des Dickdarms. Hierin liegt eine sinnvolle Ergänzung zur Versorgung mit Photonenenergie über die Nahrung und über die Haut. Die Öl-Einläufe dienen ausschließlich der Energieversorgung über den Darm und nicht der Darmreinigung. Sie sind von ausgesprochenem Nutzen für Patienten, deren Energieressourcen nahezu ausgeschöpft sind. Dies sind insbesondere Menschen, die ihre Nahrung nicht mehr gut aufschließen können oder aber an starker Appetitlosigkeit leiden. Patienten, die von tumorbedingter Auszehrung betroffen sind, zählen ebenfalls zu dieser Gruppe. Dr. Budwig hat Eldi-Öl-Einläufe häufig zu Beginn der Öl-Eiweiß-Kost angewandt, vor allem bei schwerkranken Patienten, wenn diese Schwierigkeiten mit der Nahrungsaufnahme hatten. Durch die Einläufe stabilisierte sich der Zustand der Patienten nach relativ kurzer Zeit wieder so weit, dass sie im weiteren Verlauf das Leinöl in ausreichendem Maße über die Nahrung zu sich nehmen konnten.

## Durchführung

Wenn Sie noch nie einen Einlauf vorgenommen haben, empfiehlt es sich, zunächst einmal mit lauwarmem Wasser zu üben (500 ml pro Einlauf). Nachdem Sie mehrere Tage geübt haben, können Sie Ihren ersten Öl-Einlauf durchführen. Dazu wird das Öl z. B. im Wasserbad auf ca. 36 °C angewärmt. Verwenden Sie zunächst eine kleine Menge Öl, die Sie folgendermaßen steigern:

Erster Tag: 100 ml
Zweiter Tag: 100 ml
Dritter Tag: 150 ml
Vierter Tag: 150 ml
Fünfter Tag: 200 ml
Sechster Tag: 200 ml
Siebter Tag: 250 ml
Alle folgenden Tage: 250 ml

Bei 250 Millilitern angelangt, führen Sie die Einläufe so lange fort, bis es Ihnen bzw. dem Patienten deutlich bessergeht. Anschließend reduzieren Sie schrittweise bis auf 150 bzw. 100 Milliliter. Die Einläufe können in Verbindung mit Ganzkörpereinreibungen bzw. Ölwickeln vorgenommen werden.
Das Eldi-Öl findet den Weg auf die Schleimhautoberfläche des Dickdarms am besten, wenn der Anwender für fünf bis zehn Minuten die Knie-Ellbogen-Lage einnimmt. Dabei geht man ins Hohlkreuz und lockert die Bauchmuskulatur. Sie sollte ganz entspannt sein, damit der Öl-Einlauf nicht auf Widerstand trifft. In dieser Phase läuft das Öl in das Rektum, das Colon sigmoideum und das Colon descendens hinauf. Anschließend legen Sie sich fünf bis zehn Minuten lang auf die rechte Seite. Dabei gelangt das Öl auf

die Oberfläche des Colon transversum. Dann wird für fünf bis zehn Minuten eine sitzende Position eingenommen. Dadurch wird die Oberfläche des Colon ascendens mit dem Eldi-Öl benetzt.
Noch ein Hinweis: Die »Übungs«-Wassereinläufe verlassen bei der ersten Anwendung den Darm nahezu vollständig. Bei Öl-Einläufen verhält es sich anders: Bis das Öl den Darm vollständig verlassen hat, braucht es unter Umständen drei bis fünf Entleerungen. Auch Stunden nach Beendigung des Einlaufs können noch »Ölreste« austreten.

# Der 14-Tage-Plan

Der hier vorgestellte 14-Tage-Plan bietet Ihnen eine Anregung für die eigene Gestaltung der Öl-Eiweiß-Kost. So kann Ihr Tag aussehen, wenn Sie sich nach den Richtlinien von Johanna Budwig ernähren. Sie können den Plan exakt übernehmen oder ihn nach Ihren eigenen Vorlieben umgestalten. Die Vorschläge für das Frühstück und die frisch gepressten Säfte sind als Anregung gedacht. Ein Grundrezept zur Zubereitung der Budwig-Creme und entsprechende Rezepte zur Gestaltung von Mittag- und Abendessen finden Sie in der Rezeptsammlung am Ende des Buches. Die vorgestellten Rezepte können durch eigene Lieblingsgerichte ergänzt werden (sofern diese den Richtlinien der Öl-Eiweiß-Kost entsprechen). Der 14-Tage-Plan ist so zusammengesetzt, dass ein erhöhter Bedarf an Omega-3-Fettsäuren und Mikronährstoffen ausgeglichen wird.

## *Tag 1: Überleitungstag*

An Ihrem ersten Tag sollten Sie 150 bis 250 Gramm frisch geschrotete Leinsaat über den Tag verteilt zu sich nehmen. Rühren Sie die Leinsaat in Ihre frisch gepressten Obst- und Gemüsesäfte. Lassen Sie die Zubereitung ungefähr 10 Minuten quellen. Trinken Sie reichlich Kräuter- und Früchtetees und stilles Mineralwasser.

## *Tag 2*

*Nach dem Aufwachen:* 1 Glas Sauerkrautsaft
*Frühstück:* Grüner, schwarzer oder Kräutertee und Budwig-Creme mit Pfirsichen und Cashewkernen

*Vormittag:* 1 Glas frisch gepressten Karottensaft mit ½ TL Dr. Budwig Omega-3-Leinöl verquirlen. Bei Bedarf eine halbe Stunde später: 1 Glas Brennnesselsaft mit Zitrone oder Rettich-, Rote-Bete- oder Selleriesaft
*Mittagessen:* Rote Bete mit Meerrettich; Gurkensalat pikant; Weißkohlsalat indische Art; 1–2 mittelgroße Pellkartoffeln, dazu Quark-Leinöl-Dip mit Kümmel
*Nachmittag:* 1 Glas Sekt oder 1 Glas frisch gepresster Saft (Apfel, Möhre, Rote Bete, Ingwer) mit 1 EL frisch gemahlener Leinsaat
*Abendessen:* Buchweizen, würzig, mit Kokosraspeln; Fenchel als Gemüse

## Tag 3

*Nach dem Aufwachen:* 1 Glas Sauerkrautsaft
*Frühstück:* Grüner, schwarzer oder Kräutertee und Budwig-Creme mit Erdbeeren, gehackten Walnüssen und frischen Minzeblättern
*Vormittag:* 1 Glas frisch gepressten Karottensaft mit ½ TL Dr. Budwig Omega-3-Leinöl verquirlen. Bei Bedarf eine halbe Stunde später: 1 Glas Brennnesselsaft mit Zitrone oder Rettich-, Rote-Bete- oder Selleriesaft
*Mittagessen:* Salatplatte mit unterschiedlichen Salaten, Rohkost und Quark-Leinöl-Dip mit mediterranen Kräutern und Knoblauch; Rosenkohl I mit Majoran; Vollkornreis mit Nuss-Paprika-Sauce
*Nachmittag:* 1 Glas frisch gepresster Apfel-Möhren-Saft mit etwas Ingwer- und Kurkumawurzel oder selbstgemachtes rohes Papayamus (ganze Papaya mit Schale und Kernen) mit 2 EL Budwig-Creme
*Abendessen:* Maritzasuppe

## Tag 4

*Nach dem Aufwachen:* 1 Glas Sauerkrautsaft
*Frühstück:* Grüner, schwarzer oder Kräutertee und Budwig-Creme mit Himbeeren und geriebenen Paranüssen
*Vormittag:* 1 Glas frisch gepressten Karottensaft mit ½ TL Dr. Budwig Omega-3-Leinöl verquirlen. Bei Bedarf eine halbe Stunde später: 1 Glas Brennnesselsaft mit Zitrone oder Rettich-, Rote-Bete- oder Selleriesaft
*Mittagessen:* Tomatensalat I; Lauch als Salat süß-pikant; Buchweizen körnig
*Nachmittag:* Frisch gepresster Apfel-Papaya-Zitronen-Saft mit ½ TL Leinöl verquirlt
*Abendessen:* Sauerkrautsuppe russische Art

## Tag 5

*Nach dem Aufwachen:* 1 Glas Sauerkrautsaft
*Frühstück:* Grüner, schwarzer oder Kräutertee und Budwig-Creme mit Brombeeren, gehackten Haselnüssen und Vanille
*Vormittag:* 1 Glas frisch gepressten Karottensaft mit ½ TL Dr. Budwig Omega-3-Leinöl verquirlen. Bei Bedarf eine halbe Stunde später: 1 Glas Brennnesselsaft mit Zitrone oder Rettich-, Rote-Bete- oder Selleriesaft
*Mittagessen:* Kräutersalat; Erbsensuppe; Linovita im Fruchtmantel
*Nachmittag:* 1 Glas Sekt oder 1 Glas frisch gepresster Saft (Apfel-Möhre-Brennnessel-Zitrone) mit 1 EL frisch gemahlener Leinsaat
*Abendessen:* Kartoffelsuppe

## Tag 6

*Nach dem Aufwachen:* 1 Glas Sauerkrautsaft
*Frühstück:* Grüner, schwarzer oder Kräutertee und Budwig-Creme mit Papaya, geriebenen Paranüssen und Ingwer
*Vormittag:* 1 Glas frisch gepressten Karottensaft mit ½ TL Dr. Budwig Omega-3-Leinöl verquirlen. Bei Bedarf eine halbe Stunde später: 1 Glas Brennnesselsaft mit Zitrone oder Rettich-, Rote-Bete- oder Selleriesaft
*Mittagessen:* Apfelrotkohl; 1–2 mittelgroße Kartoffeln; Pilzgericht; Chicoréesalat mit Kresse
*Nachmittag:* 1 Glas frisch gepresster Saft (Rote-Bete-Apfel-Heidelbeeren-Himbeeren) mit frischer Minze und 1 EL frisch gemahlener Leinsaat
*Abendessen:* Karottensalat gekocht; Buchweizengrütze als Suppe

## Tag 7

*Nach dem Aufwachen:* 1 Glas Sauerkrautsaft
*Frühstück:* Grüner, schwarzer oder Kräutertee und Budwig-Creme mit geriebenem Apfel, Walnüssen und Sanddornmus oder -saft
*Vormittag:* 1 Glas frisch gepressten Karottensaft mit ½ TL Dr. Budwig Omega-3-Leinöl verquirlen. Bei Bedarf eine halbe Stunde später: 1 Glas Brennnesselsaft mit Zitrone oder Rettich-, Rote-Bete- oder Selleriesaft
*Mittagessen:* Salatplatte mit unterschiedlichen Salaten, Rohkost und Quark-Leinöl-Mayonnaise; Linsensuppe
*Nachmittag:* 1 Glas frisch gepresster Saft (Apfel-Möhre-Löwenzahn-Zitrone) mit 1 EL frisch gemahlener Leinsaat
*Abendessen:* Fenchelgemüse mit Buchweizengrütze pikant

## Tag 8

*Nach dem Aufwachen:* 1 Glas Sauerkrautsaft

*Frühstück:* Grüner, schwarzer oder Kräutertee und Budwig-Creme mit geriebener Birne, 1 EL getrockneten Heidelbeeren und gehackten Walnüssen

*Vormittag:* 1 Glas frisch gepressten Karottensaft mit ½ TL Dr. Budwig Omega-3-Leinöl verquirlen. Bei Bedarf eine halbe Stunde später: 1 Glas Brennnesselsaft mit Zitrone oder Rettich-, Rote-Bete- oder Selleriesaft

*Mittagessen:* Zwiebelsalat als Beilage; Salatplatte mit verschiedenen Blattsalaten und türkischer Salatsauce; Pellkartoffeln mit Currysauce

*Nachmittag:* 1 Glas Sekt oder 1 Glas frisch gepresster Saft (Apfel, Möhre, Rote Bete, Ingwer) mit 1 EL frisch gemahlener Leinsaat

*Abendessen:* Spinat II; Tomatenreis indische Art I

## Tag 9

*Nach dem Aufwachen:* 1 Glas Sauerkrautsaft

*Frühstück:* Grüner, schwarzer oder Kräutertee und Budwig-Creme mit Heidelbeeren, Himbeeren und gehackten Mandeln

*Vormittag:* 1 Glas frisch gepressten Karottensaft mit ½ TL Dr. Budwig Omega-3-Leinöl verquirlen. Bei Bedarf eine halbe Stunde später: 1 Glas Brennnesselsaft mit Zitrone oder Rettich-, Rote-Bete- oder Selleriesaft

*Mittagessen:* Löwenzahnsalat; Grüne Bohnen als Salat; Tomatensalat mit Minze; Buchweizen körnig mit Tomatensauce

*Nachmittag:* 1 Glas Sekt mit frisch geschroteter Leinsaat oder 1 Glas frisch gepresster Saft (Papaya-Orange-Ingwer) mit ½ TL Leinöl verquirlt

*Abendessen:* Dalmatinischer Reis; Porree als Gemüse

## Tag 10

*Nach dem Aufwachen:* 1 Glas Sauerkrautsaft
*Frühstück:* Grüner, schwarzer oder Kräutertee und Budwig-Creme mit gemischten Beerenfrüchten und geriebenen Paranüssen
*Vormittag:* 1 Glas frisch gepressten Karottensaft mit ½ TL Dr. Budwig Omega-3-Leinöl verquirlen. Bei Bedarf eine halbe Stunde später: 1 Glas Brennnesselsaft mit Zitrone oder Rettich-, Rote-Bete- oder Selleriesaft
*Mittagessen:* Gurkensalat pikant; Schwarzwurzeln mit Quark-Leinöl-Mayonnaise; Kartoffeln mit Knoblauch
*Nachmittag:* Selbstgemachtes Speiseeis mit Früchten und Fruchtsäften
*Abendessen:* Buchweizensuppe (mit Gemüse und frischen Kräutern ergänzen, z. B. Möhren, Lauch, Kohlrabi, Petersilie)

## Tag 11

*Nach dem Aufwachen:* 1 Glas Sauerkrautsaft
*Frühstück:* Grüner, schwarzer oder Kräutertee und Budwig-Creme mit geriebenem Apfel, 2 Datteln und gehackten Haselnüssen
*Vormittag:* 1 Glas frisch gepressten Karottensaft mit ½ TL Dr. Budwig Omega-3-Leinöl verquirlen. Bei Bedarf eine halbe Stunde später: 1 Glas Brennnesselsaft mit Zitrone oder Rettich-, Rote-Bete- oder Selleriesaft
*Mittagessen:* Tomatensalat indische Art II; Kräutersalat; Vollkornreis; Syrische Beilage I
*Nachmittag:* 1 Glas frisch gepressten Saft (Apfel-Orange-Avocado-Spinat) mit ½ EL Leinöl verquirlt
*Abendessen:* Buchweizen würzig, mit Kokosraspeln; Möhren und Fenchel als Gemüse

## Tag 12

*Nach dem Aufwachen:* 1 Glas Sauerkrautsaft
*Frühstück:* Grüner, schwarzer oder Kräutertee und Budwig-Creme mit Papaya, geriebenen Paranüssen, Ingwer und Zitronensaft
*Vormittag:* 1 Glas frisch gepressten Karottensaft mit ½ TL Dr. Budwig Omega-3-Leinöl verquirlen. Bei Bedarf eine halbe Stunde später: 1 Glas Brennnesselsaft mit Zitrone oder Rettich-, Rote-Bete- oder Selleriesaft
*Mittagessen:* Löwenzahnsalat; Grünkohl; 1–2 mittelgroße Kartoffeln; Apfelmus roh
*Nachmittag:* 1 Glas frisch gepresster Saft (Rote-Bete-Apfel-Möhre-Orange-Ingwer)
*Abendessen:* Buchweizen Standardrezept mit Tomatensauce; grüne Bohnen als Salat

## Tag 13

*Nach dem Aufwachen:* 1 Glas Sauerkrautsaft
*Frühstück:* Grüner, schwarzer oder Kräutertee und Budwig-Creme mit Apfel, Birne, gehackten oder gemahlenen Mandeln und Hagebuttenmus
*Vormittag:* 1 Glas frisch gepressten Karottensaft mit ½ TL Dr. Budwig Omega-3-Leinöl verquirlen. Bei Bedarf eine halbe Stunde später: 1 Glas Brennnesselsaft mit Zitrone oder Rettich-, Rote-Bete- oder Selleriesaft
*Mittagessen:* Salatplatte mit verschiedenen Blattsalaten, Rohkost und türkischer Salatsauce; Spargel mit Mayonnaise heiß oder kalt; Vollkornreis mit Currysauce
*Nachmittag:* Kakifrucht-Schmaus
*Abendessen:* Maritzasuppe

## Tag 14

*Nach dem Aufwachen:* 1 Glas Sauerkrautsaft
*Frühstück:* Grüner, schwarzer oder Kräutertee und Budwig-Creme mit Aprikosen, Walnüssen und Sanddornmus
*Vormittag:* 1 Glas frisch gepressten Karottensaft mit ½ TL Dr. Budwig Omega-3-Leinöl verquirlen. Bei Bedarf eine halbe Stunde später: 1 Glas Brennnesselsaft mit Zitrone oder Rettich-, Rote-Bete- oder Selleriesaft
*Mittagessen:* Kräutersalat; Weißkrautsalat; Rote Grütze aus Buchweizen mit 2 EL Budwig-Creme mit Vanille
*Nachmittag:* 1 Glas Sekt mit frisch geschroteter Leinsaat oder 1 Glas frisch gepresster Saft (Papaya-Orange-Ingwer) mit ½ EL Leinöl verquirlt
*Abendessen:* Artischocken mit Quark-Leinöl-Mayonnaise

# 6

# Original-Rezepte der Öl-Eiweiß-Kost

## Die Budwig-Creme

*Standardzutaten*
2 EL frisch geschrotete Leinsaat
3 EL Leinöl
2 EL Milch
100 g Quark
1 TL Honig

*Zubereitung*
Frisch geschrotete Leinsaat in eine Schüssel geben. Mit rohem, zerkleinertem Obst je nach Jahreszeit, überschichten.
Anschließend die Quark-Leinöl-Creme zubereiten: Zuerst Quark mit etwas Milch verrühren, dann das Leinöl hinzufügen. Wenn die gesamte Masse gut homogenisiert ist, wird sie mit Gewürzen, Fruchtmus oder Saft abgeschmeckt, z.B. mit Vanille, Zimt, Hagebutten- oder Sanddornfruchtmus, Zitronen- oder Orangensaft. Ergänzend Walnüsse, Paranüsse oder andere Nüsse klein schneiden oder reiben und zugeben.

## Quark-Leinöl als Mayonnaise

*Zutaten*
3 EL Leinöl
3 EL Milch
3 EL Quark
1 EL Zitronensaft und/oder 2 EL Apfelessig
1 EL Senf
½ TL Kräutersalz

*Zubereitung*
Öl und Milch im Mixer mit dem Quark vermischen, dann Senf, Zitronensaft, Essig und Salz zugeben. Diese Quark-Leinöl-Mayonnaise lässt sich wunderbar variieren. Sie ist auch geeignet zur Herstellung eines Kartoffelsalats. Ergänzen Sie mit unterschiedlichen Kräutern, mit Knoblauch und Zwiebeln, mit Gewürzen, mit Avocado oder Gewürzgurken usw.

## Quark-Leinöl als Brotaufstrich

*Zutaten*
125 g Quark oder Bioghurt
2 EL Milch
3 EL Leinöl
1 Prise Salz
1 TL Kümmel, gemahlen
1 EL Kümmel, ganz
evtl. 1 TL Paprikaschote, fein gewürfelt
1 EL Zwiebel, fein gewiegt

*Zubereitung*
Quark, Leinöl und Milch unter Zugabe von Salz zu einer festen Paste mischen, dann den gemahlenen und den ganzen Kümmel zugeben, noch einmal gut durchmixen und in ein Schüsselchen füllen. Paprika und Zwiebel getrennt oder gemischt dazu servieren. Zu Brot oder Kartoffelgerichten reichen. Auch dieser Brotaufstrich lässt sich wunderbar variieren: mit Lauchzwiebeln und Radieschen, mit geriebenem Kräuterkäse, mit Knoblauch und mediterranen Kräutern.

## Quark-Leinöl als Chutney-Beilage

Chutneys sind pastenartige, kräftig und aromatisch gewürzte Beilagen, die im Orient und in Indien zu Reisgerichten Verwendung finden. Die hier beschriebenen Quark-Leinöl-Zubereitungen in Form verschiedener Chutneys lassen sich sehr gut verwenden zur Bereicherung der Menüs mit Kartoffeln und Gemüse oder zu Reis-, Buchweizen- und Hirsegerichten in Verbindung mit Gemüse. Die hier angegebenen Rezepte lassen sich beliebig weiter ausbauen.

## Quark-Leinöl als Chutney, Standard-Grundmischung I und II

*Zutaten für Grundmischung I*
3 EL Leinöl
2 EL Milch
125 g Quark
etwas Kräutersalz

*Zubereitung*
Leinöl, Milch, Quark und Salz im Mixer zu einer festen Paste mischen. Diese Paste in Schüsselchen geben.

*Zutaten für Grundmischung II*
1 großer, säuerlicher Apfel
2 EL Kirsch-Muttersaft oder 2 EL Rote-Bete-Saft

*Zubereitung*
Ein Teil der ersten Paste wird im Mixer zurückbleiben. Bei laufendem Motor den in kleine Stücke geschnittenen Ap-

fel zugeben und mit dem Saft mixen. In eine zweite Schüssel geben.

## Kümmel-Chutney

*Zutaten*
Grundmischung I
1 TL gemahlener Kümmel und 1 EL ganzer Kümmel

*Zubereitung*
Die Chutney-Grundmischung I im Mixer kurz mit dem gemahlenen und ganzen Kümmel pürieren. Als Beilage zu Kartoffeln oder Gemüse servieren.

*Varianten*
Die Grundmischung I mit 200 g Petersilie oder 1 fein gewürfelten Zwiebel, 1 TL Paprika, 1 TL Kümmel und 2 in Scheiben geschnittenen sauren Gurken oder ¼ Apfel und 1 Stück geriebenem Meerrettich variieren. Oder entwickeln Sie einfach eigene Kreationen.

## Chutney à la Tscha-Tschi, Grundmischung I

*Zutaten*
3 EL Leinöl
2 EL Milch
100 g Quark
50 g Walnüsse
Saft von ½ Zitrone
2 Knoblauchzehen
½ TL Kräutersalz

*Zubereitung*
Leinöl, Milch und Quark im Mixer mit dem Zitronensaft vermischen. Zuletzt die Walnüsse zugeben, alles pürieren und in eine Schüssel geben. Die Knoblauchzehen durch eine Knoblauchpresse drücken und mit der Quark-Leinöl-Mischung gut verrühren.

## Tscha-Tschi-Grundmischung II

*Zutaten*
3 EL Tscha-Tschi-Grundmischung I
1 Apfel
½ Tasse Kirsch-Muttersaft oder Rote-Bete-Saft mit etwas Apfelsaft gemischt

*Zubereitung*
Die Tscha-Tschi-Grundmischung I mit dem Apfel und dem Saft im Mixer pürieren. Diese Mischung kann dann variiert werden, z.B. mit 1 fein gewürfelten Salatgurke oder 2 EL eingelegter süßsaurer Paprikaschote, Mixed Pickles oder Perlzwiebeln. Sehr geeignet als Beilage zur Gemüseplatte, zu Kartoffeln oder zur Rohkostplatte. *Weitere Varianten:* Mit 1 TL Kokosraspeln, 1 TL Preiselbeeren, 1 TL Orangeat oder 1 gedämpftem Apfel und geriebenen Mandeln mischen. Sämtliche Chutneys einschließlich der Tscha-Tschi-Rezepte können ausgezeichnet weiter variiert werden durch Hinzufügen von 1 EL Kürbiskernöl oder 1 EL Kürbiskernöl und ½ TL Honig oder 3–5 Spritzern Tabasco oder gemahlenen Nüssen oder Knoblauch. Auch die Zugabe einer Messerspitze Ingwer oder Koriander schmeckt ausgezeichnet, besonders in Verbindung mit Kürbiskernöl und etwas Honig.

Quark-Leinöl-Vermischungen mit Pampelmusen werden leicht bitter, ebenso Ananas in der Quark-Leinöl-Mischung. Unterschichtet ist die Kombination mit Ananas aber ausgezeichnet. Pürierte Tomaten in der Quark-Leinöl-Mischung sind nicht günstig. Die Anwendung von selbstgemachtem Tomatenketchup ist aber möglich.

## Salate

Die Verwendung fast aller Gemüsesorten, insbesondere Rüben wie Rettich, Radieschen, Sellerie, Rote Bete, aber auch von Lauch, Blumenkohl, Fenchel, Weißkohl oder Rotkohl wird erst interessant, wenn man es versteht, diese so zu servieren, dass sie nicht mehr hart und sperrig sind. Dies erreicht man, indem man die in diesem Buch angegebenen Rezepte unter Verwendung von viel Öl in Verbindung mit etwas Quark und vielen Küchenkräutern und Gewürzen benutzt. Die so angerichteten Salatplatten sind geschmacklich sehr leicht zu variieren, so dass man auf einer Salatplatte die Quark-Leinöl-Mayonnaise vielfältig gestalten kann, z.B. mit Schnittlauch, Dill, Kümmel oder Senf, aber auch mit Banane. Auch die im Abschnitt »Saucen« angegebenen Variationen der Shoyu-Salatsaucen sind hier gut nutzbar.
Die Zusammenstellung der Salatplatten wird weitgehend durch das Marktangebot und die Jahreszeit bestimmt. Bei aller Bereicherung bleibt wesentlich, dass man es versteht, ständig neue Geschmacksnuancen zu schaffen. Wenn im Frühjahr der wundervoll zarte Löwenzahn für die Salatplatte zur Verfügung steht, sollte es täglich Löwenzahnsalat geben. Dieser sollte aber täglich neu variiert werden. Z.B. ist die Zugabe von Zwiebeln oder Knoblauch wert-

voll. Weitere Möglichkeiten, denselben Salat in neuer Gestalt anzubieten, erhält man durch Abschmecken mit Shoyu, Tomatenmark und Kürbiskernöl. Auch durch Vermischen mit süßsauer eingelegtem rotem Paprika oder Perlzwiebeln werden weitere Varianten erreicht. Dies sei nur als ein Beispiel angeführt, wie die liebevolle Zubereitung über alle Rezepte hinausführt.

## Rote Bete mit Meerrettich

*Zutaten*
500 g Rote Bete
1 EL Quark
2 EL Leinöl
2 EL Milch
1 EL geriebener Meerrettich
3 EL Apfelessig
½ TL Kräutersalz
1 EL Kümmel
1 Apfel

*Zubereitung*
Die Rote Bete gut säubern und mit der Schale kochen, bis die Rüben gar sind. Schälen und in Scheiben schneiden.
In einem Mixer Quark, Leinöl und Milch mischen, dann den geriebenen Meerrettich zugeben (Meerrettich am Stück am besten vorher mit der Milch im Mixer zerkleinern) und danach Essig, Salz und Kümmel zugeben. Ganz zum Schluss den Apfel in den Mixer geben und alles noch einmal durchmixen.
Die Rote Bete in dünne Scheiben schneiden, mit der Quark-Leinöl-Zubereitung mischen, gut durchziehen lassen und servieren.

*Variante:* Die Rote Bete in 5–7 mm dicke Scheiben schneiden und in eine Schüssel schichten. Zwischen die Lagen die ziemlich kompakt zubereitete Quark-Leinöl-Mischung geben, durchziehen lassen und servieren.

## Gurkensalat pikant

*Zutaten*
1 Salatgurke
1 EL Quark
3 EL Milch
3 EL Leinöl
1 EL Apfelessig
2 Knoblauchzehen
½ TL Kräutersalz

*Zubereitung*
Die Gurke säubern, aber nicht schälen. In feine Scheiben hobeln und mit etwas Kräutersalz vermischen. Aus Quark, Milch, Leinöl und Apfelessig die Sauce zubereiten, die Knoblauchzehen durch die Presse dazudrücken. Mit Kräutersalz abschmecken. Die Sauce mit den Gurkenscheiben mischen und servieren.
*Variante:* Eine gewaschene und entkernte Paprikaschote fein hacken und unter den Gurkensalat mischen.

## Tomatensalat

*Zutaten*
500 g Tomaten
3 Paprikaschoten
2 große Zwiebeln

½ TL Kräutersalz
½ TL Pfeffer
1 TL Paprikapulver
1 EL Dill oder Petersilie
evtl. Zitronensaft und Öl zum Abschmecken

*Zubereitung*
Tomaten und Paprika waschen und putzen, die Paprikaschote entkernen. Tomaten, Paprika und Zwiebeln fein hobeln. Mit Salz, Pfeffer, Paprika und Dill oder Petersilie vermischen. Eine halbe Stunde durchziehen lassen. Eventuell mit Zitronensaft und Öl abschmecken, der Salat schmeckt aber auch sehr gut ohne diese Zutaten.

## Tomatensalat indische Art I

*Zutaten*
500 g Tomaten
3 EL Leinöl
3 EL Apfelessig
Salz, schwarzer und weißer Pfeffer
½ TL Rosenpaprika
1 Tasse Kokosraspeln

*Zubereitung*
Die Tomaten in Scheiben schneiden. Aus Öl, Essig und Gewürzen eine Salatsauce zubereiten. Die Kokosraspeln mit einer Tasse Wasser im Mixer fein pürieren. Die Kokosmilch über den Tomatensalat gießen, mindestens eine halbe Stunde durchziehen lassen und servieren.

## Tomatensalat indische Art II

*Zutaten*
500 g Tomaten
3 EL Leinöl
1 EL Kürbiskernöl
3 EL Apfelessig
Salz, schwarzer Pfeffer
3 EL Selleriegrün, fein gewiegt

*Zubereitung*
Die Tomaten in feine Scheiben schneiden. Aus den Ölen, dem Essig, Salz und Pfeffer eine Salatsauce zubereiten und mit den Tomatenscheiben mischen. Zum Schluss das Selleriegrün darübergeben und noch einmal durchmischen.

## Tomatensalat mit Minze

*Zutaten*
500 g Tomaten
2 große Zwiebeln
2–3 Minzeblätter
½ Tasse Leinöl
2 EL Apfelessig
1 EL Kürbiskernöl
Salz und Pfeffer
½ TL Honig
1 Msp. Ingwer

*Zubereitung*
Die Tomaten in Scheiben schneiden. Minzeblätter sehr klein schneiden. Zur Zubereitung der Salatsauce werden die Zwiebeln fein gehobelt, die Minzeblätter sehr fein ge-

schnitten. Aus Zwiebeln, Minzeblättern, den Ölen, Essig, Salz, Pfeffer, Honig und Ingwer eine Salatsauce zubereiten und mit den Tomatenscheiben vermischen.

## Chicoréesalat mit Kresse

*Zutaten*
2 mittelgroße Chicorées
50 g Kresse
3 EL Sojasauce Shoyu
2 EL Essig
2 Knoblauchzehen
1 TL Honig
1 TL Kokosraspeln
2 EL Leinöl
2 EL Kürbiskernöl

*Zubereitung*
Die Chicorées in 5 mm breite Scheiben schneiden. Alle übrigen Zutaten mit 3 Esslöffeln Wasser im Mixer zu einer Sauce mixen und abschmecken. Mit dem Chicorée mischen und servieren.
*Variante:* Nur die Hälfte der Sauce mit Kokosraspeln zubereiten, die andere Hälfte mit der Kresse.

## Grüne Bohnen als Salat

*Zutaten*
500 g grüne Bohnen
1 große Zwiebel, fein gewiegt
etwas Bohnenkraut
1 EL Sojasauce Shoyu

2 EL Leinöl
1 EL Milch oder Buttermilch, je nach Geschmack
etwas Paprika
schwarzer, weißer und roter Pfeffer

*Zubereitung*
Die Bohnen putzen und in Stücke schneiden. Mit wenig Wasser oder im Dampfbad zusammen mit dem Bohnenkraut garen, so dass sie noch Biss haben. Abkühlen lassen. Aus den übrigen Zutaten eine Salatsauce zubereiten, die Bohnen damit vermischen.

## Zwiebelsalat mit grünen Bohnen

*Zutaten*
250 g Zwiebeln
½ TL Honig
250 g grüne Bohnen
1 Tasse Leinöl
½ Tasse Apfelessig
½ TL Paprika
Kräutersalz

*Zubereitung*
Die Zwiebeln schälen, in Stücke schneiden und in Wasser mit dem Honig kochen, so dass sie glasig, aber noch nicht weich sind. Die Bohnen in wenig Wasser oder im Dampf garen, so dass sie noch etwas Biss haben. Aus den übrigen Zutaten eine Salatsauce zubereiten, Zwiebeln und Bohnen damit vermischen. Dieser Salat ist eine ausgezeichnete Beilage zu gekochtem Gemüse, zur Gemüseplatte oder auch zu einer größeren Salatplatte.

## Möhren für die Rohkostplatte

*Zutaten*
250 g Möhren
1 Orange
1 Prise Anis

*Zubereitung*
Die Möhren putzen und fein raspeln. Mit dem Saft der Orange vermischen. Eine kleine Prise Anis zugeben.

## Gurkensalat

*Zutaten*
2 Salatgurken
Kräutersalz
Quark-Leinöl-Mayonnaise
2 EL Dill, fein geschnitten,
oder 1 geh. TL getrockneter Dill

*Zubereitung*
Die Gurken gründlich waschen und mit der Schale fein hobeln. Mit wenig Kräutersalz bestreuen und eine halbe Stunde ziehen lassen, damit der Saft austritt. Dann mit der Mayonnaise vermischen und mit Dill bestreuen. Bei Verwendung von getrocknetem Dill vor dem Servieren noch eine Weile ziehen lassen.

## Karottensalat, gekocht

*Zutaten*
500 g Karotten
½ Tasse Leinöl
½ Tasse Apfelessig
2 EL Sojasauce Shoyu
½ TL Ingwer
Salz, Pfeffer

*Zubereitung*
Die Karotten putzen und mit ganz wenig Wasser oder im Dampf bissfest garen. Anschließend in Streifen von ca. 3 cm Länge schneiden und abkühlen lassen. Aus den übrigen Zutaten eine Salatsauce zubereiten und mit den Möhrenstreifen vermischen.
Variation: Dieser Salat schmeckt auch sehr gut mit einer Quark-Leinöl-Mayonnaise.

## Salatplatte mit gemischten Salaten

*Zutaten*
Gemischtes Salatgemüse, z. B. Blattsalat, Rote Bete, roher Sellerie, Petersilienwurzel, Kohlrabi, grüne Bohnen
3 EL Quark
3 EL Leinöl
3 EL Milch
1 EL Senf
½ TL Honig oder ½ Banane
3 saure Gurken
3 EL Apfelessig oder Saft von ½ Zitrone

*Zubereitung*
Die Salatgemüse auf einem Teller anordnen. Aus den übrigen Zutaten im Mixer eine Mayonnaise zubereiten und auf mehrere Schüsselchen verteilen. Die Mayonnaise zu den verschiedenen Salatgemüsen entsprechend variieren, z. B. Apfel zum Sellerie, Walnüsse zur Roten Bete, Dill zu Gurken, Zwiebel zu grünen Bohnen und so weiter. Auf diese Weise erhält die Quark-Leinöl-Zubereitung in jedem Fall eine andere Geschmacksrichtung. Die Platte ist so für den Kranken wesentlich interessanter, als wenn die Mayonnaise – nur in einer Geschmacksrichtung zubereitet – über die ganze Salatplatte gegeben wird.

## Lauch als Salat

*Zutaten*
500 g Lauch
eine Shoyu-Salatsauce süß-pikant oder eine Quark-Leinöl-Mayonnaise

*Zubereitung*
Den Lauch putzen, in feine Scheiben schneiden, kurz dämpfen. Mit einer Salatsauce oder einer Quark-Leinöl-Mayonnaise anrichten. Das Kochwasser als Gemüsebrühe verwenden, z. B. für die Suppe mit Buchweizengrütze am Abend.

## Weißkohlsalat, roh

*Zutaten*
1 kleiner Weißkohl
½ Tasse Leinöl

1 Zwiebel, fein gewürfelt
2 Knoblauchzehen
1 EL Kokosflocken
1 EL Sojasauce Shoyu
2 EL Kürbiskernöl

*Zubereitung*
Die Weißkohlblätter vom Strunk befreien und fein raspeln. In dem Leinöl Zwiebel und zerquetschte Knoblauchzehen kurz sanft erhitzen. Vom Herd nehmen, Kokosflocken und Shoyu zugeben und in die heiße Sauce die fein geraspelten rohen Weißkohlstreifen geben. Kürbiskernöl zugeben und gründlich mischen.
Diesen Weißkohlsalat kann man heiß oder kalt servieren.

## Weißkohlsalat indische Art

*Zutaten*
500 g Weißkohl
½ Tasse Leinöl
3 EL Apfelessig
Salz, schwarzer Pfeffer
1 Msp. Ingwer
1 große Zwiebel
1 Stange Lauch

*Zubereitung*
Den Weißkohl fein hobeln. Evtl. mit kochendem Wasser kurz abbrühen. Aus Öl, Essig, Salz, Pfeffer und Ingwer die Salatsauce zubereiten. Die Zwiebel und die gelben Anteile der Lauchstange fein schneiden und in die Salatsauce mischen. Den Weißkohl zugeben und gut durchmischen. Vor dem Servieren eine halbe Stunde durchziehen lassen.

## Zwiebelsalat als Beilage

*Zutaten*
4 große Zwiebeln
1 saurer Apfel
1 Chilischote oder roter Pfeffer
Saft von ½ Zitrone
2 EL Leinöl
Salz, schwarzer und weißer Pfeffer
evtl. 1 EL Milch

*Zubereitung*
Die Zwiebeln in feinste Würfel schneiden. Den Apfel fein raspeln, die Chilischote entkernen und fein schneiden. Aus Zitronensaft, Leinöl, Salz und Pfeffer eine Salatsauce zubereiten. Eventuell die Schärfe mit etwas Milch abmildern; sie sorgt auch für eine bessere Bindung von Zitronensaft und Öl. Alle Zutaten für den Salat mit der Sauce mischen.
Diese Sauce eignet sich auch als Zugabe zur Salatplatte neben der Quark-Leinöl-Mayonnaise oder zu Kartoffeln bzw. Reisgerichten mit Gemüse sowie zu herzhaften Buchweizenzubereitungen.

## Kräutersalat

*Zutaten*
1 Stange Lauch
gemischte frische Kräuter, z. B. Borretsch, Spinat, Sauerampfer, Majoran, Thymian, Zitronenmelisse, Dill, Petersilie
½ Tasse Leinöl
Saft von 1 Zitrone

1 TL Honig
2 Knoblauchzehen
150 g Buchweizengrütze oder Grünkern
2 EL Oleolux

*Zubereitung*
Von der Lauchstange nur die feinen, weichen, hellen Anteile sehr fein schneiden, von allen übrigen Kräutern je eine Handvoll verwenden. Alles fein wiegen. Aus Leinöl, Zitronensaft, Honig und den gequetschten Knoblauchzehen eine Sauce zubereiten, die Kräuter damit vermischen und eine Stunde ziehen lassen. Buchweizen oder Grünkern in dem geschmolzenen Oleolux leicht anrösten und über den Kräutersalat geben.
Dieser Kräutersalat ist sehr schmackhaft, von großem gesundheitlichem Wert und leicht bekömmlich. Er ist eine gute Beilage zu Reis- oder Kartoffelgerichten mit Gemüse.

## Spargelsalat mit Mayonnaise

*Zutaten*
1 kg Spargel
Salz
250 g Quark
150 ml Leinöl
75 ml Milch
1 EL Senf
5 saure Gurken
½ TL Honig
evtl. etwas Sojasauce Shoyu

*Zubereitung*
Den Spargel schälen, mit einem Faden bündeln und in leicht gesalzenem Wasser garen. Das geschlossene Bündel herausnehmen, erkalten lassen und die Spargelstangen in etwa 5 cm lange Stücke schneiden. Für die Mayonnaise Quark, Leinöl, Milch und Senf im Mixer durchmixen. Zum Schluss die sauren Gurken zugeben, fein pürieren und mit etwas Honig und Salz oder Shoyu-Sauce abschmecken. Die Spargelstücke mit der Mayonnaise vermischen.
Dieser Spargelsalat kann sehr gut mit rohen süßen Erbsen oder mit gekochten und erkalteten gestiftelten Möhren kombiniert werden. Er ist als Vorspeise oder als Teil einer Salatplatte geeignet.

## Löwenzahnsalat

*Zutaten*
250 g junger Löwenzahn, am besten schmalblättrig
3 EL Leinöl
2 EL Milch
2 EL Quark
1 EL Apfelessig
2 saure Gurken
Kräutersalz
evtl. etwas Senf
1 Zwiebel

*Zubereitung*
Der zarte, gut gewaschene Löwenzahn wird mit den feinen Wurzeln und Blütenknospen klein geschnitten. Aus Leinöl, Milch, Quark, Apfelessig, sauren Gurken, etwas Kräutersalz und evtl. Senf wird eine Salatsauce zubereitet. Die Sauce mit der klein geschnittenen Zwiebel kurz ver-

mischen (nicht im Mixer). Dann Sauce und Löwenzahn mischen. Vor dem Servieren etwa eine Stunde kühl durchziehen lassen.

## Buchweizen, Reis und andere Cerealien, Kartoffeln, Hülsenfrüchte usw.

»Diese Beilagen zu Gemüse oder zu Salaten sind nicht weniger wichtig. Den Schwerkranken belasten Kartoffeln oft zu sehr, ebenso den Geistesarbeiter. Der Student z. B. oder der Sportler versuche einmal, nach der strengen Form der Krankenkost zu leben. Er wird sich wundern, wie das Leistungsvermögen gesteigert wird. [...] Werden die Gemüsesorten fettreich zubereitet und sehr herzhaft gewürzt, so ist die einfache neutrale Zubereitung der Buchweizengrütze oder auch von Reis zweckmäßiger. Ein gut abgeschmecktes Gemüse wird durch die neutral und dezent abgeschmeckte Buchweizengrütze sehr gut ergänzt. ... Andererseits bieten die sehr schönen, nach russischen Vorbildern gestalteten stark gewürzten Variationen des Buchweizens oder der Reisgerichte (bitte nur Vollreis verwenden) aus dem Fernen Osten auch interessante Möglichkeiten, dem Kranken oder auch dem Gesunden natürliche, wertvolle Nahrung in neuer, ansprechender Form zu bieten.«

## Buchweizenbrei-Standardrezept

*Zutaten*
1 Tasse Buchweizen (ganze Körner oder mehr oder weniger fein geschrotet)

*Zubereitung*
Den Buchweizen in 3 Tassen kaltes Wasser geben und bei sehr kleiner Flamme eine Stunde lang quellen lassen. Diese Standardmischung lässt sich vielseitig verwenden: als Einlage zu Gemüsebrühen oder in Kombination mit Milch oder Buttermilch zu Suppen, mit Gewürzen zu Füllungen oder in Verbindung mit Johannisbeeren usw. als Rote Grütze (siehe dazu spezielle Rezepte).

## Buchweizengrütze »Kasha«

*Zutaten*
100 g Oleolux
1 Tasse Buchweizen (ganze Körner oder mehr oder weniger stark geschrotet)
½ TL Kräutersalz
1 EL Sojasauce Shoyu
2 Tropfen Tabasco

*Zubereitung*
1 Tasse Wasser in einem Topf zum Kochen bringen. Auf der zweiten Platte in einer Pfanne das Oleolux erwärmen und den Buchweizen zugeben. Mit Kräutersalz bestreuen und unter ständigem Rühren eine halbe Minute anrösten. Dann in das kochende Wasser geben. Den Topf mit dem Wasser und dem Buchweizen vom Herd nehmen, den Buchweizen körnig ausquellen lassen. Er nimmt das

Wasser vollständig auf. Mit Shoyu und Tabasco abschmecken.

## Buchweizen körnig

*Zutaten*
1 Tasse Buchweizen (grob geschrotet oder ganze Körner)
½ Tasse Oleolux
Kräutersalz

*Zubereitung*
Eine Pfanne leicht erhitzen, das Oleolux leicht darin schmelzen lassen. Den Buchweizen zugeben, 3 Minuten lang erwärmen. 2 Tassen Wasser zum Kochen bringen, den Buchweizen hineingeben, gut umrühren. Der Buchweizen nimmt das gesamte Wasser auf. Bei sehr kleiner Hitze 15–30 Minuten quellen lassen. Diese körnige Form des Buchweizens, der mit wenig Salz gewürzt schon sehr schmackhaft ist, wird wesentlich lieber genossen als der Brei, und zwar sowohl als Beilage zu Gemüse als auch in Verbindung mit rohem Apfelmus.

## Buchweizengrütze als Suppe

*Zutaten*
1 Tasse Buchweizengrütze
Gemüsebrühe jeglicher Art, besonders Pilzbrühe von 250 g frischen Champignons im Winter, im Sommer von 500 g Pilzen jeglicher Art
Salz
Sojasauce Shoyu
Hefeflocken oder Hefeextrakt

½ TL Paprikapulver
125 g Oleolux

*Zubereitung*
Die Buchweizengrütze mit 3 Tassen Wasser auf sehr kleiner Flamme eine Stunde lang quellen lassen. Durch Zugabe der Gemüsebrühe zu einer nicht zu dünnen Suppe verdünnen. Mit Salz, Shoyu und/oder Hefeflocken sowie Paprika abschmecken, zuletzt das Oleolux zugeben. Das Fett durch kräftiges Verrühren binden, so dass es nicht auf der Suppe schwimmt.
Diese Suppe aus Buchweizengrütze ist ausgezeichnet bekömmlich für Kranke. Sie soll abends als einziges Gericht gegeben werden und muss daher täglich anders abgeschmeckt werden durch Auswechseln der Gemüsebrühen und der Gewürze.

## Buchweizen würzig, mit Kokosraspeln

*Zutaten*
1 Tasse Kokosraspeln
100 g Oleolux
5 Knoblauchzehen
1 Zwiebel
½ TL Currypulver
½ TL weißer Pfeffer
¼ TL schwarzer Pfeffer
¼ TL roter Pfeffer
2 EL Sojasauce Shoyu
2 Tassen Buchweizengrütze

*Zubereitung*
Kokosraspeln oder das Fleisch einer frischen Kokosnuss im Mixer mit 2 Tassen Wasser pürieren. Das Oleolux sanft zum Schmelzen bringen. Die Hälfte der Knoblauchzehen und die Zwiebel fein schneiden und ins Oleolux geben. Die Gewürze zugeben, zum Schluss die Shoyu und die restlichen Knoblauchzehen, diese jedoch durchgepresst. Die Buchweizengrütze ins Fett gegeben. Mit einem Holzlöffel alles etwa eine halbe Minute lang verrühren. Eine sehr grobe Grütze kann auch bis zu einer Minute angeröstet werden. Die Kokosmilch zugeben, gut verrühren und bei sehr kleiner Hitze kurz nachquellen lassen.
Diese würzige Buchweizenzubereitung ist sehr beliebt als Beilage zu Gemüse oder Salat.

## Sauerkrautsuppe russische Art

*Zutaten*
250 g Sauerkraut
125 g Oleolux
1 TL Paprika
½ TL Kräutersalz
1 TL Kümmel, ganz
½ TL Kümmel, gemahlen
250 g Buchweizen, ganz

*Zubereitung*
Einen halben Liter Wasser zum Kochen bringen und das klein geschnittene Sauerkraut hineingeben. Sofort anschließend (ohne allzu langes Zerkochen des Sauerkrauts) in einer vorgeheizten Pfanne das Oleolux, Paprika, Salz, Kümmel und Buchweizen mischen. Wenige Sekunden anrösten und in das kochende Sauerkrautwasser geben.

Eventuell etwas Wasser nachgießen, so dass eine Suppe entsteht. Nun sollte sehr bald serviert werden, damit der Buchweizen noch kross ist. Er sollte aber gut gegart sein. Diese Suppe nach russischem Rezept ist auch für unseren Gaumen sehr angenehm und selbst für Schwerkranke erfrischend und gut bekömmlich.

## *Rote Grütze aus Buchweizen*

*Zutaten*
1 Tasse Buchweizengrütze
1 TL Honig
1 Tasse Schwarze Johannisbeeren
1 Tasse Rote Johannisbeeren

*Zubereitung*
Die Buchweizengrütze in 3 Tassen Wasser bei geringer Hitzezufuhr zu einem festen Brei garen. In diesen heißen Brei den Honig und die rohen Beeren geben, gut mischen und kalt stellen. Diese Grütze schmeckt ausgezeichnet. Anstelle von Wasser kann man auch eine Mischung aus Traubensaft und Johannisbeer-Muttersaft verwenden.
Als Sauce zu der Roten Grütze können unterschiedliche Quark-Leinöl-Zubereitungen gegeben werden. Gut sind Kombinationen mit Vanille oder mit Wein, Kirschwasser oder Zwetschgenwasser, aber auch mit Wodka.

## *Rumänische Suppe*

*Zutaten*
125 g Sojamehl
125 g Vollkornmehl

2 EL Oleolux
125 g Zwiebeln, fein gewürfelt
2 TL Paprika
½ TL Kräutersalz
ca. 1 l Wasser

*Zubereitung*
Aus Soja- und Vollkornmehl und Mehl durch allmähliche Zugabe von wenig Wasser einen gleichmäßigen, aber festen Teig bereiten. In einer vorgewärmten, ziemlich hohen Pfanne das Oleolux sanft schmelzen, die Zwiebelwürfel zugeben und unter ständigem Rühren den gesamten Teig wie Streusel in die Pfanne reiben. Nach kurzem Anrösten 1 l Wasser, 1 Teelöffel Paprika und das Salz zugeben und nur kurz aufkochen, damit die Brösel ein wenig garen, aber nicht zerkochen. Je nach Bedarf die Suppe noch ein wenig mit Wasser verdünnen oder als ziemlich dicke, stark gewürzte Suppe servieren. Für Kranke ist sie in beiden Formen sehr geeignet.

## Tomatenreis indische Art I

*Zutaten*
2 Tassen Vollkornreis
1 Tasse Kokosraspeln
1 große Zwiebel, fein gewürfelt
1 Msp. schwarzer Pfeffer
1 Msp. roter Pfeffer
500 g Tomaten, gewürfelt
1 EL Currypulver
3 EL Oleolux
3 EL Leinöl
1 EL Kürbiskernöl

Salz
5 Spritzer Tabasco

*Zubereitung*
Den Reis mit 4 Tassen Wasser sanft aufkochen, dann die Hitze zurückschalten und den Reis quellen lassen. Wenn er fast gar ist, die Kokosraspeln, die Zwiebel, Pfeffer, klein geschnittene Tomaten und das Currypulver in den Reistopf geben und 5 bis höchstens 10 Minuten weiterkochen. Kurz vor dem Servieren Oleolux und Öle zugeben, mit Salz und Tabasco abschmecken, noch einmal gut durchrühren und servieren.

*Variante: Tomatenreis indische Art II*
Zusätzlich 250 g geriebenen Käse (Emmentaler, Gouda, Sbrinz oder Kräuterkäse) über den Tomatenreis geben.
*Variante: Tomatenreis indische Art III*
Zusätzlich 125 g Kokosraspeln über den Tomatenreis geben.

## Dalmatinischer Reis

*Zutaten*
2 EL Oleolux
2 Knoblauchzehen
½ TL Kräutersalz
1 TL Paprika
½ TL Pfeffer
1 Tasse Vollkornreis

*Zubereitung*
In einer Pfanne das Oleolux zum Schmelzen bringen, die Knoblauchzehen, Salz, Paprika, Pfeffer und Reis zugeben. Unter ständigem Rühren mit einem Holzlöffel den Reis

höchstens ½ Minute erhitzen. In einen Topf mit 2 Tassen kochendem Wasser geben, wenige Minuten kochen und dann quellen lassen. Der dalmatinische Reis kann mit Wasser zu einer Suppe verdünnt werden. In diesem Fall ist die Zugabe von 2–3 Esslöffeln Milch zur Abrundung des Geschmacks zweckmäßig.

## Reis süß

*Zutaten*
1 Tasse Reis
1 EL Honig
3 EL Oleolux
50 g Haselnüsse, gemahlen
1 Tasse Milch

*Zubereitung*
Den Reis in 2 Tassen Wasser auf kleiner Flamme garen. Kurz vor Ende der Garzeit den Honig zugeben. In einer Pfanne das Oleolux sanft schmelzen lassen, die Haselnüsse zugeben, kurz unter Rühren erwärmen und den Reis zugeben. Eventuell noch mit der Milch befeuchten. Als Milchsuppe oder Reisgrütze servieren.

## Linsensuppe

*Zutaten*
250 g Linsen
2 mittelgroße Kartoffeln
1 Stange Lauch
250 g Oleolux
1 TL Paprika

1 Msp. roter Pfeffer
evtl. etwas Hefeextrakt

*Zubereitung*
Die Linsen waschen, in kaltem Wasser aufsetzen und bei kleiner Hitzezufuhr garen. Die Kartoffeln waschen, schälen und in Würfel schneiden. Den Lauch putzen und in Stücke schneiden. Beides zu den Linsen geben. Mit Oleolux, Paprika, Pfeffer und evtl. mit einem Stückchen Hefeextrakt abschmecken.
*Varianten:* Zwiebel und/oder Knoblauch in Oleolux sanft erhitzen und kurz vor dem Servieren über die Suppe geben. Für Bohnen- bzw. Erbsensuppe die entsprechenden Hülsenfrüchte verwenden. Weiße Bohnen mit viel Rosenpaprika und rotem Pfeffer würzen, Erbsensuppe mit mehr Hefeextrakt zubereiten.

## Kartoffeln

*Zutaten*
500 g Kartoffeln
2 EL Oleolux
100 g Petersilie

*Zubereitung*
Die Kartoffeln wenn möglich in der Schale kochen. In Oleolux mit viel Petersilie schwenken.
*Variante:* Die Kartoffeln pellen und kurz vor dem Servieren in einer Mandelmilch aus 1 Tasse Milch und 100 g Mandeln (im Mixer fein püriert) schwenken. Überschüssige Flüssigkeit bei schwacher Hitzezufuhr verdampfen lassen.

## Mazedonische Kartoffelsuppe

*Zutaten*
500 g Kartoffeln
500 g Zwiebeln
1 Tasse Milch
125 g Oleolux
1 TL Pfeffer
½ TL Kräutersalz
evtl. Petersilie zum Bestreuen

*Zubereitung*
Kartoffeln und Zwiebeln schälen, die Zwiebeln grob zerteilen. In wenig Wasser kochen. Das Kochwasser beim Abgießen auffangen. Kartoffeln und Zwiebeln möglichst fein zerquetschen, die Kochflüssigkeit wieder zugeben. Mit den übrigen Zutaten zu einer Suppe verrühren. Evtl. mit Petersilie bestreuen.

## Maritza-Suppe

*Zutaten*
1 Stange Lauch
3 Karotten
3 Petersilienwurzeln
2 Kartoffeln
1 kleine Sellerieknolle
2 EL Oleolux
½ TL Kräutersalz
1 Prise Pfeffer
½ Tasse Leinöl
100 g Petersilie
Saft von ½ Zitrone

*Zubereitung*
Den Lauch putzen und in feine Scheiben schneiden, das übrige Gemüse schälen und nicht zu fein stifteln. In einer hohen Pfanne das Oleolux schmelzen. Das gesamte Gemüse mit Kräutersalz und Pfeffer hineingeben, ganz kurz erhitzen. Das Leinöl zugeben, mit 0,5 l Wasser auffüllen. Die Petersilie fein schneiden und darüberstreuen. Mit Zitronensaft beträufeln. Diese dicke Gemüsesuppe ist ausgezeichnet, gut bekömmlich und fördert die Wasserausleitung, die bei vielen Kranken so wichtig ist.

## Kartoffeln mit Knoblauch

*Zutaten*
500 g in der Schale gekochte Kartoffeln
125 g Oleolux
3 Knoblauchzehen
½ TL Kräutersalz
2 EL Milch

*Zubereitung*
Die Kartoffeln pellen und in kleine Stücke schneiden. In einer vorgewärmten Pfanne das Oleolux sanft schmelzen. Die Knoblauchzehen dazupressen und kurz erhitzen. Die Kartoffeln zugeben, mit Kräutersalz abschmecken, gut vermischen und die Milch zugeben. Noch einmal verrühren und sofort servieren.

## Gemüse

Gemüse sollte man nicht zu sehr zerkochen. Viele Gemüsesorten werden sehr schnell weich, so dass man sie gut kauen kann und Aroma sowie Nährwerte erhalten bleiben.

Die einfache alte Kochweise, Gemüse in Wasser zu kochen, ist besser als die modern gewordene Methode, »in Öl zu dünsten«. Das Fett wird dabei schädlich und schwer bekömmlich, das Gemüse oft überhitzt.

Gegen den Dampfkochtopf ist nichts einzuwenden. Die gesamte Zubereitung kann nach dem kurzen Garen erfolgen. In der Servierschüssel kann man geschmolzenes Oleolux, verschiedene Pfeffersorten, eine zerquetschte Knoblauchzehe, gegebenenfalls fein gewiegte Zwiebeln und Kräuter sowie Shoyu-Sauce mischen. Die Schärfe wird durch Zugabe von einigen Esslöffeln Milch abgerundet. In diese Gewürzmischung mit Oleolux gibt man nun frisch aus dem Topf das Gemüse und schwenkt es einmal durch. Der in der Schüssel entstehende leicht fettige Gemüsesaft lässt sich mit dem Kochwasser zu einer schmackhaften Bouillon mischen. In beiden Fällen kann mit etwas geriebenem Käse eine interessante Variation hergestellt werden.

Für den Kranken ist es besonders wichtig, dass man mehrere Gemüsesorten anbietet oder ein Gemüse wie Brennnessel oder Spinat in zweierlei geschmacklichen Variationen reicht, z. B. einmal mit Muskat, ein anderes Mal mit Hefeflocken abgeschmeckt.

## Spinat, zweierlei Art

*Zutaten*
500 g Spinat
2 EL Sojasauce Shoyu
etwas Muskat
2 EL Oleolux
1 TL Kräutersalz
1 EL Hefeflocken

*Zubereitung*
Den Spinat putzen, mit wenig Wasser dämpfen, dann pürieren oder fein schneiden. In 2 Portionen teilen. Zur einen Hälfte gibt man 2 Esslöffel Shoyu, reichlich Muskatnuss und 1 Esslöffel Oleolux. Die andere Hälfte des Spinats wird mit Kräutersalz und Hefeflocken vermischt. Beides nebeneinander z. B. mit Buchweizen servieren.

## Klare Gewürzbrühe

*Zutaten*
75 g Oleolux
5 Knoblauchzehen
½ TL Kräutersalz
1 Prise weißer Pfeffer
1 Prise Paprikapulver
2 EL Hefeflocken
Gemüsebrühe jeglicher Art
1 TL Majoran

*Zubereitung*
In einem Topf das Oleolux schmelzen. Die Knoblauchzehen dazupressen, Salz, Pfeffer, Paprika und die Hefe-

flocken einrühren. Mit Gemüsebrühe (Kochwasser vom Gemüse) auffüllen. Majoran zugeben, kurz aufkochen und als klare Brühe servieren.

*Varianten:* Körnig gekochten Buchweizen, gegarten Reis, kleine Nudeln oder Leinsaatklößchen als Einlage in die Brühe geben.

## Leinsaatklößchen als Suppeneinlage

*Zutaten*

1 Tasse Leinsaat

1 Tasse kräftige Gemüsebrühe (siehe oben)

*Zubereitung*

Leinsaat und Brühe in einen Mixer geben, zu einer homogenen Masse mixen und in eine Tasse geben. Kalt stellen und eine halbe Stunde quellen lassen. Dann kleine Klößchen abteilen und in eine heiße Suppe geben.

## Rosenkohl I, mit Majoran

*Zutaten*

500 g Rosenkohl

2 EL Oleolux

1 EL Majoran

2 EL Sojasauce Shoyu

*Zubereitung*

Die geputzten, evtl. zerkleinerten Rosenkohlröschen in kochendes Wasser geben und 10 Minuten garen. Das Wasser abgießen. In den heißen Topf zum Rosenkphl Oleolux, Majoran und Shoyu geben, schwenken und sofort servieren.

## Rosenkohl II

*Zutaten*
500 g Rosenkohl
125 g Oleolux
2 EL Sojasauce Shoyu
½ TL Hefeextrakt
1 Prise weißer Pfeffer
1 Prise Cayennepfeffer
evtl. etwas Kräutersalz

*Zubereitung*
Den Rosenkohl wie üblich putzen und ganz oder halbiert mit wenig Wasser garen. Das Kochwasser abgießen. Mit Oleolux, Shoyu und Hefeextrakt gut vermischen, mit Pfeffer und evtl. etwas Kräutersalz abschmecken.

## Zwiebelsuppe nach Schweizer Art

*Zutaten*
500 g Zwiebeln, fein gewürfelt
125 g Oleolux
250 g Haferflocken
Salz, Pfeffer, Paprika

*Zubereitung*
Die Zwiebeln in dem Oleolux glasig werden lassen und ganz leicht anbräunen. Mit 1 l Wasser auffüllen, aufkochen, die Haferflocken zugeben. Noch einmal kurz aufkochen, dann die Mischung durch ein Sieb streichen oder im Mixer pürieren. Mit Wasser zu einer cremigen Suppe auffüllen und mit den Gewürzen abschmecken.

## Artischocken mit Knoblauchsauce I

*Zutaten*
3 Artischocken
6 Knoblauchzehen
250 ml Leinöl
Saft einer Zitrone
Salz

*Zubereitung*
Die Artischocken von den harten Anteilen des Stieles und der Blattspitzen befreien. In Salzwasser kochen, bis sich die äußeren Blätter durch leichtes Abziehen lösen lassen. Auf einen Teller geben. Für die kalte Sauce die Knoblauchzehen zerquetschen, in das Leinöl geben, Zitronensaft und etwas Salz zugeben. Die Artischockenblätter werden vor dem Abnagen in diese Sauce getaucht, der Artischockenboden später mit etwas Sauce beträufelt.
*Variante:* 125 g Quark und 3 Esslöffel Milch in die Sauce geben und gut verrühren.

## Artischocken mit Quark-Leinöl-Mayonnaise II

*Zutaten*
5 Artischocken
150 g Leinöl
75 g Milch
1 EL Senf
Salz
250 g Quark
3 Gewürzgurken
1 EL Petersilie, Schnittlauch oder Majoran

*Zubereitung*
Die Artischocken von den harten Anteilen am Stiel und an den Blattspitzen befreien. In Salzwasser kochen, bis sich die äußeren Blätter leicht lösen. Für die Mayonnaise in einem Mixer Leinöl, Milch, Senf, Salz, Quark mischen. Zuletzt die sauren Gurken zugeben und alles sehr fein pürieren. Zum Schluss die Kräuter zur Mayonnaise geben. Die Mayonnaise zu den heißen Artischocken servieren. Dieses Gericht ist nicht nur äußerst schmackhaft, sondern hat auch eine sehr günstige Wirkung auf Leber und Fettstoffwechsel.

## Schwarzwurzeln mit Mayonnaise

*Zutaten*
500 g Schwarzwurzeln
etwas Zitronensaft oder Apfelessig
100 g Quark
3 EL Leinöl
3 EL Milch
Salz, Ingwerpulver

*Zubereitung*
Die Schwarzwurzeln mit kochendem Wasser überbrühen; so lassen sich die Schalen mit einem kleinen Schabemesser leicht entfernen. Die geschälten Schwarzwurzeln sofort in Wasser legen, das mit etwas Zitronensaft oder Apfelessig versetzt wurde. Die Schwarzwurzeln in Wasser mit einem Tropfen Zitronensaft oder Essig garen. Für die Mayonnaise Quark, Leinöl und Milch mixen, dann etwas Zitronensaft zugeben. Mit Salz und Ingwerpulver würzen.

## Spargel mit Mayonnaise, heiß oder kalt

*Zutaten*
1 kg Spargel
150 g Leinöl
75 ml Milch
1 TL Senf
250 g Quark
½ Banane
Salz

*Zubereitung*
Den Spargel schälen, mit einem Faden bündeln und in kochendes, leicht gesalzenes Wasser geben. Bissfest garen. Für die Mayonnaise Leinöl, Milch, Senf und eine Prise Salz gut mixen, dann den Quark zugeben. Zuletzt die halbe Banane zugeben und alles noch einmal durchmixen.

## Sauerkraut mit Paprikaschoten

*Zutaten*
2 Paprikaschoten, grün oder rot
125 g Oleolux
250 g Sauerkraut
4 geh. EL Hefeflocken
4 EL Kürbiskernöl
Salz
1 EL Sojasauce Shoyu

*Zubereitung*
Die Paprikaschoten putzen, entkernen, vierteln und noch einmal quer halbieren. Eine Pfanne vorwärmen, das Oleolux darin schmelzen. Die Paprikastücke in die Pfanne ge-

ben, mit einer Lage Sauerkraut bedecken und erhitzen. Mit Hefeflocken bestreuen. Nach und nach während des Erhitzens das Kürbiskernöl zugeben, damit das Oleolux nicht zu heiß wird. Mit einem breiten Pfannenmesser die gesamte Mischung so zusammenklappen, dass die Schichten noch relativ gut erhalten bleiben. Mit etwas Shoyu würzen, heiß zu Kartoffeln, Reis oder Buchweizen servieren.

## Sauerkraut einfache Art

*Zutaten*
125 g Oleolux
1 Zwiebel, in Ringe geschnitten
250 g Sauerkraut
Hefeextrakt
1 EL Kürbiskernöl
Kräutersalz

*Zubereitung*
Das Oleolux in einer vorgewärmten Pfanne schmelzen, die Zwiebelringe darin ganz leicht anbräunen. Das Sauerkraut zugeben, gut mischen, etwa 2 cm Hefeextrakt aus der Tube zugeben und erhitzen. Das Kürbiskernöl zugeben. Dazu gibt es Kartoffelpüree.

## Grünkohl

*Zutaten*
500 g Grünkohl
125 g Oleolux
1 kleine Zwiebel

3 Knoblauchzehen
je 1 Msp. schwarzer, weißer und Cayennepfeffer
1 EL Sojasauce Shoyu
Muskat

*Zubereitung*
Den Grünkohl waschen, putzen und weich kochen. In einer vorgeheizten Pfanne das Oleolux schmelzen. Die Zwiebel klein schneiden und zugeben, die Knoblauchzehen dazupressen. Die Zwiebeln leicht glasig werden lassen. Das Zwiebelfett in eine Schüssel geben, Pfeffer und Shoyu zugeben. Den heißen Grünkohl mit dem gewürzten Fett mischen und mit einem scharfen Messer ein wenig zerschneiden. Mit Muskat abschmecken.

## Lauch als Gemüse

*Zutaten*
5–6 Stangen Lauch mittlerer Größe
3 EL Oleolux
3 EL Sojasauce Shoyu

*Zubereitung*
Die Lauchstangen putzen, oberhalb der weiß-gelben Zone halbieren und gründlich waschen. Eine feuerfeste Form mit den grünen Blättern auslegen, die zarteren weiß-gelben Teile darüberlegen. Mit Wasser bedecken und ohne Zusatz von Salz garen. Wenn das Wasser fast vollständig verdampft ist (ggf. muss man die Brühe abgießen), Oleolux und Shoyu darübergeben und sofort servieren.
Die Brühe eignet sich als Trinkbrühe, wenn man sie mit Paprika, Oleolux und Shoyu abschmeckt. Bei Verwendung von reichlich Fett, wenn dies bei einem Kranken

angebracht ist, sollte das Fett durch Zugabe von 1 Esslöffel Hefeflocken gebunden werden.

## Grüne Bohnen

*Zutaten*
500 g grüne Bohnen
Bohnenkraut
2 Knoblauchzehen
3 EL Oleolux
1 EL Sojasauce Shoyu
½ TL Kräutersalz

*Zubereitung*
Die Bohnen putzen und in Stücke schneiden. Mit wenig Wasser, einem Sträußchen Bohnenkraut und einer ganzen Knoblauchzehe gar kochen. Für die Sauce das Oleolux schmelzen, die übrige Knoblauchzehe hineinpressen, mit Shoyu und Salz abschmecken. Die Bohnen in der Sauce schwenken und servieren.
Verbliebene Kochflüssigkeit als Trinkbrühe servieren. Man kann sie mit der Würzsauce abschmecken, aber auch mit Tomatenmark, Hefeflocken und/oder geriebenem Käse.

## Fenchel als Gemüse

*Zutaten*
4 Fenchelknollen (1 pro Person)
4 EL Oleolux
1 Knoblauchzehe
1 EL Sojasauce Shoyu
1 Handvoll geriebener Käse

*Zubereitung*
Die Fenchelknollen von den harten Stielen befreien, der Länge nach halbieren und flach in eine Pfanne geben. Mit wenig Wasser garen. Währenddessen das Oleolux schmelzen, die Knoblauchzehe hineinpressen und Shoyu zugeben. Die Sauce über die Fenchelknollen geben, sobald sie gar sind. Wenn das Kochwasser nicht vollständig verkocht ist, gießt man es ab und verwendet es anderweitig als Gemüsebrühe. Den geriebenen Käse über den Fenchel und die Sauce geben. Eventuell noch ein paar Minuten im Backofen gratinieren, aber nicht zu lange – die starke Hitze schadet der Bekömmlichkeit.

## Spinat I

*Zutaten*
500 g Spinat
4 EL Oleolux
1–2 Knoblauchzehen
Salz
schwarzer und weißer Pfeffer
Muskat

*Zubereitung*
Den Spinat waschen, putzen und mit wenig Wasser ohne Salz dämpfen. Er soll nicht zu weich werden und seine grüne Farbe behalten. In der Zwischenzeit das Oleolux in einem anderen Gefäß schmelzen, den Knoblauch dazupressen. In eine Schüssel geben und mit Salz, Pfeffer und Muskat würzig abschmecken. Den Spinat ein paarmal kreuz und quer zerschneiden und mit der Würzsauce gemischt servieren.

## Spinat II

*Zutaten*
500 g Spinat
2–3 große Zwiebeln
2 EL Sojasauce Shoyu
1 Handvoll geriebener Käse
3 EL Oleolux

*Zubereitung*
Den Spinat waschen, putzen und mit wenig Wasser ohne Salz dämpfen. Er soll nicht zu weich werden und seine grüne Farbe behalten. Während des Garens die nur grob geschnittenen Zwiebeln schichtweise über den Spinat legen, Shoyu darüberträufeln und zugedeckt weitergaren. Mit einem breiten Pfannenmesser zusammenklappen, so dass die Zwiebellage sich in der Mitte befindet. Auf einer länglichen Platte anrichten und mit dem geriebenen Käse bestreuen. Zuletzt mit dem geschmolzenen Oleolux übergießen.
Das Gemüsewasser kann, mit etwas Salz, Hefeflocken oder Hefeextrakt und Shoyu abgeschmeckt, als Trinkbrühe gereicht werden. Mit etwas Oleolux abschmecken.

## Weißkohlgemüse indische Art

*Zutaten*
1 kleiner Weißkohl
1 Zwiebel, fein gewürfelt
1 Msp. Chili
1 TL Currypulver
2 EL Oleolux
1–2 EL Kokosraspeln

1 Tasse Leinöl
2 Knoblauchzehen

*Zubereitung*
Die Weißkohlblätter waschen, putzen und mit einem Messer sehr fein schneiden. Höchstens 10 Minuten in Salzwasser schwach aufkochen. Zwiebel, Chili und Currypulver im Oleolux schwach erhitzen, bis die Zwiebeln glasig werden. Dann die Kokosraspeln, das Leinöl und den Knoblauch zugeben, alles gut mit einem Holzlöffel umrühren und die abgetropften Weißkohlstreifen zugeben. Gut vermischen und servieren.

## Grundrezept Brennnesseln und Brennnesselbrühe

*Zutaten*
Brennnesseln
Hefeflocken
Sojasauce Shoyu
Oleolux
Salz
Paprika

*Zubereitung*
Zur Verwendung kommen die jungen Triebe der Brennnessel oder während des Sommers die frischgrünen Spitzen, etwa 5–10 cm lang. Eine Einkaufstasche voll pflücken. Die Brennnesseln sehr gut mit leicht gesalzenem Wasser waschen, um Käfer und andere Tiere zu entfernen. Einen großen Kochtopf (etwa 30 cm Höhe) mit Brennnesseln füllen, 10 cm hoch Wasser zugeben, salzen und garen. Die Brennnesseln mit einem Schaumlöffel herausnehmen und zubereiten (siehe unten).

Die konzentrierte Brühe mit Hefeflocken und Oleolux (je 3–4 Esslöffel pro Liter) abschmecken, pro Liter Brühe 1 Esslöffel Shoyu und eine Prise Paprika zugeben.

## Brennnesselgemüse mit Sojasauce

*Zutaten*
1 Grundrezept Brennnesseln
125 g Oleolux
1 Knoblauchzehe
2 EL Sojamehl
Salz, Paprika, Cayennepfeffer, weißer Pfeffer

*Zubereitung*
Die vorbereiteten Brennnesseln in einem Sieb abtropfen lassen. In einer vorgeheizten Pfanne das Oleolux schmelzen, die Knoblauchzehe dazupressen, dann das Sojamehl zugeben und mit Brennnesselbrühe ablöschen. Kurz aufkochen lassen, während dieser Zeit mit Salz und Gewürzen abschmecken und die heiße Sauce in die Gemüseschüssel füllen. Die heißen Brennnesseln zugeben, eventuell kreuz und quer zerschneiden, mit der Sauce mischen und sofort zu Kartoffeln, Buchweizen oder Reis servieren.

## Brennnesseln als klares Gemüse

*Zutaten*
1 Grundrezept Brennnesseln
1 große Zwiebel
125 g Oleolux
2 EL Sojasauce Shoyu

Salz, Pfeffer, Paprika, Muskat
etwas Sahne zum Abschmecken

*Zubereitung*
Die vorbereiteten Brennnesseln (eine grob zerkleinerte Zwiebel mitkochen lassen) in einem Sieb abtropfen lassen. Die Brühe abschmecken und als Vorspeise reichen. Das Gemüse grob zerschneiden, mit 1–2 Esslöffeln Oleolux abschmelzen und mit Shoyu und Gewürzen abschmecken. Zum Schluss, ohne zu vermengen, einige Esslöffel Sahne darübergeben und mit etwas Paprika bestreuen. Heiß zu Buchweizen, Kartoffeln oder Reis servieren.

## Brennnesseln mit Hefeflocken als Gemüse

*Zutaten*
1 Grundrezept Brennnesseln
125 g Oleolux
1 Tasse Buchweizengrütze
4 EL Hefeflocken
1 Zwiebel
1 EL Kürbiskernöl
1 EL Sojasauce Shoyu

*Zubereitung*
Die vorbereiteten Brennnesseln in einem Sieb abtropfen lassen. Das Oleolux schmelzen lassen und mit der Buchweizengrütze verrühren, bis das Fett aufgesaugt ist. Die Buchweizengrütze in einen Topf mit 2 Tassen kochendem Wasser geben. Sofort die Hefeflocken zugeben. Die Brennnesselbrühe mit der grob zerkleinerten Zwiebel aufkochen. Mit dieser Brühe die Grütze nach und nach aufgießen. 10 Minuten quellen lassen, bis die gesamte Flüssigkeit

aufgesaugt ist. Brennnesseln und Grütze vermischen. Zum Schluss Kürbiskernöl und Shoyu darübergeben. Vorsichtig vermischen und servieren.

## Pilzgericht

*Zutaten*
100 g Champignons
1 Knoblauchzehe
Kräutersalz, je 1 Msp. Cayennepfeffer, schwarzer und weißer Pfeffer
2 EL Oleolux
1 EL Kürbiskernöl
2 EL Hefeflocken
3 EL Leinsaatflocken

*Zubereitung*
Die Pilze in feine Scheiben schneiden und mit etwa 1 Tasse Wasser zum Kochen bringen. Die Knoblauchzehe in das kochende Pilzgericht geben, Salz und Pfeffer zugeben und 10 Minuten garen. Oleolux und Öl zugeben, gut verrühren und Hefeflocken und Leinsaatflocken zugeben. Die Masse vom Herd nehmen und servieren.

## Linomel-Vesuv

*Zutaten für 3 Portionen*
200 ml Traubensaft
200 ml Kirsch-Muttersaft
100 ml Rum
8 g Agar-Agar
2–3 EL frisch geschrotete Leinsaat

*Zubereitung*
Den Traubensaft bis zum Sieden erhitzen. Agar-Agar mit Kirschsaft anrühren und unter ständigem Rühren in den heißen Traubensaft geben. Kurz aufkochen, dann vom Herd nehmen, unter ständigem Rühren den Rum zugeben und abkühlen lassen. Die abgekühlte Masse in ein vorgekühltes schmales, hohes Gefäß geben und schaumig schlagen, am besten mit einem Stabmixer. Den Schaum als kleinen, spitzen Berg mit einem Esslöffel in flache Schalen füllen. Mit Leinsaat bestreuen, so dass nur noch die Kuppe des Berges rot herausschaut. Bis zum Servieren kühl stellen.

## Fruchtschaum

*Zutaten*
250 ml Traubensaft
7–8 g Agar-Agar
250 ml Schwarzer-Johannisbeer-Muttersaft

*Zubereitung*
Den Traubensaft bis zum schwachen Sieden erhitzen. In einer Tasse das Agar-Agar mit einem Teil des Johannis-

beersafts mischen und unter ständigem Rühren in den heißen Traubensaft geben. Den restlichen kalten Saft allmählich zugeben, noch einmal leicht aufkochen lassen, bis die Lösung sich klärt. Die Masse bis zum beginnenden Gelieren kühl stellen. Mit einem Stabmixer oder Handrührer die Masse schaumig schlagen. Sofort in Gläser oder Sektschalen abfüllen und wieder kühl stellen. Eine Quark-Leinöl-Creme mit Vanille dazu servieren.
*Varianten:* Diesen Fruchtschaum kann man auch mit anderen roten Säften statt des Johannisbeersafts herstellen.

## Weinschaumschnee

*Zutaten*
250 ml Traubensaft
7–8 g Agar-Agar
250 ml Weißwein

*Zubereitung*
Den Traubensaft bis zum leichten Sieden erhitzen. In einer Tasse das Agar-Agar mit etwas Wein verrühren. Die Mischung in den heißen Traubensaft geben und verrühren. Die Hitze abschalten, den restlichen Wein in die heiße Masse rühren. Bis zum beginnenden Gelieren abkühlen lassen. Dann mit einem Stabmixer oder Handrührer schaumig und fest schlagen. In Glasschälchen, schöne Stielgläser oder Sektschalen füllen. Als Sauce eine Quark-Leinöl-Creme servieren oder eine fruchtige Sauce aus 3 Esslöffeln Sanddornmus und 1 Tasse Traubensaft anrühren.

## Linovita in Weingelee

*Zutaten für 5 Portionen*
250 ml weißer Traubensaft
8 g Agar-Agar
250 ml Weißwein
6 EL Leinöl
4 EL Milch
2 TL Honig
200–250 g Quark
½ TL echtes Vanillepulver

*Zubereitung*
Den Traubensaft bis zum leichten Sieden erhitzen. Agar-Agar mit etwas Wein in einer Tasse verrühren, in den heißen Saft geben und mit dem restlichen Wein nach und nach auffüllen. Noch etwa 5 Minuten köcheln lassen, bis das Gelee klar ist. Zum Abkühlen in Glasschälchen füllen. Für die Quark-Leinöl-Creme die restlichen Zutaten verrühren und die Mischung auf dem Weingelee verteilen, so dass die Creme unter die Oberfläche des Gelees sinkt. Bis zum Servieren kühl stellen.

## Fujiya-Speise (benannt nach einem wunderschönen Hotel mit Blick auf den Berg Fujiyama)

*Zutaten für 3 Portionen*
250 ml Traubensaft
8 g Agar-Agar
250 ml Johannisbeer-Muttersaft
6 EL Leinöl
4 EL Milch
2 TL Honig

200–250 g Quark
½ TL echtes Vanillepulver

*Zubereitung*
Den Traubensaft bis zum leichten Sieden erhitzen. Agar-Agar mit dem Johannisbeersaft verrühren, unter ständigem Rühren zugeben und 5 Minuten köcheln lassen. Abkühlen lassen. Die erkaltete Masse auf 3 schmale, hohe Tassen verteilen, die zuvor mit kaltem Wasser ausgespült wurden. Bis zum Servieren kühl stellen. Für die Quark-Leinöl-Creme die restlichen Zutaten verrühren. Das rote Gelee auf Glastellerchen stürzen und die Creme so auf die Bergkuppe geben, dass nur die obere Hälfte mit Creme bedeckt ist.

## Verliebte Linovita

*Zutaten*
250 ml Traubensaft
8 g Agar-Agar
250 ml Kirsch-Muttersaft
2 Likörgläser Rum
6 EL Leinöl
4 EL Milch
2 TL Honig
Wodka oder Zwetschgen- oder Kirschwasser
200–250 g Quark

*Zubereitung*
Den Traubensaft bis zum leichten Sieden erhitzen, das Agar-Agar mit etwas Kirschsaft verrühren und zugeben. Kurz aufkochen lassen, dann den restlichen Kirschsaft allmählich zugeben. Wenn das Gelee klar ist, den Rum

zugeben. Abkühlen lassen und das Gelee auf Glasschälchen oder in Gläser verteilen. Aus den übrigen Zutaten eine Quark-Leinöl-Creme zubereiten und die Creme auf dem abgekühlten Gelee verteilen. Bis zum Servieren kühl stellen.

## *Linovita im Fruchtmantel*

*Zutaten für 5 Portionen*
250 ml Traubensaft
7–8 g Agar-Agar
250 ml Kirsch-, Heidelbeer- oder Johannisbeer-Muttersaft
6 EL Leinöl
4 EL Milch
2 TL Honig
200–250 g Quark
½ TL echtes Vanillepulver

*Zubereitung*
Den Traubensaft bis zum leichten Sieden erhitzen. Das Agar-Agar mit etwas Fruchtsaft verrühren und in den heißen Traubensaft geben. Den restlichen kalten Saft zugeben, die Hitze herunterschalten. Noch 5 Minuten leicht köcheln lassen, bis das Gelee klar ist. Auf Glasschälchen verteilen. Aus den restlichen Zutaten eine Quark-Leinöl-Creme anrühren. Diese Creme wird gleichmäßig auf das halb erstarrte oder noch flüssige Gelee verteilt, so dass die Creme unter die Oberfläche des Gelees sinkt. Bis zum Servieren kühl stellen.

## Kakifrucht-Schmaus

*Zutaten*
2 Kakifrüchte
6 EL Leinöl
4 EL Milch
2 TL Honig
200–250 g Quark

*Zubereitung*
Eine Kakifrucht von der bei uns häufig harten Haut befreien. In kleine Stücke zerteilen und in ein Glasschälchen geben. Aus den restlichen Zutaten eine Quark-Leinöl-Creme zubereiten. Die zweite Kakifrucht mit der Creme mixen und diese Mischung über die Fruchtstücke gießen. Evtl. eine Scheibe Kakifrucht zum Garnieren aufbewahren.

## Roter Mantel im Schnee

*Zutaten für 5 Portionen*
250 ml Traubensaft
8 g Agar-Agar
200 ml Kirsch-Muttersaft
50 ml Rum
Quark-Leinöl-Creme mit Vanille
einige Nüsse

*Zubereitung*
Den Traubensaft bis zum leichten Sieden erhitzen. Das Agar-Agar mit etwas Kirschsaft verrühren und zu dem heißen Traubensaft geben, den restlichen Saft hinzufügen. Kurz aufkochen lassen und die Heizplatte abstellen.

5 Minuten weiterköcheln lassen. Den Rum zugeben und abkühlen lassen. Das Gelee auf Glasschüsselchen oder Gläser verteilen. Die Quark-Leinöl-Creme mit einigen Nüssen pürieren und kurz vor dem Erstarren der noch halb flüssigen Geleemasse zugeben.

## Verliebte Linovita in Weingelee

*Zutaten für 5 Portionen*
250 ml weißer Traubensaft
8 g Agar-Agar
250 ml Weißwein
4 EL Milch
6 EL Leinöl
2 TL Honig
200–250 g Quark
2 Likörgläser Wodka, Zwetschgen- oder Kirschwasser

*Zubereitung*
Den Traubensaft bis zum leichten Sieden erhitzen. Agar-Agar mit etwas Wein verrühren und in den siedenden Traubensaft geben. Sofort die Herdplatte abstellen und den restlichen Wein allmählich zugeben. Noch 5 Minuten köcheln lassen, bis das Gelee klar wird. Auf Glasschälchen oder Gläser verteilen. Aus den restlichen Zutaten die Quark-Leinöl-Creme mixen. Die Creme gleichmäßig auf die Schalen mit dem halb erstarrten Weingelee geben, so dass die Quark-Leinöl-Creme in der Mitte zum Teil einsinkt. Bis zum Servieren kühl stellen.

## Quark-Leinöl-Creme mit Sanddornfüllung

*Zutaten für 5 Portionen*
150 ml Leinöl
75 ml Milch
3 TL Honig
250 g Quark
5 EL Sanddornsaft, ungesüßt
5 EL weißer Traubensaft

*Zubereitung*
Aus Leinöl, Milch, Honig und Quark im Mixer die Quark-Leinöl-Creme zubereiten. Sie soll ziemlich steif sein, eventuell noch etwas festen Quark zugeben. Die Mischung auf Schälchen verteilen. Den Sanddornsaft mit dem Traubensaft mischen. Diese Mischung in die Mitte der Creme geben, so dass die Flüssigkeit untersinkt. Die Creme wird bei weiterem Stehen innerhalb von etwa 15 Minuten fest.

# Eis

Die verschiedenen süßen Mischungen aus Quark-Leinöl-Creme mit Früchten oder mit Gewürzen wie Vanille, Zimt usw. lassen sich alle auch als Speiseeis zubereiten und servieren. Durch den Ölgehalt wird das Eis wunderbar geschmeidig. Kranke, die ein Vorurteil gegen Leinöl haben, merken bei dieser Zubereitung gar nicht, dass sie Quark und Leinöl zu sich nehmen. Außerdem ist Speiseeis für Schwerkranke mit wenig Appetit oft eine willkommene Erfrischung. Auch herzhafte Speiseeismischungen als sommerliche Beilage sind möglich.

## Speiseeis mit Früchten oder Fruchtsäften

*Zutaten*
3 EL Leinöl
2 EL Milch
1 EL Honig
100 g Quark
3 geh. EL Himbeeren oder 3 EL Kirsch-Muttersaft

*Zubereitung*
Alle Zutaten bis auf die Himbeeren im Mixer durchmixen. Zum Schluss die Himbeeren bzw. den Kirschsaft zugeben. Die leicht flüssige Leinölcreme in den Eisbereiter gießen und gefrieren lassen. Dieses fruchtige Speiseeis ist geschmeidig und kann mit einem Löffel entnommen werden.

## Speiseeis mit Heidelbeeren

*Zutaten*
3 EL Leinöl
2 EL Milch
1 EL Honig
100 g Quark
3 EL Blaubeeren
1 Handvoll Walnüsse

*Zubereitung*
Leinöl, Milch, Honig und Quark im Mixer durchmixen, dann die Blaubeeren zugeben und pürieren. Zum Schluss die Walnüsse zugeben und nur wenige Sekunden mixen, so dass sie zwar zerschlagen, aber noch ein wenig körnig sind. Diese Creme in den Eisbereiter geben und gefrieren lassen.

## Speiseeis mit Vanille (Vanilleeis)

*Zutaten*
3 EL Leinöl
3 EL Milch
1 EL Honig
100 g Quark
1 TL Vanillepulver

*Zubereitung*
Alle Zutaten im Mixer durchmixen. Die noch dünnflüssige Creme in den Eisbereiter geben und gefrieren lassen. Das Eis ist besonders geschmeidig.

## Speiseeis mit Kakaozusatz

*Zutaten*
3 EL Leinöl
3 EL Milch
1 EL Honig
100 g Quark
100 g Haselnüsse
2 EL Kakao

*Zubereitung*
Leinöl, Milch, Honig und Quark im Mixer durchmixen, dann die Haselnüsse zugeben, gut vermahlen und zum Schluss den Kakao in die Mischung geben. Die Mischung in den Eisbereiter geben und gefrieren lassen.

## Saucen und Beilagen

Gute Köchinnen und Köche und erfahrene Feinschmecker wissen: Erst die Sauce gibt dem Mahl die entscheidende Note. Und sie wissen auch, dass das Geheimnis der guten Küche in der richtigen Wahl und Verwendung der Fette besteht. Das Fett darf nicht zu sehr erhitzt werden: Tote Fette nehmen dem Gericht und den Gewürzen ihr Lebenselement. Es ist wichtig, das Fett zuletzt hinzuzufügen, nicht zu überhitzen und außerdem lebendige Fette, d.h. natürliche hochungesättigte Fette zu wählen. Führen Sie einmal das folgende Experiment in der Küche durch: Bereiten Sie z.B. zwei Currysaucen nach genau dem gleichen Rezept, einmal mit einer Margarine, ein zweites Mal mit dem Leinöl-haltigen Oleolux hergestellt. Versuchen Sie nebeneinander beide Saucen. Das Aroma des Currys ist unvergleichlich voller, schöner und milder mit Oleolux, welches natürliches Öl enthält. Sie können sogar noch etwas Leinöl nachgießen, das Aroma bleibt unverändert gut. Die Saucen stellen wie das Fett den Nerv der Nahrung dar. Ihre Zubereitung sollte mit feinem Einfühlungsvermögen erfolgen. Bitte verwenden Sie dazu nur beste, hochwertige Gewürze, die Sie mit Sachkenntnis und Überlegung zusammenstellen! Eine feine Sauce ist ein gutes Zeugnis für eine feine Persönlichkeit. Dies gilt sowohl für die heißen Saucen als auch für die Salatsauce auf der Basis der Quark-Leinöl-Mayonnaise. Man weiß, dass gute Künstler gute Köche sind.
Gewürzkräuter kann man immer als Vinaigrette im Essig-Öl-Gemisch benutzen und aufbewahren. Und gerade in einer Küche, die auf Fleisch und fertige Fleischzubereitungen verzichtet, entfalten sich neue und alte, längst vergessene Ideen und Kombinationsmöglichkeiten. So bekommen alle Gerichte eine eigene Note. Wenn es wahr ist, dass

Liebe durch den Magen geht, dann sind gute Saucen wahrhaftig so etwas wie ein Liebestrank.

## Syrische Beilage I

*Zutaten*
2 EL Leinöl
50 g Walnüsse
50 g Mandeln
50 g Haselnüsse
50 g Pinienkerne
1 TL Paprika
½ TL Cayennepfeffer
1 mittelgroße Zwiebel, fein gewürfelt
2–3 Knoblauchzehen
2 EL Oleolux

*Zubereitung:*
Im Mixer das Leinöl mit den gesamten Nüssen mischen. Paprika und Cayennepfeffer zugeben. In einer Pfanne das Oleolux schmelzen, die Zwiebel zugeben, die Knoblauchzehen dazupressen und nach kurzem Erwärmen unter ständigem Umrühren mit einem Holzlöffel die Nussmischung zugeben. Nur wenige Sekunden verrühren, dann 1 Tasse Wasser zugeben. Kurz aufkochen lassen, dann vom Herd nehmen und leicht abkühlen lassen. Diese Nussmischung passt ausgezeichnet zu Gemüse, kann aber auch mit etwas mehr Wasser zubereitet als Sauce zu Reisgerichten, Buchweizen, Kartoffeln oder Fischgerichten serviert werden.

## Syrische Beilage II

*Zutaten*
75 ml Leinöl
Saft von 1–2 Zitronen
50 g Walnüsse
50 g Mandeln
50 g Haselnüsse
50 g Pinienkerne
3–4 Knoblauchzehen
2 EL Oleolux
3 EL Brösel von Vollkornbrot
Salz

*Zubereitung*
In einem Mixer Öl, Zitronensaft und Nüsse mischen. Die Knoblauchzehen in die Nusscreme pressen und weitermixen. In einer Pfanne das Oleolux schmelzen, unter ständigem Rühren die Brösel zugeben und nach einer halben Minute auch die Nussmischung. Mit Salz abschmecken. In einer Schüssel mit Endiviensalat oder Chicoréesalat vermischen, den man mit weiteren Zutaten verfeinert.

## Nuss-Paprika-Sauce

*Zutaten*
75 ml Leinöl
250 g Walnüsse
2 EL Oleolux
250 g Zwiebeln, fein gewürfelt
3 Knoblauchzehen
1–2 EL Rosenpaprika

Salz
evtl. 1 EL Hefeflocken und/oder 2 EL Sojasauce Shoyu

*Zubereitung*
In einem Mixer Leinöl und Walnüsse zerkleinern. In einer Pfanne das Oleolux schmelzen. Dann die Zwiebeln zugeben, ganz leicht anbräunen, die Knoblauchzehen hineinpressen, den Paprika zugeben und schließlich die Nussmischung. Nach wenigen Sekunden mit Wasser auffüllen, bis eine cremige Sauce entsteht. Mit Salz und evtl. mit Hefeflocken und/oder Shoyu abschmecken.

## Currysauce

*Zutaten*
125 g Oleolux
2–3 EL Sojamehl
1 Tasse Reiswasser oder Gemüsebrühe
1 geh. TL Currypulver
1 EL Sojasauce Shoyu
75 ml Leinöl
75 ml Milch
Kräutersalz

*Zubereitung*
In einer vorgeheizten Pfanne das Oleolux schmelzen. Sofort das Sojamehl zugeben und gut mit einem Holzlöffel verrühren, bis das Sojamehl zerfällt (nicht rösten!). Nach wenigen Sekunden mit Reiswasser oder Gemüsebrühe auffüllen. Kurz aufkochen, das Currypulver zugeben, dann Leinöl und Milch, so dass die gesamte Sauce gut bindet. Mit Shoyu und Salz abschmecken.

## Meerrettichsauce

*Zutaten*
125 g Oleolux
2–3 EL Sojamehl
Kräutersalz
75 ml Leinöl
75 ml Milch
1 Tasse Gemüsebrühe
2 EL geriebener Meerrettich

*Zubereitung*
In einer Pfanne die Sojamehlsauce zubereiten, wie bei der Currysauce beschrieben. Milch und Meerrettich am besten in einem Mixer fein pürieren und in die heiße Sauce geben. Wenn man die Meerrettichsauce scharf liebt, so serviert man sie, ohne erneut zu erhitzen.

## Fruchtsaucen mit Muttersäften

*Zutaten*
250 ml Traubensaft
3 g Agar-Agar
250 ml Kirsch-, Johannisbeer- oder Heidelbeer-Muttersaft

*Zubereitung*
Den Traubensaft bis zum leichten Sieden erhitzen, das Agar-Agar mit etwas kaltem Muttersaft verrühren und in den heißen Traubensaft geben. Aufkochen lassen und den restlichen Saft nach und nach zugeben. Kühl stellen.

## Tomatensauce mit oder ohne Paprika

*Zutaten*
125 g Oleolux
1 Zwiebel, fein gewürfelt
2–3 EL Sojamehl
1–2 Knoblauchzehen
250 g Tomaten oder 1 Döschen Tomatenmark
75 ml Milch
Kräutersalz
1 EL Sojasauce Shoyu
evtl. eine halbe Paprikaschote, fein geschnitten
evtl. Paprikaschoten süßsauer aus dem Glas

*Zubereitung*
In einer Pfanne die bereits beschriebene Sojamehlsauce zubereiten, jedoch zuerst die Zwiebel in das Oleolux geben. Die Knoblauchzehen dazupressen. Die Tomaten mit der Milch pürieren und zugeben (oder Tomatenmark mit Milch anrühren und zugeben). Mit Salz und Shoyu abschmecken.
*Variation:* Die Sauce schmeckt auch sehr gut, wenn man Paprikaschoten, frisch oder eingelegt, fein zerkleinert hineingibt.

## Shoyu-Salatsaucen süß-pikant

*Zutaten*
3 EL Sojasauce Shoyu
2 EL Apfelessig
1 TL Honig
1 Knoblauchzehe
2 EL Leinöl oder 2 EL Kürbiskernöl

1 TL Kokosraspeln
½ TL Ingwer

*Zubereitung*
Variante I: Shoyu, 3 Esslöffel Wasser, Essig und Honig werden einfach vermischt. Dann presst man eine Knoblauchzehe hinein. Zuletzt das Öl zugeben.
Variante II: Kokosraspeln über Nacht einweichen und zugeben oder im Mixer mit der Sauce mischen.
Variante III: Frischen oder getrockneten Ingwer zugeben.

## Türkische Salatsauce

*Zutaten*
2 EL Quark
2 EL Leinöl
1 EL Milch
Saft von 1–2 Zitronen
½ TL Honig
Kräutersalz
1 Msp. Cayennepfeffer
fein gehackte Kräuter: Dill, Petersilie, etwas Minze
3 Knoblauchzehen
2 EL Oleolux
3 EL Vollkornbrotbrösel
75 g Walnüsse, gehackt

*Zubereitung*
Im Mixer Quark, Leinöl, Milch und Zitronensaft gut mischen, dann Honig, Salz und Cayennepfeffer zugeben, anschließend die Kräuter und die durchgepressten Knoblauchzehen. Alles gut verrühren und in eine Schüssel geben. In einer Pfanne Oleolux, Walnüsse und Brotbrösel

kurz erwärmen und über die Saucencreme geben. Kurz umrühren und servieren. Diese Sauce passt gut zu Salat oder gekochtem Gemüse.

## Apfelmus roh, verschiedene Variationen

*Zutaten pro Person*
wahlweise Apfelsaft, Quittensaft, Traubensaft, Kirsch-Muttersaft
1–1 ½ Äpfel

*Zubereitung*
Den Saft in den Mixer geben und nach und nach, während das Messer rotiert, durch die kleine Öffnung des Deckels die Apfelstücke zugeben. Dieses rohe Apfelmus schmeckt ausgezeichnet zu Buchweizengrütze oder Kartoffelpuffern.

»Auch heute, bei den vielen zivilisationsbedingten Belastungen, ist es möglich, sich Gesundheit und Leistungsfähigkeit zu erhalten oder zurück zu erwerben.«
Dr. Johanna Budwig

# Anhang

## Die Untersuchung des Blutes zum Krebsnachweis

*Ausführung*

Entnahme der Blutproben: An der Fingerbeere wird mit einem Messerchen oder einer Kanüle ein Tröpfchen Blut entnommen. Die Haut an der Entnahmestelle muss vorher mit Äther sorgfältig entfettet werden. Das erste herausquellende Tröpfchen wird entfernt. Pressen muss unbedingt sorgfältig vermieden werden. Sodann bringt man von dem herausquellenden Blut ohne Anwendung einer Pipette das Blut unmittelbar auf Papier, und zwar derart, dass der Durchmesser des Blutflecks auf Papier etwa 3–5 mm beträgt. Das Papier muss gut durchfeuchtet sein, so dass auf beiden Seiten des Papiers ein gleichmäßiger Blutfleck sichtbar ist. Abwischen des Blutes mit diesem Papier ist zu vermeiden, da alle Bestandteile des Blutes gleichmäßig auf dem Papier verteilt sein müssen. Die Rückseite des Papiers muss unbedingt beachtet werden. Der Blutfleck wird auf Papier Schleicher und Schüll Nr. 2043 b derart angebracht, dass der Fleck sich 3 cm von der unteren schmalen Kante des Papieres befindet. Die zugeschnittenen Papiere sind von der genannten Firma unter der Bezeichnung »Für Hämatogramme nach Dr. Budwig« zu beziehen.

### *Entwicklung der Papyrogramme*

Der auf dem Papier befindliche Blutfleck muss mindestens 3 Stunden trocknen. Anschließend soll er entweder am gleichen Tage entwickelt werden oder aber innerhalb von 24 Stunden. Ein Ruhenlassen des Papieres über Nacht beeinträchtigt die Befunde nicht. Die Entwicklung der Papyrogramme erfolgt in einer Apparatur, wie sie bei der aufsteigenden Chromatographie zurzeit häufig verwandt wird. Die Apparatur wurde von der Verfasserin für die fettchemischen Untersuchungen wie folgt gestaltet: Ein Aquarium mit den Ausmaßen h = 22 cm, l = 24 cm, br = 16 cm oder 32 cm wird mit einem aufgeschliffenen Glasdeckel gut verschlossen. Man füllt nun frisch über Kalk destillierten reinen Methylalkohol hinein, so dass der Boden etwa 2 cm hoch damit bedeckt ist. Am oberen Rande bringt man nun Glasstäbe, die zwischen 2 Korken gepresst sind, derart an, dass man die Papierstreifen darüberhängen kann, so dass sie mit der unteren Kante etwa 5 mm in die Alkoholschicht hineinreichen. Man arbeitet bei einer Zimmertemperatur von etwa 20–24 °C. Lässt man nun in einem gut verschlossenen Gefäß unter diesen Verhältnissen den Alkohol in dem Papier aufsteigen, so erreicht man, dass die Steigfront sich nach 2 Stunden in etwa 16–18 cm Höhe befindet. Kleine Variationen in der Steighöhe in Abhängigkeit von Temperaturschwankungen sind für den Befund des Carcinomnachweises unerheblich. Nach 2 Stunden nimmt man die Papiere aus der Alkoholflüssigkeit, und zwar derart, dass Fingerabdrücke auf dem Papier vermieden werden, da diese lipoidhaltig sind und das Erscheinungsbild auf dem Papier beeinträchtigen können. Anschließend kann man die Papyrogramme im Tageslicht und im UV-Licht beobachten.

### *Auswertung*

Bereits im Tageslicht ist zu beobachten, dass sich bei gesundem Blut, das gesunden Menschen entnommen ist, das Erscheinungsbild wesentlich von dem Blut, das Krebskranken entnommen wurde, unterscheidet. Ein gelbgrüner, schweifartig ausgebildeter Fleck kennzeichnet die Stoffwechselstörung, die mit der Erkrankung an Krebs verbunden ist. Betrachtet man die Papiere im UV-Licht (benutzt wurde die Kofferlampe der Firma Hanau mit 2-mm-Schwarzglasfilter und einer Wellenlänge von 375–325 µm), so ergeben sich markante Unterschiede, die zu diagnostischen Zwecken auswertbar sind. Mit dem gelbgrünen Fleck verhaftete, auf Papier schwer wandernde Lipoidanteile, die grün fluoreszieren, sind ein pathologisches Merkmal; im Blute Gesunder finden sich auf Papier leichter bewegliche, besser gewanderte, blau fluoreszierende Lipoide. Der gelbgrüne Schweif über dem Blutfleck fehlt. Diese Erscheinungen können von jedem praktischen Arzt beobachtet und zu diagnostischen Zwecken in der Praxis nutzbar gemacht werden. Er wird bald selber herausfinden, dass ein Carcinom, das im Entstehen ist, auf diesem Wege gut auffindbar ist. Die Lokalisierung macht dann wenig Schwierigkeiten.
Die weitere Untersuchung der so gewonnenen Papyrogramme mit den Lipoiden des nativen Blutes ergab noch aufschlussreiche Befunde, die in der Broschüre »Die elementare Funktion der Atmung in ihrer Beziehung zu autoxydablen Nahrungsstoffen« bereits geschildert wurden.

### *Die Abgrenzung des papyrographischen Nachweises von Carcinom im Hämatogramm – die diagnostische Auswertbarkeit*

Die Beurteilung der Hämatogramme erfolgt bei der Betrachtung im Tageslicht und im UV-Licht. Auch sind Beobachtungen durch Anfärbungen mit verschiedenen Farbstoffen oder Behandlungen mit Kaliumpermanganat möglich. Bei den verschiedenen Phänomenen, die für Carcinom typisch sind, ist ein gelbgrüner Schweif am eindrucksvollsten. Dieser befindet sich nach der Entwicklung in Methylalkohol oberhalb des angebrachten Blutfleckens. Die Form, die Gabelung und die Verhaftung der Lipoide oberhalb des Schweifes sind am eindeutigsten und einfachsten erkennbar. Dieser Schweif findet sich als spezifisches Merkmal im Hämatogramm des Blutes Krebskranker. Er findet sich außerdem bei Frauen während der Menses, auch am Tage unmittelbar vor Eintritt der Menses. Andere Begleiterscheinungen im Hämatogramm lassen beim geübten Beobachter Unterscheidungen zu. Um einen Krebsnachweis zu führen, erscheint es aber sinnvoll, bei der Frau die Tage der Menses auszuscheiden. Dieser Schweif wurde häufig bei Diabetikern beobachtet. Differentialdiagnostisch ist aber Diabetes von Carcinom abgrenzbar. Andererseits hat die Erfahrung gelehrt, dass stoffwechselphysiologische Zusammenhänge zwischen Diabetes und Carcinom bestehen. Im Laufe der Geschichte der Medizin sind immer wieder Stimmen laut geworden, die diese Tatsache bestätigen (s. dazu auch H. Jung, 1927).

Der Befund bei Leberkranken ergab häufig das Bild eines Tumors in statu nascendi, was sich dann später als richtig herausstellte.

Zur Abgrenzung dieser Befunde bei Carcinom gegenüber anderen Erkrankungen wurden bereits mehrere tausend Untersuchungen durchgeführt. Generell kann gesagt werden, dass Schwangerschaft einen positiven Befund nicht bewirkt. Wenn bei Schwangeren dieser Nachweis positiv ausfällt, so dürften die gesamten Umstände entsprechend gelagert sein (s. dazu auch Feyerter, Göttingen).

Eine präcancerogene Phase ist als solche erkennbar, eben-

so ein weiter fortgeschrittenes Stadium der Erkrankung, welches ich als »mit Tumor schwanger« bezeichne.
Auch nach kurz vorher erfolgter operativer Entfernung des Tumors fiel dieser Nachweis positiv aus.
Die Bestrahlung bewirkt häufig Veränderungen, die noch einer näheren Untersuchung und Abgrenzung bedürfen. Sie beeinflussen den Test. Jedoch erscheint diese Frage zur Klärung der Diagnose zunächst belanglos. Etwas anderes ist die Frage der Überprüfung, was stoffwechselmäßig durch Bestrahlung bewirkt wird.
Im Endstadium der Erkrankung ist ein Zeitpunkt erkennbar, der sich auch im Chromatogramm als biologischer Zusammenbruch oder als Zustand der Auflösung widerspiegelt. In dieser Situation geht der Schweif, der als Carcinomnachweis dient, auch sehr stark in Auflösung über. Diagnostisch erscheint diese Situation nicht mehr von Bedeutung. Sie wird in diesem Zusammenhang betont, da sie bei der Überprüfung der Gültigkeit und Brauchbarkeit dieses Testes von Belang ist, allerdings weniger für die Praxis.
Dieser Test wurde an mehreren Patienten monatelang kontrolliert. Das Umkippen der eindeutig als Carcinom erkannten Situation zu der eben gekennzeichneten letzten Phase der Auflösung tritt so spät ein, dass das Schwinden des für Carcinom typischen Schweifes im diagnostischen Sinne unerheblich wird. Bei Lymphogranulomatose wird der Test positiv, ebenso bei Sarkom. Bei diesen Erkrankungen sind weitere Untersuchungen erforderlich, da die Zahl der überprüften Fälle gering ist.
Bei schwerer Lues wurde positive Reaktion beobachtet.
Weitere Bearbeitung und Abgrenzung dieses Testes ist erforderlich [...]. Die bereits vorliegenden Befunde sind aber zur Diagnose und in der klinischen Praxis brauchbar zur Erkennung, ob ein Tumor vorliegt und auch, wie weit die Erkrankung fortgeschritten oder rückgängig ist.

# Dr. Johanna Budwig Stiftung

Anlässlich des 100. Geburtstages von Dr. Johanna Budwig wurde am 30. September 2008 in Oldenburg die gemeinnützige Dr. Johanna Budwig Stiftung gegründet. Die Stiftung setzt sich für die Bewahrung und Weiterentwicklung des wissenschaftlichen Erbes der engagierten Wissenschaftlerin und renommierten Fettforscherin Dr. Johanna Budwig ein. Mit ihrem Tod im Jahr 2003 hinterließ sie uns ein großes gedankliches Erbe. Als erster Forscherin gelang ihr mit Hilfe der Papierchromatographie die Trennung der gesättigten und ungesättigten Fettsäuren sowie die Entdeckung von schädlichen Transfetten. Heute haben Wissenschaftler bereits viele Dr. Johanna Budwig-Thesen bewiesen: Aktuelle Studien belegen die positiven Effekte der Omega-3-Fettsäuren bei Volkskrankheiten wie Diabetes, Arteriosklerose oder Depressionen.
Die Stiftung hat es sich unter anderem zur Aufgabe gemacht, kompetente Antworten auf Fragen zu geben, wie zum Beispiel

- Wie kann ich mit gesunden Fettsäuren Zivilisationskrankheiten wirkungsvoll vorbeugen?
- Wie unterstützt mich die Öl-Eiweiß-Kost nach Dr. Johanna Budwig beim Gesundungsprozess?

**Sie möchten mehr erfahren?**
Die Dr. Johanna Budwig Stiftung erreichen Sie telefonisch unter 0441 / 390 630-295 oder per e-mail an
kontakt@budwig-stiftung.de
Erfahrene Ökotrophologen und Heilpraktiker nehmen gerne Ihre Fragen entgegen und betreuen individuell Ihre Anliegen.

**Förderung von MasterandInnen und DoktorandInnen**
Das Bestreben von Johanna Budwig war es, ihr Wissen sowohl an die breite Öffentlichkeit zu bringen, als auch zeitlebens weiter auszubauen. In diesem Sinne unterstützt die Stiftung herausragende Studierende beim Abschluss ihrer (natur-)wissenschaftlichen Arbeiten. Gefördert werden Projekte sowohl im Bereich der Zellforschung, Arbeiten zu Gesundheit/Ernährung als auch Forschungen zur Bioökonomie mit Themen wie Nachhaltigkeit und innovative Technologien.

Bei Interesse setzen Sie sich gerne in Verbindung mit der:
Dr. Johanna Budwig Stiftung
Molkekestr. 24
26122 Oldenburg
Tel. 0441 / 390 630-295
E-Mail: kontakt@budwig-stiftung.de

**Helfen, damit wir helfen können – unterstützen Sie die Dr. Johanna Budwig Stiftung**
Die Arbeit der Stiftung wird maßgeblich von Spenden finanziert. Helfen Sie mit.
Geldinstitut: Oldenburgische Landesbank AG (OLB)
IBAN: DE62 2802 0050 1013 1001 00
BIC/Swift-Code: OLBODEH2XXX
Spenden sind steuerlich absetzbar. Bei Beträgen über 50 Euro senden wir Ihnen eine Spendenbescheinigung unaufgefordert unter Angabe Ihres Namens und Ihrer Adresse zu.

Mehr zur Stiftung finden Sie im Internet unter:
www.budwig-stiftung.de

# Quellen- und Literaturverzeichnis

## Bücher


Aggarwal, Dr. Bharat B., Yost, Debora: Heilende Gewürze, Narayana-Verlag, 2014

Al-Kalili, Jim, Mc Fadden, Johnjoe: Der Quantenbeat des Lebens, Ullstein Verlag, 2014

Bäumler, Siegfried: Heilpflanzenpraxis heute, Urban & Fischer Verlag, München 2007

Bircher-Benner, M.: Ordnungsgesetze des Lebens. Bircher-Benner Verlag, Friedrichsdorf 2008

Bischof, Marco: Biophotonen – Das Licht in den Zellen, Zweitausendeins-Verlag, 1995

Brooke, Elisabeth: Kräuter helfen heilen, Schirner Verlag, Darmstadt 2004

Budwig, Johanna: Die Öl-Eiweiß-Kost, Hyperion-Verlag, Freiburg 1952

---: Die elementare Funktion der Atmung in ihrer Beziehung zu autoxydablen Nahrungsstoffen, Hyperion-Verlag, 1952

---: Krebs, ein Fettproblem, Hyperion-Verlag, 1954

---: Fette als wahre Hilfe, Hyperion-Verlag, 1959

---: Das Fettsyndrom, Hyperion-Verlag, 1959

---: Der Tod des Tumors Bd. I, Hyperion-Verlag, 1977

---: Der Tod des Tumors Bd. II, Hyperion-Verlag, 1979

---: Essenzielle Fettsäuren in der Lebensfunktion des Menschen, Inaugural-Dissertation, 1979

---: Fettfibel, Hyperion Verlag, Freiburg 1979

---: Mensch sein – Atmung, Immunabwehr im Würgegriff, Freiburg 1986

---: Krebs – Das Problem und die Lösung, Sensei Verlag, 1999

Dingermann, Hänsel, Zündorf: Pharmazeutische Biologie: Molekulare Grundlagen und klinische Anwendung, Springer-Verlag, 2002

Gerhardt, Ulrich: Gewürze in der Lebensmittelindustrie, BEHR'S Verlag

Hänsel, Sticher, Steinegger: Pharmakognosie – Phytopharmazie Band I, 6. Auflage, Springer-Verlag, Berlin, Heidelberg 1999

Hirneise, Lothar: Das große Koch- und Lehrbuch der Öl-Eiweiß-Kost, Sensei-Verlag, 2013

Kiontke, Siegfried: Tatort Zelle, Vitatec Verlagsgesellschaft, 2014

Köhler, Bodo: Grundlagen des Lebens – Ernährung & Stoffwechsel, Verlag Videel OHG, Niebüll 2001

Königs, Peter: Das Kokos-Buch, VAK Verlags GmbH

Kuklinski, Bodo, Schemionek, Anja: Schulmedizin? Heilung ausgeschlossen! Mitochondrientherapie – die Alternative, Aurum Verlag

---: Mitochondrien-Symptome, Diagnose, Therapie, Aurum Verlag, 2015

Mességué, Maurice: Das Mességué Heilkräuterlexikon, Verlag Moewig, 1980

Meyer, Ralf: Chronisch gesund, 2010

Popp, Fritz Albert, Volkward E. Strauß: So könnte Krebs entstehen, Fischer Taschenbuch-Verlag, 1979

---: Die Botschaft der Nahrung, Zweitausendeins, 1999

Runow, Klaus-Dietrich: Der Darm denkt mit; Verlagsgruppe Weltbild GmbH, Augsburg 2014

Schrödinger, Erwin: Was ist Leben? A. Francke Verlag, 1951

Simonsohn, Barbara: Papaya, Heilen mit der Zauberfrucht, Windpferd Verlagsgesellschaft mbH, 5. Auflage 2011

Strunz, Ulrich: Das neue Anti-Krebs-Programm, Heyne Verlag, 2012

Walker, Norman W.: Frische Frucht- und Gemüsesäfte, Goldmann Verlag, 26. Ausgabe 1995

Wren, Barbara: Selbstheilung durch Lichtenergie, Reichel Verlag, 2010

Zschocke, Anne Katharina: Darmbakterien als Schlüssel zur Gesundheit: Neueste Erkenntnisse aus der Mikrobiom-Forschung, Knaur MensSana, 2014

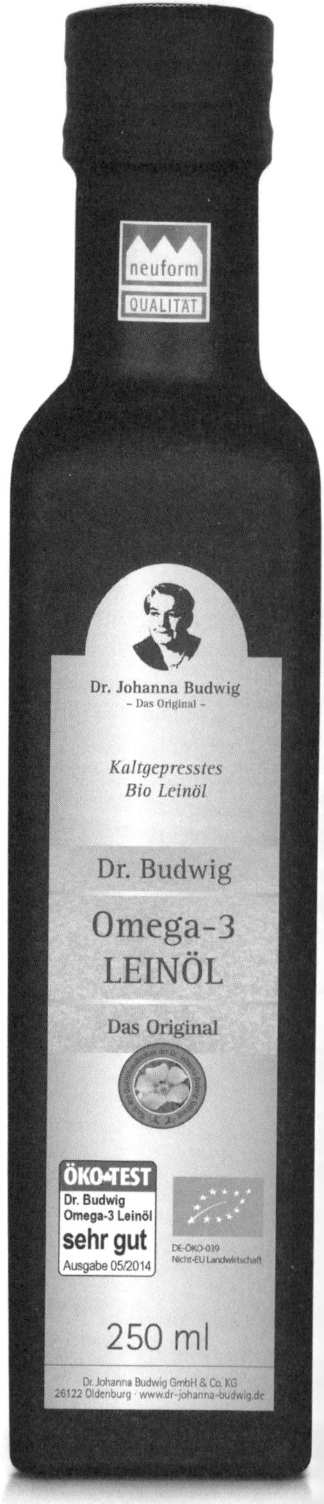
neuform
QUALITÄT
Dr. Johanna Budwig
– Das Original –
Kaltgepresstes
Bio Leinöl
Dr. Budwig
Omega-3
LEINÖL
Das Original
ÖKO-TEST
Dr. Budwig
Omega-3 Leinöl
sehr gut
Ausgabe 05/2014
DE-ÖKO-039
Nicht-EU Landwirtschaft
250 ml
Dr. Johanna Budwig GmbH & Co. KG
26122 Oldenburg · www.dr-johanna-budwig.de